NEIL Z. MILLER

DER
GROSSE
IMPFREPORT

NEIL Z. MILLER

DER
GROSSE
IMPFREPORT

400 kritische Studien für Eltern

und Forscher

■ ■ ■

Mit Vorwort von
Dr. Gary Goldman

04.02.2021

Unimedica

Neil Z. Miller
Der große Impfreport
400 kritische Studien für Eltern und Forscher
1. deutsche Auflage 2020
2. deutsche Auflage 2020
ISBN 978-3-96257-194-8
© 2020, Narayana Verlag GmbH

Titel der Originalausgabe:
Miller's review of critical vaccine studies:
400 important scientific papers
summarized for parents and researchers
Copyright © 2016 by Neil Z. Miller
published by New Atlantean Press

Übersetzung aus dem Englischen: Dr. Ulrich Korn
Layout und Satz: Narayana Verlag
Coverabbildung: shutterstock © Rido

Herausgeber:
Unimedica im Narayana Verlag GmbH,
Blumenplatz 2, D-79400 Kandern
Tel.: +49 7626 974 970-0
E-Mail: info@unimedica.de
www.unimedica.de

HINWEIS/HAFTUNGSAUSSCHLUSS/ OFFENLEGUNG

◆ Die Informationen in diesem Buch – *Der große Impfreport* – dienen nur zu Aufklärungs- und Informationszwecken und sind nicht als Ersatz für medizinische Versorgung und Beratung gedacht. Zu diesem Zweck stehen studierte Mediziner zur Verfügung.

◆ Der Autor hat sich bemüht, eine genaue Zusammenfassung wissenschaftlicher Arbeiten zu geben, die sich kritisch mit Impfstoffen auseinandersetzen; es können jedoch Fehler auftreten. Daher werden die Leser dringend gebeten, alle Daten und Verweise in diesem Buch zu überprüfen.

◆ Einige der in diesem Buch enthaltenen Informationen stehen möglicherweise in Konflikt mit den an anderer Stelle genannten Daten. Die Leser werden daher gebeten, sich bei der Bewertung widersprüchlicher, komplexer oder verwirrender Informationen professionell beraten zu lassen. Sollten Sie schwanger sein oder an anderen besonderen Erkrankungen leiden, die eine ärztliche Behandlung erfordern, wenden Sie sich bitte an Ihren Arzt.

◆ *Der große Impfreport* wird weder von Impfstoffherstellern noch von der American Academy of Pediatrics, der FDA, der CDC oder einer anderen Bundes-, Staats- oder „offiziellen“ Organisation unterstützt. Für offizielle Informationen über Impfstoffe wenden Sie sich bitte an die Impfstoffhersteller, die FDA, die CDC und die Weltgesundheitsorganisation.

◆ Die Impfempfehlungen ändern sich schnell und die Impfpläne werden in regelmäßigen Abständen überarbeitet. Daher sollten die FDA und die CDC konsultiert werden, um die aktuellsten Informationen darüber zu erhalten, wem Impfstoffe verabreicht werden sollten und wem nicht, in welchem Alter und in welchen Dosen.

- Das Buch *Der große Impfreport* enthält keine Empfehlungen für oder gegen Impfstoffe; dies haben die Eltern und andere betroffene Personen zu entscheiden. Die Informationen in diesem Buch decken mitunter Mängel bei Impfstoffen auf; es empfiehlt sich daher, die hier vorgelegten Daten mit den Daten „offizieller" Informationsquellen für Impfstoffe abzugleichen, einschließlich der Impfstoffhersteller, der FDA, der CDC und der Weltgesundheitsorganisation.

- Jede Überschrift oder Aussage in diesem Buch, die behauptet, ein Impfstoff habe zu einem unerwünschten Ereignis geführt, deutet darauf hin, dass dieser vor dem Ereignis verwendet wurde und dass es wissenschaftliche Beweise für seinen tatsächlichen oder mitwirkenden Einfluss gibt. Lesen Sie die Originalarbeit zur Klärung der Ergebnisse, zu denen die Autoren kamen. Die Informationen in diesem Buch wurden in Übereinstimmung mit dem bewährten Verfahren des Fair Use zusammengestellt.

- Dieses Buch wird unter der Voraussetzung vertrieben, dass der Autor und der Herausgeber keine medizinische, rechtliche oder sonstige professionelle Beratung anbieten. Der Autor und der Herausgeber sprechen keine Empfehlungen für oder gegen Impfstoffe aus. Alle Informationen in diesem Buch stammen aus anderen Quellen und enthalten Originalzitate. Sollten Sie Fragen, Zweifel oder Bedenken bezüglich der Daten in diesem Buch haben, wenden Sie sich an die Originalquelle oder Ihren Arzt. Recherchieren Sie dieses Thema dann noch weiter, damit Sie kluge und informierte Entscheidungen hinsichtlich der Impfstoffe treffen können.

INHALT

■ ■ ■

VORWORT

Dr. Gary Goldman

■ ■ ■

n der heutigen Zeit haben noch nie dagewesene Fortschritte auf dem Gebiet der Medizin, z. B. Knie-und Hüftprothesen, unsere Lebensqualität verbessert. Medizinische Notverfahren haben unzählige Leben gerettet, indem geschädigte oder verletzte Organe und Gewebe wiederhergestellt wurden. Als meine drei Kinder noch klein waren, glaubte ich, dass Impf-stoffe ebenfalls ein Wunderwerk der Medizin seien; sie bekamen daher ihr komplettes Impfprogramm verabreicht, wie von ihrem Arzt gemäß dem empfohlenen Impfkalender verordnet. Als ich vom Los Angeles County Department of Health Services (in der Kontrolleinheit für akute Infek-tionskrankheiten) eingestellt wurde, um epidemiologische Studien zu Windpocken (Varizella) in der Kommune des Antelope Valley (bestehend aus etwa 300.000 Bewohnern, hauptsächlich in Palmdale und Lancaster, Kalifornien) durchzuführen, war ich begeistert, daran teilzunehmen. Ich arbeitete an einem von drei aktiven Überwachungsstandorten, die von der US-amerikanischen Gesundheitsbehörde Centers for Disease Control and Prevention (CDC) finanziert werden, um die Auswirkungen des neu empfohlenen Impfstoffs gegen Windpocken zu untersuchen; dieser wurde gerade für Kinder in den USA eingeführt. Das war 1995, und voller Begeis-terung dachte ich über die Zukunftsaussichten nach. Denn die Daten aus diesem Forschungsprojekt würden nicht nur für die Kommune, in der meine Familie und ich lebten, hilfreich sein. Sie würden mir auch einen Einblick verschaffen, wie die CDC nationale Maßnahmen in Zusammenhang mit dem Windpockenimpfstoff ausarbeitet.

Ich war auf dem Gebiet der Analytischen Epidemiologie tätig. Alle von mir berichteten positiven Ergebnisse und Entwicklungstendenzen wurden einer schnellen Prüfung unterzogen und anschließend in Artikeln medizinischer Fachzeitschriften veröffentlicht. Deren Autoren wussten die CDC-Beamten, die Ärzte, die als 2. Hauptprüfer fungierten, den Projektleiter, mich selbst und die Assistenten der Datenerfassung zu würdigen. Nach fünf Jahren nach der weitverbreiteten Windpockenimpfung zeigten unsere Daten einen allgemeinen Rückgang der Krankheit um 80 %. Darüber hinaus schien der Windpockenimpfstoff unbedenklich zu sein. Die Beurteilungen meiner geleisteten Arbeit waren hervorragend und ich wurde ermutigt, weitere Untersuchungen vorzunehmen, die zu weiteren Veröffentlichungen führen könnten.

Ende 1999 berichteten Langzeitbetreuerinnen in öffentlichen Schulen über Fälle von Gürtelrose (Herpes Zoster) bei Kindern, bei denen solche Fallberichte bisher sehr selten waren. Aufgrund dessen empfahl ich, Herpes Zoster in unser aktives Überwachungsprojekt aufzunehmen. Die Fallberichte zur Gürtelrose hätten gleich zu Beginn des Projekts gesammelt werden sollen, denn sowohl Windpocken als auch Gürtelrose werden vom gleichen Varizella-Zoster-Virus ausgelöst. Nachdem man Windpocken hatte, bleibt das Virus inaktiv, bis die körpereigene, zellvermittelte Immunität so weit geschwächt ist, dass an diesem „Tiefpunkt" das Varizella-Zoster-Virus sich als Gürtelrose reaktivieren kann. Jedes Mal, wenn ein Erwachsener in die Nähe eines Kindes oder in Berührung mit einem Kind kommt, das die Windpocken hat, bekommt er einen exogenen (äußeren) Immunschub, der ihm hilft, den Ausbruch der Gürtelhose zu unterdrücken oder zu verschieben. Dieser Immunschub erweist sich für Erwachsene somit als kostenloser und wertvoller Vorteil, der bisweilen für eine jahrelange Schutzwirkung sorgt.

Meine Beobachtung, dass Windpocken und Gürtelrose in einem Zusammenhang stehen, war nicht neu. Bereits im Jahr 1965 untersuchte

Dr. Hope-Simpson, der als Arzt in Cirencester, England, tätig war, Herpes Zoster in der einheimischen Bevölkerung. [*Proc R Soc Med* 1965; 58: 9–20.] Er stellte als Erster die Hypothese auf, dass die Häufigkeit oder das Auftreten der Gürtelrose in jeder Altersgruppe möglicherweise auf die Exposition dieser Gruppe gegenüber Windpocken zurückzuführen sei. Unter Verwendung der ungefähren Inzidenzraten trat die Gürtelrose bei Kindern im Alter von 1 bis 10 Jahren und bei Jugendlichen zwischen 11 und 19 Jahren am seltensten auf. Der Grund ist, dass so viele in diesen Altersgruppen an Windpocken erkrankten und häufig erneut der Krankheit ausgesetzt waren.

Im Erwachsenenalter vervierfachte sich die Häufigkeitsrate der Gürtelrose um das 50. Lebensjahr, da ältere Erwachsene immer weniger in Kontakt mit an Windpocken erkrankten Kindern kommen. Während man also zunächst glaubte, der Mensch werde vor allem mit dem Altwerden öfter an Gürtelrose leiden, erhöhte sich das Auftreten dieser Krankheit tatsächlich aus dem Grund, weil Erwachsene weniger in Kontakt mit Windpocken-infizierten Kindern kamen. Und das wiederum verringerte die Auffrischung der körpereigenen Immunität bei nur unterschwelligen klinischen Symptomen. Eine Studie unter Ärzten, die häufig Kontakt mit Kindern hatten, ergab Folgendes: Die Inzidenzrate der Gürtelrose betrug ein Viertel bis ein Achtel derjenigen der Erwachsenen in derselben Altersgruppe in der Allgemeinbevölkerung, die weniger Kontakt mit Kindern hatten. [*Kansenshokagu Zasshi* 1995; 69(8): 908–12.]

Nachdem ich zwei Jahre lang Fallberichte über die Gürtelrose gesammelt hatte, stellte ich fest, dass ihre Verbreitung bei nicht geimpften Kindern, die zuvor Windpocken bekommen hatten, ungewöhnlich hoch war und sich der Quote näherte, die bei Erwachsenen zu erkennen war. Das war ein Ergebnis, das nichts Gutes ahnen ließ, zeigte es doch, dass eine allgemeine Schutzimpfung gegen Windpocken zu einer höheren Inzidenzrate der Gürtelrose für 50 oder mehr Jahre bei Erwachsenen führen könnte, die früher einmal die Windpocken hatten – was normalerweise eine gute Sache in jugendlichen Jahren ist. Da etwa 25 % der medizinischen Kosten, die mit dem Varizella-Zoster-Virus im Zusammenhang stehen, auf Windpocken und circa 75 % auf Gürtelrose zurückzuführen sind, würde ein erhöhtes

Auftreten der Gürtelrose jeden Kostenvorteil, der mit einer verringerten Inzidenzrate der Windpocken verbunden ist, natürlich aufheben.

Die CDC begründete ihre Empfehlung, alle Kinder in den USA gegen Windpocken zu impfen, mit Kosteneinsparungen für die Gesellschaft. Denn schließlich müssten die Eltern der Arbeit fernbleiben, um sich zu Hause um ihr an Windpocken erkranktes Kind zu kümmern. Weitere ursprüngliche Kosten-/Nutzenannahmen, die eine Schutzimpfung gegen Windpocken rechtfertigten, umfassten: 1) Impfstoffkosten in Höhe von 35,2 US-Dollar, 2) einen Impfstoff, der lebenslangen Schutz bietet und 3) keine gesundheitsschädlichen Auswirkungen auf die eng verwandte Epidemiologie der Gürtelrose. Diese Annahmen haben sich alle als ungültig erwiesen. Die aktuellen Impfkosten betragen etwa 100 US-Dollar. Aufgrund einer beharrlichen Varizellenkrankheit – geimpfte Kinder erkrankten immer noch an Windpocken – wurde eine Impfrichtlinie für zwei Dosen eingeführt. Und die jüngsten Forschungsarbeiten, die das Auftreten von Herpes Zoster beleuchten, untermauern die Hypothese von Dr. Hope-Simpson, dass die Exposition gegenüber Windpocken eine schützende Wirkung hat, um die Reaktivierung einer Gürtelrose bei Erwachsenen zu unterdrücken oder zu verhindern. [*Am J Epidemiol* 2013; 77(10): 1134–42.]

Statt die allgemeine Kinderschutzimpfung gegen Windpocken in den USA einzustellen, führte die CDC eine zweite Auffrischungsimpfung für Kinder sowie einen Impfstoff gegen Gürtelrose für ältere Erwachsene ein. (Zuvor bekamen sie aufgrund der jährlichen Ausbrüche von Windpocken in ihren Kommunen Auffrischungsimpfungen für ihr Immunsystem.)

Ich habe einen Aufsatz zur Überprüfung und anschließenden Veröffentlichung vorbereitet, der die ersten beiden Jahre mit den Daten zur Gürtelrose zusammenfasst. Eine solche Überprüfung fand jedoch nie statt und ich wurde angewiesen, keine weiteren Untersuchungen zur Inzidenzrate der Gürtelrose im Antelope Valley anzustellen. In Forschungsbetrug involviert zu werden lag mir fern, also trat ich nach acht Jahren Beschäftigung zurück und versuchte, die „andere Seite" der Forschungsdaten zu veröffentlichen, die meiner Meinung nach unterdrückt wurden. Bevor jedoch der eine oder andere Artikel in der Zeitschrift *Vaccine* publiziert wurde, erhielt ich ein

Schreiben von der Rechtsabteilung des Verwaltungsbezirks Los Angeles, das eine Unterlassungsaufforderung enthielt.

Mit der Unterstützung eines Rechtsanwalts konnte ich den Einwand der CDC, die Daten seien vertraulich, abwehren, und die Studien wurden tatsächlich veröffentlicht. (Einige von ihnen sind in diesem Buch zusammengefasst.) Die CDC hat auch die von mir verwendete Methodik und die daraus abgeleiteten Fragen kritisch hinterfragt. Einige Jahre später jedoch veröffentlichte dieselbe Behörde einen Aufsatz über Herpes Zoster und bediente sich dabei einer ähnlichen Methodik wie ich in meinen Artikeln, die sie zuvor kritisiert hatte. Die CDC präsentierte Häufigkeitsraten zu Herpes Zoster, die nahezu mit meinen vergleichbar waren, die ich nach meiner Kündigung veröffentlicht hatte. [*Vaccine* 2013 March 25; 31(13): 1683, Table 1.]

Im Rahmen der Vermarktung des Windpockenimpfstoffs zeigte der Hersteller Werbespots, die betonten, dass ein Kind an Windpocken sterben könnte. Die Wahrscheinlichkeit, dass dies eintrifft, ist etwa genauso hoch wie die, dass ein Kind vom Blitz getroffen wird. Leider wird die Impfstoffforschung weitgehend von Pharmaunternehmen finanziert, die den Impfstoff herstellen, oder von Gesundheitsbehörden, die Interessenkonflikte mit diesen Unternehmen haben. (Studien, die solche Konflikte bestätigen, sind in diesem Buch zusammengefasst.) Darüber hinaus liefern viele von der CDC geförderten Studien sowie andere wissenschaftliche Arbeiten, die für Impfstoffe werben, keine Rohdaten, um die Ergebnisse zu replizieren. Das ist jedoch ein notwendiger Bestandteil der Wissenschaft. Daher sind veröffentlichte Ergebnisse in medizinischen Fachzeitschriften und die mit einem bestimmten Impfstoff verbundenen positiven Aussagen oftmals reine Propaganda: einseitige Werbeaktionen, die keine nachteiligen Wirkungen offenlegen, die jedoch mitunter von zentraler Bedeutung sein können. So fand ein kürzlich erschienener Aufsatz von Hooker und Kern et al. Beweise für rechtswidriges Handeln in der CDC-Forschung. Die wollte nämlich den Anschein erwecken, dass Thiomersal (ein Konservierungsmittel auf Quecksilberbasis, das einigen Impfstoffen zugesetzt wird, im US-Raum Thimerosal genannt) sicher bzw. nicht schädlich ist. Wenngleich über 165 Studien Thiomersal untersuchten und es für gefährlich befanden, behauptet die CDC, dass es ungefährlich sei und in keinerlei Zusammenhang mit Autismus stehe. Die Behauptung, Thiomersal sei für die Verwendung in Impfstoffen ungefährlich und führe nicht zu Autismus, basiert auf lediglich sechs Studien, die diese Behörde finanziert hat. Vier der Studien hielten wichtige Ergebnisse aus der endgültigen Veröffentlichung zurück und alle sind methodisch wenig stichhaltig. [*BioMed Research International* 2014; article ID 247218.] Derartige Taktiken führen zu unablässigen Kreisläufen von Krankheiten und deren Behandlung.

Nach meiner Arbeit am Los Angeles County Department of Health Services und bei der CDC beschäftigte ich mich weiterhin mit der Impfstoffforschung. Ich stellte fest, dass meine Erfahrung mit dem Varizellenimpfstoff nur die Spitze des Eisbergs war. Kämen meine Kinder heute zur Welt, würde ich es nicht zulassen, dass sie geimpft würden. Impfstoffe mit den dazugehörigen Adjuvantien (Hilfsstoffen) können langfristig schwerwiegende Nebenwirkungen in Form von Autoimmunerkrankungen und anderen chronisch schädlichen Gesundheitszuständen verursachen. Anhaltende Forschungen klären weiterhin über die Komplexität des menschlichen Immunsystems auf und liefern ein besseres Verständnis der biologischen Mechanismen, die für unerwünschte Reaktionen auf Impfstoffe zuständig sind. Zudem ist der aktuelle Impfkalender für Kinder viel gefüllter als ältere, wobei Säuglinge heute im Rahmen ihrer medizinischen Vorsorgeuntersuchung mehr Impfstoffe bekommen. Zudem können mehrere gleichzeitig verabreichte Impfstoffe das Sterberisiko erhöhen. [*PloS One* 2011 Jan 26; 6(1): e16363; *Hum Exp Toxicol* 2012; 31(10): 1012–21.]

Die National Library of Medicine verfügt über viele Studien, die vor solch schlimmen Ausgängen warnen. Das schließt auch die Möglichkeit von Todesfällen durch Impfungen ein, die mitunter als plötzlicher Kindstod bezeichnet werden. Detaillierte toxikologische Untersuchungen des Gehirns und des Gewebes nach dem Tod sowie andere spezielle Untersuchungen haben tatsächlich Todesfälle in Zusammenhang mit Impfungen dokumentiert. Es zeichnet sich jedoch ein Trend ab, der eine Impfpflicht vorsieht und alle derzeitigen Ausnahmen bezüglich Impfungen abschaffen will. Damit wird die Doktrin der Einverständniserklärung zwangsläufig aufgehoben, die jedoch für die Wahrung der Menschenrechte von großer Bedeutung ist.

Steigende Gesundheitskosten sind zum Teil das Resultat einer vor-eingenommenen wissenschaftlichen Forschung, die eine ständig länger werdende Liste benötigter Impfstoffe unterstützt, die in Wirklichkeit Kosten verursachen, aber keine gesundheitlichen Vorteile liefern. Solche Impfstoffe sorgen für einen lebenslangen Einkommensstrom, der in das Gesundheitssystem fließt, in dem all diejenigen behandelt werden, bei denen nachteilige Impfreaktionen zutage treten. Etwa 30.000 Berichte über vermutete unerwünschte Impfreaktionen werden jedes Jahr bei der US-Regierung eingereicht, und es wurden bereits 3,1 Milliarden Dollar gezahlt, um die Opfer von Impfungen und ihre Familien zu entschädigen.

Es ist jedoch möglich, die Lügen und die Betrügereien mittels unabhän-giger Analysen aufzudecken, die von der Öffentlichkeitsarbeit der Impf-stoffhersteller und von den Gesundheitsinstitutionen selbst ausgehen. Dieses Buch, *Der große Impfreport*, kann dem Leser helfen, sich entspre-chend zu informieren, um im Anschluss eine durchdachte und fundierte Entscheidung für oder gegen eine Impfung zu treffen. Der Autor, Neil Z. Miller, verdient hohe Anerkennung für seinen Mut, Forschungsmaterial in einem Format bereitzustellen, das Eltern und anderen Forschern bei ihrer Suche nach der Wahrheit über Impfstoffe helfen kann, was gleichzeitig ein besseres Verständnis der Kompromisse ermöglicht, die mit der Impf-stoffproblematik verbunden sind. Diese unschätzbare Ressource mit ihren einfachen Zusammenfassungen über die schädlichen Wirkungen, die von Experten begutachtete und veröffentlichte Untersuchungen zu Impfstoffen ergeben haben, kann die Gesundheit und das Leben von Millionen von Kindern, Jugendlichen und Erwachsenen positiv beeinflussen.

EINFÜHRUNG

∎ ∎ ∎

Viele Menschen glauben ernsthaft, dass alle Impfstoffe völlig ungefährlich sind, nur selten Nebenwirkungen haben und es keine wissenschaftlichen Studien gibt, die zeigen, dass Impfstoffe schädlich
für den Menschen sein können. Tatsächlich sollte man hier eher auf die
Vernunft hören: Impfstoffe können zwar die Unempfänglichkeit gegen bestimmte Krankheiten stärken, aber auch der auslösende Faktor für Autoimmunerkrankungen und andere langwierige Unzuträglichkeiten sein, die nur
selten offengelegt werden. Dieses Buch – *Der große Impfreport* – beschäftigt
sich mit diesem Thema aus einer anderen, eher unüblichen Perspektive. Es
enthält Zusammenfassungen von über 400 wissenschaftlichen Arbeiten,
um Eltern und Forschern zu helfen, Impfungen besser zu verstehen.

Die Studien in diesem Buch unterstützen nicht die Unbedenklichkeit und Wirksamkeit von Impfstoffen. Stattdessen liefern sie wissenschaftliche Beweise für Risiken und Beeinträchtigungen und bestätigen
die unerwünschten Nebenwirkungen oder auch die Kompromisse, die im
Zusammenhang mit Impfungen gemacht werden. So kann ein Impfstoff
beispielsweise die Wahrscheinlichkeit verringern, sich eine ansteckende
Krankheit zuzuziehen. Er erhöht mitunter aber auch die Möglichkeit, eine
neurologische Störung oder eine koronare Herzkrankheit auszulösen oder
sich eine immunologische Verletzung zuzuziehen. Darüber hinaus sind
Allergien, Krampfanfälle, Diabetes und Thrombozytopenie (eine lebensbedrohliche, innere Blutungen verursachende Autoimmunerkrankung) bei

geimpften Menschen wahrscheinlicher. Und geimpfte Kinder können ihr geringeres Infektionsrisiko zugunsten eines erhöhten Krebsrisikos einbüßen.

Die meisten der in diesem Buch zusammengefassten wissenschaftlichen Arbeiten sind durch Experten geprüfte Studien, die in medizinischen Fachzeitschriften veröffentlicht wurden und in der US-amerikanischen National Library of Medicine (der weltweit größten medizinischen Bibliothek) verzeichnet sind. Dazu gehören Metaanalysen, methodische Überprüfungen der wissenschaftlichen Literatur, randomisierte, Placebo-kontrollierte Studien, Kohortenstudien, Fall-Kontroll-Studien, Fallserien, wissenschaftliche Kommentare von Fachleuten sowie Tierforschungen. Fast alle Untersuchungen liefern stichhaltige Beweise dafür, dass Impfungen Sicherheitsrisiken bergen und das Immunsystem schwächen können.

Viele der hier zusammengefassten Studien wurden in renommierten Fachzeitschriften veröffentlicht, als Beispiel seien genannt: *Journal of the American Medical Association, New England Journal of Medicine, British Medical Journal, Annals of Medicine, Clinical Infectious Diseases, Emerging Infectious Diseases, Journal of Infectious Diseases, Journal of Internal* MEDICINE, *The Lancet, Pediatrics, Journal of Pediatrics, Pediatric Infectious Disease Journal, European Journal of Pediatrics, Vaccine, Epidemiology, American Journal of Epidemiology, European Journal of Epidemiology, International Journal of Cancer* und das *American Journal of Public Health.* Das bedeutet natürlich nicht, dass Untersuchungen, die in viel zitierten Zeitschriften erscheinen, qualitativ besser sind als solche, die in weniger bekannten Zeitschriften veröffentlicht werden. Alle Arbeiten müssen auf eventuelle Stärken und Schwächen geprüft werden.

Die wissenschaftlichen Artikel in diesem Buch sind in 24 Kapitel unterteilt. Jedes Kapitel enthält mehrere Studien zu einem bestimmten Thema, z. B. zu Aluminium-Adjuvantien (Wirkungsverstärker) in Impfstoffen, zur Entwicklung von Krankheitserregern, zum plötzlichen Kindstod und zu medizinischen Fachkräften, die Impfstoffe komplett ablehnen. In der Regel wird pro Seite eine Studie besprochen, obwohl einige Seiten zwei oder drei Arbeiten beinhalten. Jede Seite hat eine Überschrift, darunter steht ein Zitat aus der jeweiligen Studie; danach folgt das wissenschaftliche Zitat. Ich selbst verwende Aufzählungspunkte, um mit meinen eigenen Worten die relevanten Ergebnisse des Fachaufsatzes zusammenzufassen.

Viele der Untersuchungen hätten in andere Kategorien aufgenommen werden können. Obwohl sich zum Beispiel ein eigenes Kapitel den Masern und dem MMR-Impfstoff widmet, gibt es zahlreiche Studien in Zusammenhang mit MMR in den Kapiteln über Allergien, Krampfanfälle, Thrombozytopenie, Krebs und Vitamin A. Wenn Sie nach Informationen über einen bestimmten Impfstoff oder ein bestimmtes Thema suchen, das nicht unter der Kapitelüberschrift behandelt wird, kann das Register hilfreich sein.

Wichtige Ergebnisse aus jeder wissenschaftlichen Arbeit, die in diesem Buch behandelt wird, dienen als Kurzübersicht, aber auch als Gegengewicht zu den vielen veröffentlichten Arbeiten, die für die Vorteile einer Impfung werben. Ich wollte jederzeit unvoreingenommen bleiben – mit einem Vorbehalt: Mein Ziel war es, Studien zusammenzufassen, die nur selten publizierte und unbeliebte Aspekte von Impfungen beleuchten. Für Leser und Leserinnen mit wissenschaftlichem Hintergrund habe ich das relative Risiko (RR, engl. „Rate Ratio"), Quotenverhältnisse (QV, engl. „Odds Ratio"), die relative Häufigkeit des Auftretens und andere statistische Kennzahlen miteinbezogen, wenn die p-Werte (das Evidenzmaß) signifikant waren. Konfidenzintervalle finden sich auch in den Originalstudien.

Einige der resümierten Studien kommen mit Blick auf die Impfstoffe zu positiven Schlussfolgerungen, wenngleich die tatsächlichen Ergebnisse eher kritisch gegenüber diesen Stoffen sind. Die Autoren von Forschungsarbeiten kehren Arbeiten mit unerwünschten Ergebnissen oft ins Positive. Ebenso können die Ergebnisse einiger Studien im Widerspruch zu denen anderer wissenschaftlicher Untersuchungen stehen. Es gibt viele Gründe, warum Artikel zum selben Thema mitunter konträre Ergebnisse aufweisen. So können diese Untersuchungen schlecht konzipiert sein und von Forschern mit Interessenkonflikten durchgeführt werden, die ihre Ergebnisse verzerren. Dieses Thema wird im letzten Kapitel behandelt.

Ich empfehle dringend, die eigentlichen Studien in Gänze zu lesen, denn sie enthalten zusätzliche Zahlen, Tabellen, Daten und Diskussionen, die meine Zusammenfassungen nicht beinhalten. Einige wissenschaftliche Arbeiten stehen in den medizinischen Fachzeitschriften, in denen sie veröffentlicht wurden, zur freien Verfügung; andere wiederum sind gebührenpflichtig, aber ein Abstract des Artikels ist fast immer kostenlos erhältlich.

Studien, die eine Impfung befürworten, sind in diesem Buch nicht enthalten. Unterstützende Informationen finden Sie auf den offiziellen Websites der Centers of Disease Control and Prevention (CDC), der Food and Drug Administration (FDA), der Weltgesundheitsorganisation (WHO), der Impfstoffhersteller und durch Ihre eigene Suche in Fachzeitschriften. Ich möchte Sie anregen, selbst gewissenhaft zu forschen, um die Risiken und Vorteile von Impfstoffen besser zu verstehen.

Neil Z. Miller
Journalist der Medizinforschung

DER IMPFKALENDER

■ ■ ■

D ie vier Studien in diesem Kapitel beschäftigen sich mit Fragen zur Unbedenklichkeit von Impfstoffen, die mit empfohlenen Impfplänen in Verbindung stehen. Die erste Untersuchung analysierte den Impfkalender von 34 Industrienationen und fand einen bezeichnenden Zusammenhang zwischen der Kindersterblichkeitsrate und der Anzahl der Impfstoffdosen, die Babys erhalten. Industrieländer mit dem größten Bedarf an Impfstoffen haben in der Regel die erschreckendste Kindersterblichkeitsrate.

Die zweite Arbeit analysierte 38.801 Berichte über Babys, die nach der Impfung Nebenwirkungen hatten. Bei denen, die die meisten Impfstoffe gleichzeitig erhielten, war die Wahrscheinlichkeit, in ein Krankhaus eingewiesen zu werden oder zu sterben, im Vergleich zu Säuglingen, die weniger Impfstoffe gleichzeitig verabreicht bekamen, wesentlich höher.

Die dritte Untersuchung verglich durchgeimpfte Säuglinge mit untergeimpften Babys (sie bekamen nicht alle der empfohlenen Impfstoffe verabreicht). Säuglinge, die nicht durchgeimpft wurden, mussten anders als diejenigen, die rechtzeitig und vollständig ihre Impfungen bekamen, am wenigsten ärztlich gegen Erkrankungen der oberen Atemwege behandelt und auch seltener in die Ambulanz oder Notaufnahme gebracht werden.

In der vierten Studie wurden Affenbabys ihrem Alter entsprechende Kinderimpfstoffe verabreicht, und zwar gemäß dem vollständigen und von den USA empfohlenen Impfkalender für Säuglinge. Die geimpften Primaten zeigten Anomalien in der Gehirnregion, die die soziale und emotionale Entwicklung beeinflusst, sowie einen deutlichen Anstieg des gesamten Gehirnvolumens. Eine beschleunigte Vergrößerung des Gehirnvolumens zwischen 6 und 14 Monaten ist ein folgerichtiger Befund für viele Kinder mit Autismus.

1.

INDUSTRIELÄNDER MIT DEM HÖCHSTEN BEDARF AN IMPFSTOFFEN HABEN IN DER REGEL DIE ERSCHRECKENDSTEN KINDERSTERBLICHKEITSRATEN

„Diese Ergebnisse zeigen eine kontraintuitive Relation: Nationen, die mehr Impfstoffdosen benötigen, haben tendenziell eine höhere Kindersterblichkeitsrate. Eine genauere Untersuchung der Zusammenhänge zwischen Impfstoffdosen, biochemischer oder synergistischer Toxizität und Kindersterblichkeit ist unerlässlich."

Miller NZ, Goldman GS. Infant mortality rates regressed against number of vaccine doses routinely given: is there a biochemical or synergistic toxicity? *Hum Exp Toxicol* 2011; 30(9): 1420–8.

- In den USA ist es Vorschrift, dass Babys 26 Impfdosen erhalten – das ist die höchste Anzahl weltweit; dennoch weisen 33 Nationen eine niedrigere Kindersterblichkeitsrate auf.
- Analysiert wurden die Impfpläne von 34 Industriestaaten, und es wurde ein bezeichnender Zusammenhang zwischen der Kindersterblichkeitsrate und der Anzahl der Impfstoffdosen festgestellt, die Babys bekommen. Industrieländer mit dem höchsten Bedarf an Impfstoffen haben in der Regel die höchsten Kindersterblichkeitsraten ($R = 0{,}992$).
- Die lineare Regression zeigte einen hohen, statistisch bedeutsamen Zusammenhang zwischen einer steigenden Anzahl der Impfstoffdosen und den zunehmenden Kindersterblichkeitsraten ($R = 0{,}992$).
- Industrienationen mit dem geringsten Bedarf an Kinderimpfstoffen haben tendenziell die niedrigste Kindersterblichkeitsrate.
- Viele Dritte-Welt-Länder haben eine hohe Impfquote (über 90 %) und schreiben viele Impfdosen für Säuglinge vor, doch die Kindersterblichkeitsrate in diesen Ländern ist hoch.
- In Entwicklungsländern, in denen sauberes Wasser, eine richtige Ernährung und sanitäre Anlagen fehlen und die nichts unternehmen, einen besseren Zugang zur Gesundheitsversorgung zu gewährleisten, herrscht nach wie vor eine hohe Kindersterblichkeitsrate.

- Es gibt Hinweise darauf, dass Babys kurz nach der Impfung zum Teil einen plötzlichen Kindstod erleiden. Einige in Verbindung mit Impfstoffen stehende Kindstode werden von den medizinischen Behörden mitunter als normale Sterblichkeit klassifiziert, um einen Zusammenhang zwischen Impfstoffen und Todesfällen zu kaschieren.

2.

BABYS, DIE DIE MEISTEN IMPFSTOFFE ERHALTEN, HABEN HINSICHTLICH DER HOSPITALISIERUNGEN UND TODESFÄLLE DIE SCHLECHTESTEN QUOTEN

„Da Impfstoffe jährlich Millionen von Säuglingen verabreicht werden, ist es unumgänglich, dass die Gesundheitsbehörden über wissenschaftliche Daten aus Studien zur synergistischen Toxizität über alle Kombinationen von Impfstoffen verfügen, die Säuglinge erhalten können. Allgemeingültige Impfstoffempfehlungen müssen durch solche Studien unterstützt werden. Die Suche nach Möglichkeiten, die die Sicherheit der Impfstoffe erhöhen, sollte oberste Priorität haben."

Goldman GS, Miller NZ. Relative trends in hospitalizations and mortality among infants by the number of vaccine doses and age, based on the Vaccine Adverse Event Reporting System (VAERS), 1990–2010. *Hum Exp Toxicol* 2012; 31(10): 1012–21.

- Es sollte festgestellt werden, ob a) bei Säuglingen, die statt weniger Impfstoffe mehrere gleichzeitig verabreicht bekommen, die Wahrscheinlichkeit höher ist, im Krankenhaus behandelt zu werden oder zu sterben, und ob es b) bei jüngeren Säuglingen eher wahrscheinlich ist als bei älteren, nach der Impfung ins Krankenhaus eingewiesen zu werden oder zu sterben.
- Die Studie analysierte 38.801 Berichte über Säuglinge, die nach einer Impfung Nebenwirkungen hatten. Die Berichte wurden aus der VAERS-Datenbank (Berichterstattungssystem zu Nebenwirkungen von Impfstoffen) der FDA (19902010) abgerufen.

- Bei Babys, die 6, 7 oder 8 Impfstoffdosen erhielten, war die Wahrscheinlichkeit einer Hospitalisierung erheblich höher als bei Säuglingen, die 2, 3 oder 4 Impfstoffdosen verabreicht bekamen (R^2 = 0,91). Bei jüngeren Babys war die Wahrscheinlichkeit deutlich höher als bei älteren Säuglingen, nach den Impfungen im Krankenhaus behandelt zu werden (R^2 = 0,95).
- Die Gefahr eines frühen Todes war bei Säuglingen, die 5 bis 8 Impfstoffdosen erhielten, wesentlich eher gegeben als bei Babys, denen 1 bis 4 Impfstoffdosen verabreicht wurden (RR = 1,5). Geimpfte Säuglinge unter 6 Monaten hatten eine höhere Sterbewahrscheinlichkeit als geimpfte Babys zwischen 6 und 12 Monaten (RR = 3,0).
- Bei männlichen Säuglingen war die Sterbewahrscheinlichkeit nach einer Impfung erheblich höher als bei weiblichen (RR = 1,4).
- Die Unbedenklichkeit einer Kombination mehrerer Impfstoffe während eines einzigen Arztbesuches, wie sie von den CDC-Richtlinien empfohlen wird, wurde in klinischen Studien nie bestätigt.

3.

DURCHGEIMPFTE KINDER BEDÜRFEN DEUTLICH HÄUFIGER EINER NOTFALLVERSORGUNG ALS UNTERGEIMPFTE KINDER

„Kinder, die aufgrund der elterlichen Entscheidung zu wenig geimpft waren, mussten deutlich weniger die Notaufnahme oder Ambulanz aufsuchen – sowohl allgemein als auch bei bestimmten akuten Erkrankungen – als Kinder, die rechtzeitig geimpft wurden."

Glanz JM, Newcomer SR, et al. A population-based cohort study of undervaccination in 8 managed care organizations across the United States. *JAMA Pediatr* 2013 Mar 1; 167(3): 274–81.

- Analysiert wurden 323.247 Patientenakten, um Kinder unter 2 Jahren, die im von der CDC empfohlenen Alter durchgeimpft waren, mit Kindern zu vergleichen, die nicht ausreichend geimpft wurden (sie bekamen nicht alle Impfstoffe gemäß dem empfohlenen Plan verabreicht).

- Kinder, die am wenigsten geimpft waren, mussten auch seltener eine Ambulanz oder einen Arzt wegen einer Erkrankung der oberen Atemwege, Fieber und Pharyngitis (Rachenentzündung) aufsuchen als Kinder, die rechtzeitig und vollständig geimpft wurden (36 % bis 38 % weniger Konsultationen).
- Kinder, die aufgrund der Entscheidung ihrer Eltern nicht das komplette Impfprogramm erhielten, mussten nicht nur weniger stationär, sondern auch deutlich weniger ambulant oder in der Notaufnahme behandelt werden (Inzidenzratenverhältnis [IRR] = 0,94 beziehungsweise 0,91) als rechtzeitig durchgeimpfte Kinder.
- Fast die Hälfte der Kinder in dieser Studie war untergeimpft – mit steigender Tendenz.
- Etwa 13 % der Kinder waren aufgrund der elterlichen Entscheidung zu wenig geimpft.
- Alle stationären Aufenthalte und Notaufnahmen von Säuglingen zwischen der Geburt und dem Alter von 8 Tagen wurden von der Analyse ausgeschlossen, obwohl rechtzeitig durchgeimpfte Kinder bei der Geburt eine Schutzimpfung gegen Hepatitis B erhalten.

4.

AFFENBABYS, DENEN IMPFSTOFFE NACH DEM US-IMPFKALENDER VERABREICHT WURDEN, WIESEN ANOMALIEN IN DER GEHIRNREGION AUF, DIE DIE SOZIALE UND EMOTIONALE ENTWICKLUNG BEEINFLUSSTEN

„Diese Ergebnisse weisen verstärkt darauf hin, dass mehrere Impfungen in den vergangenen 3 bis 4 Monaten sich erheblich auf das Wachstum und die Entwicklung des Gehirns ausgewirkt haben könnten … [und] zusätzliche Forschungen über die möglichen Auswirkungen einer Wechselwirkung zwischen MMR und thiomersalhaltigen Impfstoffen auf die Struktur und die Funktion des Gehirns erforderlich sind."

Hewitson L, Lopresti BJ, et al. Influence of pediatric vaccines on amygdala growth and opioid ligand binding in rhesus macaque infants: a pilot study. *Acta Neurobiol Exp* 2010; 70: 147–64.

- Untersucht wurden die strukturellen und funktionalen Veränderungen im sich entwickelnden Gehirn von Primatenbabys, und zwar nach der Verabreichung US-amerikanischer Kinderimpfstoffe gemäß dem empfohlenen Impfkalender für Kinder.
- 12 männliche Rhesusaffenbabys bekamen das komplette, altersgerechte Impfprogramm für Kinder verabreicht; 4 weitere Rhesusaffen, die Kontrollgruppe, erhielten Salzinjektionen. MRT- und PET-Scans wurden von neun der geimpften und von 2 Affen der Kontrollgruppe gemacht, jeweils im Alter von 4 und 6 Monaten.
- Die mit MMR, DTaP und Hib geimpften Primaten wiesen im Vergleich zu den nicht geimpften Artgenossen ein deutlich verändertes Wachstum der Amygdala (die mit der Entwicklung des sozialen und emotionalen Verhaltens verbunden ist) auf.
- Bei den geimpften Affen hatte sich das Gehirnvolumen wesentlich vergrößert. Eine beschleunigte Vergrößerung des gesamten Gehirnvolumens im Alter zwischen 6 und 14 Monaten ist ein folgerichtiger Befund für viele Kinder mit Autismus.
- Die Ergebnisse dieser Studie deuten darauf hin, dass Impfstoffe mit erheblichen Störungen des Wachstums und der Entwicklung des Gehirns verbunden sein können.

THIOMERSAL (QUECKSILBER)

■ ■ ■

T hiomersal (im US-Raum Thimerosal genannt) enthält Quecksilber. Es wird den Injektionsfläschchen, die mehrere Dosen an Impfstoffen enthalten, zugefügt, um eine bakterielle Kontamination zu verhindern, wenn mehr als eine Nadel in das Fläschchen eingeführt wird. In den USA erhielten Säuglinge und Kinder große Mengen an Quecksilber aus mehreren von der CDC empfohlenen Impfstoffen, die Thiomersal – DTaP, Hepatitis B und *Haemophilus influenzae* Typ b (Hib) – enthielten, und zwar bis etwa 2002, als Thiomersal aus den meisten Impfstoffen entfernt wurde.

Heute werden in den Industrieländern weiterhin beträchtliche Mengen an Quecksilber infolge von thiomersalhaltigen Grippeimpfstoffen Schwangeren, Säuglingen und Kindern injiziert. In den Industriestaaten sind Babys immer noch großen Quecksilbermengen aus thiomersalhaltigen Impfstoffen ausgesetzt. Diese fragwürdige Methode wird weiterhin fortgesetzt, denn die Weltgesundheitsorganisation (WHO) schätzt, dass dadurch im Vergleich zu Fläschchen mit Einzeldosis ohne Quecksilber circa 15 Cent pro Impfstoffdosis eingespart werden, um Injektionsfläschchen mit 10 Dosen herzustellen (mitt) [*Bull World Health Organ* 2003; 81(10): 726–731].

Die Studien in diesem Kapitel liefern einen überzeugenden Beweis dafür, dass quecksilberhaltige Impfstoffe das Risiko neurologischer Entwicklungsstörungen erhöhen; dazu gehören Sprach- und Schlafstörungen, Entwicklungsverzögerungen, Aufmerksamkeitsdefizitstörungen, eine vorzeitige Pubertät, eine geistige Retardierung sowie Autismus.

5.

BEI SÄUGLINGEN, DENEN QUECKSILBERHALTIGE IMPFSTOFFE VERABREICHT WURDEN, WAR DIE WAHRSCHEINLICHKEIT, DASS EINE AUTISMUS-SPEKTRUM-STÖRUNG DIAGNOSTIZIERT WURDE, ERHEBLICH ERHÖHT

„Die vorliegende Studie liefert neue epidemiologische Beweise für einen Zusammenhang zwischen einer erhöhten organischen Quecksilberexposition durch thiomersalhaltige Kinderimpfstoffe und dem daraus resultierenden Risiko einer Autismus-Spektrum-Störung."

Geier DA, Hooker BS, et al. A two-phase study evaluating the relationship between thimerosal-containing vaccine administration and the risk for an autism spectrum disorder diagnosis in the United States. *Transl Neurodegener* 2013 Dec 19; 2(1): 25.

- Thiomersal enthält Quecksilber, das einigen Impfstoffen als Konservierungsmittel hinzugefügt wird.
- Ziel dieser Untersuchung war es, die toxischen Auswirkungen von Quecksilber in Kinderimpfstoffen zu untersuchen. In Phase I wurde die Datenbank des Berichterstattungssystems zu Nebenwirkungen von Impfstoffen (VAERS) – die gemeinsam von der CDC und der FDA gepflegt wird – nach Berichten über Autismus-Spektrum-Störungen ausgewertet, die nach DTaP-Impfungen auftraten.
- Phase II umfasste die Auswertung des Vaccine Safety Datalink Project (VSD) – gegründet von der CDC –, um Kinder mit und ohne Autismus-Spektrum-Störungen ausfindig zu machen (sowohl die Fall- als auch die Kontrollgruppen). Anschließend wurden deren Quecksilberexpositionen verglichen, die sie als Säuglinge infolge von Impfungen gegen Hepatitis B verabreicht bekamen.
- Der Studienplan von Phase II wurde von der CDC genehmigt.
- Säuglinge, die quecksilberhaltige DTaP-Impfstoffe erhielten, hatten, wie es der VAERS gemeldet wurde, ein doppelt so hohes Risiko für eine nachfolgende Autismus-Spektrum-Störung im Vergleich zu Babys, die DTaP-Impfstoffe ohne Quecksilber bekamen.

- Bei Säuglingen, die 3,75 µg Quecksilber aus thiomersalhaltigen Hepatitis-B-Impfstoffen innerhalb der ersten 6 Lebensmonate bekamen, war die Wahrscheinlichkeit, anschließend eine Autismus-Spektrum-Störung zu entwickeln, dreimal höher als bei Babys, die quecksilberfreie Hepatitis-B-Impfstoffe erhielten (QV = 3,39).

6.

SÄUGLINGE, DIE IMPFSTOFFE MIT QUECKSILBER VERABREICHT BEKAMEN, ENTWICKELTEN SPRACH- UND SCHLAFSTÖRUNGEN SOWIE AUTISMUS

„Diese Analyse deutet darauf hin, dass eine hohe Exposition gegenüber Ethylquecksilber durch thiomersalhaltige Impfstoffe im ersten Lebensmonat das Risiko einer nachfolgenden neurologischen Entwicklung erhöht."

Verstraeten T, Davies R, et al. Increased risk of developmental neurologic impairment after high exposure to thimerosal-containing vaccine in first month of life. *Proceedings of the Epidemic Intelligence Service Annual Conference*, vol. 49 (Centers for Disease Control and Prevention; Atlanta, GA, USA, April 2000).

- Es sollte ermittelt werden, ob Säuglinge, denen Ethylquecksilber aus thiomersalhaltigen Impfstoffen zugeführt wurde, ein erhöhtes Risiko für degenerative und neurologische Entwicklungsstörungen sowie für Nierenerkrankungen vor dem 6. Lebensjahr haben.
- Die Studie wurde von der CDC mithilfe der Datenbank Vaccine Safety Datalink (VSD) durchgeführt, die Impfdaten und demografische Daten von über 400.000 Säuglingen enthält.
- Das Risiko für eine neurologische Entwicklungsstörung war bei Säuglingen, die die höchste kumulative Exposition gegenüber Ethylquecksilber (> 25 µg) aus thimerosalhaltigen Impfstoffen im ersten Lebensmonat erfuhren, fast doppelt so hoch (RR = 1,8) wie bei Säuglingen, die keinem Quecksilber ausgesetzt waren.

- Einmonatige Säuglinge mit der höchsten kumulativen Exposition gegenüber Ethylquecksilber hatten auch das doppelte Risiko, eine Sprachstörung zu entwickeln, sowie das Fünffache des Risikos, an einer nichtorganischen Schlafstörung zu leiden und eine 7,6-mal höhere Wahrscheinlichkeit, Autismus zu entwickeln als Babys, die kein Quecksilber aus thiomersalhaltigen Impfstoffen aufnahmen.
- Frühgeborene waren von dieser Studie ausgeschlossen.
- Es gab kein erhöhtes Risiko für neurologische degenerative und Nierenerkrankungen.
- Die Studie wurde nie veröffentlicht.

7.

NEUROLOGISCHE ENTWICKLUNGSSTÖRUNGEN SIND BEI KINDERN, DIE IMPFSTOFFE MIT QUECKSILBER ERHIELTEN, DEUTLICH HÄUFIGER

„Diese Studie liefert neue epidemiologische Beweise für einen bedeutsamen Zusammenhang zwischen der zunehmenden organischen Quecksilberexposition durch thiomersalhaltige Impfstoffe und dem daraus resultierenden Risiko einer neurologischen Entwicklungsstörung."

Geier DA, Hooker BS, et al. A dose-response relationship between organic mercury exposure from thimerosal-containing vaccines and neurodevelopmental disorders. *Int J Environ Res Public Health* 2014 Sep 5; 11(9): 9156–70.

- Untersucht wurden die Krankenakten von über 1,9 Millionen Säuglingen, die in der Datenbank des Vaccine Safety Datalink Project (VDS) registriert sind, um festzustellen, ob die Quecksilberexposition durch thiomersalhaltige Impfstoffe das Risiko für neurologische Entwicklungsstörungen beeinflusst.
- Kinder, bei denen eine neurologische Entwicklungsstörung diagnostiziert wurde, wurden mit einer Kontrollgruppe verglichen. Im Anschluss wurde jedes Kind auf eine kumulative Quecksilberexposition durch

thiomersalhaltige Hepatitis-B-Impfstoffe untersucht, die innerhalb der ersten 6 Lebensmonate verabreicht wurden.

- Bei Kindern, die der höchsten Quecksilbermenge (37,5 μg) ausgesetzt waren, war die Wahrscheinlichkeit, tiefgreifende Entwicklungsstörungen (QV = 3,0), spezifische Entwicklungsverzögerungen (QV = 2,3), Tic-Störungen (QV = 2,2) oder ein hyperkinetisches Kindheitssyndrom (QV = 2,9) zu diagnostizieren, erheblich höher.
- Es ist unerlässlich, dass die Gesundheitsbehörden die Anreicherung von Impfstoffen mit Thiomersal verbieten.
- Der Studienplan wurde von der CDC genehmigt.

8.

ENTWICKLUNGSSTÖRUNGEN TRETEN DREIMAL HÄUFIGER BEI KINDERN AUF, DIE IMPFSTOFFE MIT QUECKSILBER ERHIELTEN

„Die vorliegende Untersuchung liefert überzeugende, neue epidemiologische Beweise für einen bezeichnenden Zusammenhang zwischen einer zunehmenden organischen Belastung durch Quecksilber infolge von thiomersalhaltigen Impfstoffen für Kinder und dem daraus resultierenden Risiko für bestimmte Entwicklungsstörungen bei Jungen und Mädchen."

Geier DA, Kern JK, et al. Thimerosal-containing hepatitis b vaccination and the risk for diagnosed specific delays in development in the United States: A case-control study in the vaccine safety datalink. *North Am J Med Sci* 2014; 6: 519–31.

- Hier wurden 5.699 Kinder, die Entwicklungsstörungen aufweisen, mit 48.528 Kindern verglichen, die diese Störungen nicht haben, um die kumulative Menge an Quecksilber zu bestimmen, die sie über die Impfstoffe im ersten, zweiten und sechsten Lebensmonat aufnahmen.
- Bei Kindern, bei denen Sprech-/Sprach-, Koordinations-, Hör- und Lesestörungen diagnostiziert wurden, war die Wahrscheinlichkeit, dass sie 12,5, 25 und 37,5 μg Quecksilber aus thiomersalhaltigen

Impfstoffen innerhalb des ersten, zweiten und sechsten Lebens-
monats (QV = 1,99, 1,98, 1,98) erhielten, deutlich höher als in der
Vergleichsgruppe mit 0 μg.

- Kinder, die innerhalb der ersten 6 Lebensmonate drei thiomersalhaltige Hepatitis-B-Impfstoffe verabreicht bekamen – wie von der CDC
empfohlen –, wiesen eine dreimal so hohe Quote mit Entwicklungsstörungen auf im Vergleich zu Kindern, die keine thiomersalhaltigen
Hepatits-B-Impfstoffe erhielten.
- Die Exposition von Jungen und Mädchen gegenüber Quecksilber,
das über thiomersalhaltige Impfstoffe im frühen Kindesalter aufgenommen wurde, ist ein wesentlicher Risikofaktor für eine spätere
Diagnose von Entwicklungsstörungen.
- Der Studienplan wurde von der CDC genehmigt.

9.

DIE PSYCHOMOTORISCHE ENTWICKLUNG – DIE FÄHIGKEIT
ZUM KRABBELN, GEHEN UND LAUFEN – WIRD DURCH DIE
EXPOSITION NEUGEBORENER GEGENÜBER THIOMERSALHALTIGEN
IMPFSTOFFEN BEEINTRÄCHTIGT

*„Unsere Ergebnisse haben gezeigt, dass Ethylquecksilber im ersten
Lebensabschnitt nicht völlig harmlos und für eine schlechtere psychomotorische Entwicklung bei Kindern verantwortlich ist."*

Mrozek-Budzyn D, Majewska R, et al. Neonatal exposure to thimerosal from vaccines and child development in the first 3 years of life.
Neurotoxicol Teratol 2012 Nov–Dec; 34(6): 592–97.

- Es sollte herausgefunden werden, ob die Exposition eines Säuglings
gegenüber thiomersalhaltigen Impfstoffen seine spätere Kindesent-
wicklung beeinflusst.
- Neugeborene, die thiomersalhaltige Hepatitis-B-Impfstoffe verabreicht bekamen, wurden mit Neugeborenen verglichen, die Hepatitis-
B-Impfstoffe ohne Thiomersal erhielten. Weitere Expositionen gegenüber thiomersalhaltigen Impfstoffen bis zum Alter von 6 Monaten
wurden ebenfalls untersucht.

- Im Alter von 12 und 24 Monaten war die psychomotorische Entwicklung (die Muskelkontrolle über das Krabbeln, Sitzen, Stehen, Gehen, Laufen und Springen) bei Neugeborenen, die thiomersalhaltige Impfstoffe erhielten, erheblich schlechter als bei Neugeborenen, die keine Impfstoffe mit Thiomersal verabreicht bekamen.
- Im Laufe der dreijährigen Nachbeobachtung waren die allgemeinen psychomotorischen Defizite bei Neugeborenen, die thiomersalhaltige Impfstoffe verabreicht bekommen hatten, wesentlich schlimmer.
- Die Autoren der Studie sind der Meinung, dass nachteilige Folgen wie Verzögerungen in der psychomotorischen Entwicklung dadurch vermeidbar sind, indem Thiomersal aus Impfstoffen entfernt wird.

10.

BEI JUNGEN, DIE MIT QUECKSILBER ANGEREICHERTE HEPATITIS-B-IMPFSTOFFE ERHIELTEN, WAR DIE WAHRSCHEINLICHKEIT, ENTWICKLUNGSSTÖRUNGEN ZU ERLEIDEN, NEUNMAL HÖHER ALS BEI NICHT GEIMPFTEN JUNGEN

„Diese Studie fand statistisch bedeutsame Hinweise darauf, dass Jungen in den USA, die zu der Zeit, als Impfstoffe mit Thiomersal hergestellt wurden, den Dreifachimpfstoff gegen Hepatitis B verabreicht bekamen, anfälliger für Entwicklungsstörungen waren als nicht geimpfte Jungen."

Gallagher C, Goodman M. Hepatitis B triple series vaccine and developmental disability in US children aged 1–9 years. *Toxicol Environ Chem* 2008 Sep–Oct; 90(5): 997–1008.

- Im Jahr 1991 empfahl die CDC, dass alle US-amerikanischen Säuglinge drei Dosen eines neuen, mit Quecksilber hergestellten Hepatitis-B-Impfstoffs erhalten, wobei die erste Dosis bei der Geburt verabreicht wird. Von 1991 bis 1999 stieg die Anzahl der Kinder, die aufgrund ihres Autismus sonderpädagogische Hilfe benötigten, um 500 %.

- Die Studie untersuchte den Zusammenhang zwischen einer Entwicklungsstörung bei Kindern im Alter von 1 bis 9 Jahren und einer früheren Kinderschutzimpfung mit drei Dosen des neu empfohlenen, quecksilberhaltigen Hepatitis-B-Impfstoffs.
- Bei Jungen, die im Säuglingsalter drei Dosen des quecksilberhaltigen Hepatitis-B-Impfstoffs erhielten, war die Wahrscheinlichkeit, eine Frühförderung zu benötigen, neunmal höher (QV = 8,63) als bei nicht geimpften Jungen.
- Die Studie liefert wichtige Hinweise zur Beantwortung der Frage des Institute of Medicine, ob es einen Zusammenhang zwischen quecksilberhaltigen Impfstoffen und neurologischen Entwicklungsstörungen gibt.
- In Entwicklungsländern enthalten Hepatitis-B-Impfstoffe – und andere Impfstoffe – immer noch Quecksilber. In den USA enthalten einige Grippeimpfstoffe noch Quecksilber.

11.

BEI JUNGEN, DENEN QUECKSILBERHALTIGE HEPATITIS-B-IMPFSTOFFE VERABREICHT WURDEN, WAR DIE WAHRSCHEINLICHKEIT, AUTISMUS ZU ENTWICKELN, DREIMAL HÖHER ALS BEI NICHT GEIMPFTEN JUNGEN

„Bei Jungen, die als Neugeborene geimpft wurden, war die Wahrscheinlichkeit einer Autismusdiagnose dreimal höher als bei Jungen, die weder nach dem ersten Lebensmonat noch danach je geimpft wurden."

Gallagher CM, Goodman MS. Hepatitis B vaccination of male neonates and autism diagnosis, NHIS 1997–2002. *J Toxicol Environ Health A* 2010; 73(24): 1665–77.

- Vor 1999 enthielten die bei der Geburt verabreichten Hepatitis-B-Impfstoffe Quecksilber.
- Diese Untersuchung verglich Säuglinge, die innerhalb der ersten 4 Wochen einen quecksilberhaltigen Hepatitis-B-Impfstoff erhielten, mit Babys, die niemals einen Hepatitis-B-Impfstoff – auch nicht, als sie älter waren – verabreicht bekamen.
- Bei Jungen im Alter von 3 bis 17 Jahren, die vor 1999 geboren wurden und in ihrem ersten Lebensmonat eine quecksilberhaltige

Hepatitis-B-Impfung erhielten, war die Wahrscheinlichkeit, Autismus zu entwickeln, dreimal höher als bei Jungen, die nie geimpft wurden (QV = 3,0).

- Die im Rahmen dieser Studie untersuchten Säuglinge wurden geimpft, bevor thiomersalfreie Impfstoffe erhältlich waren. Somit geben mögliche Nebenwirkungen, die im Zusammenhang mit Thiomersal in den verabreichten Hepatitis-B-Impfstoffen stehen, Anlass zu ernsthaften Bedenken.
- Verhältnismäßig kommen auf ein autistisches Mädchen mehr als fünf Jungen mit Autismus.
- Das größte Risiko für Autismus hatten farbige Jungen.
- Kinder ohne Impfausweis waren von dieser Studie ausgeschlossen, sodass die Prävalenz (Häufigkeit) des Autismus möglicherweise unterschätzt wird.

12.

AUTISMUS, MENTALE RETARDIERUNG UND SPRACHSTÖRUNGEN WAREN WESENTLICH HÄUFIGER BEI KINDERN ANZUTREFFEN, DIE DTAP-IMPFSTOFFE MIT THIOMERSAL ERHIELTEN

„Die vorliegende Studie liefert zusätzliche, überzeugende epidemiologische Beweise für einen signifikanten Zusammenhang zwischen einer erhöhten organischen Quecksilberbelastung durch Kinderimpfstoffe, die als Konservierungsmittel Thiomersal enthalten, und dem daraus resultierenden Risiko einer neurologischen Entwicklungsstörung."

Geier DA, Kern JK, et al. The risk of neurodevelopmental disorders following a Thimerosal-preserved DTaP formulation in comparison to its Thimerosal-reduced formulation in the Vaccine Adverse Event Reporting System (VAERS). *J Biochem Pharmacol Res* 2014 Jun; 2(2): 64–73.

- Analysiert wurden 5.591 Fallberichte zu unerwünschten Zwischenfällen der VAERS-Datenbank, um festzustellen, ob Berichte über neurologische Entwicklungsstörungen eher auf Kinder zutrafen, die DTaP-Impfstoffe mit Thiomersal (verabreicht von 1997 bis 1999) bekamen, oder auf Kinder, die diese Impfstoffe ohne Thiomersal (verabreicht von 2004 bis 2006) erhielten.

- Bei Kindern, die thiomersalhaltige DTaP-Impfstoffe bekamen, war die Wahrscheinlichkeit, Autismus (QV = 7,67), eine mentale Retardierung (QV = 8,73), Sprachstörungen (QV = 3,49) oder neurologische Entwicklungsstörungen (QV = 4,82) zu entwickeln, wesentlich höher als bei Kindern, die thiomersalreduzierte DTaP-Impfstoffe erhielten.
- In den 1990er Jahren bekamen Säuglinge in den USA in den ersten 6 Lebensmonaten bis zu 200 µg Quecksilber aus thiomersalhaltigen Impfstoffen verabreicht.
- In den USA erhalten Babys in der Gebärmutter, Säuglinge, Kinder und Schwangere noch immer erhebliche Mengen an Quecksilber aus thiomersalhaltigen Grippeimpfstoffen. In vielen Entwicklungsländern sind mit Thiomersal konservierte Kinderimpfstoffe nach wie vor eine wesentliche Quelle der Quecksilberbelastung für Säuglinge.
- Die Ergebnisse dieser Studie werden durch mehrere zuvor durchgeführte epidemiologische Studien gestützt. Die öffentliche Gesundheit gebietet es, „keine Schäden anzurichten", und zwar indem Quecksilber aus allen Impfstoffen entfernt wird.

13.

AUTISMUS, GEISTIGE RETARDIERUNG UND PERSÖNLICHKEITSSTÖRUNGEN TRATEN HÄUFIGER BEI KINDERN AUF, DIE MIT THIOMERSAL GEIMPFT WURDEN

„Diese Studie liefert weitere Beweise dafür, dass ein Zusammenhang zwischen einer erhöhten Quecksilberkonzentration aus thiomersalhaltigen Kinderimpfstoffen und neurologischen Entwicklungsstörungen besteht."

Geier DA, Geier MR. An assessment of the impact of thimerosal on childhood neurodevelopmental disorders. *Pediatr Rehabil* 2003 Apr–Jun; 6(2): 97–102.

- Analysiert wurden die Datenbank des Berichterstattungssystems zu Nebenwirkungen von Impfstoffen (VAERS), die Daten des US-Bildungsministeriums und die Sicherheitsrichtlinien der FDA hinsichtlich der oralen Einnahme von Methylquecksilber, um zu beurteilen, ob Quecksilber in Kinderimpfstoffen zu neurologischen Entwicklungsstörungen beiträgt.

- Die VAERS-Analyse ergab, dass Kinder, die DTaP-Impfstoffe mit Thiomersal bekamen, wesentlich gefährdeter waren, Autismus (QV = 2,6), geistige Retardierung (QV = 2,5) und Persönlichkeitsstörungen (QV = 1,5) zu entwickeln, als Kinder, die DTap-Impfstoffe erhielten, die kein Thiomersal beinhalteten.

- Mit jedem weiteren Mikrogramm (µg) Quecksilber, das einem Kind über thiomersalhaltige Impfstoffe injiziert wurde, stieg die Wahrscheinlichkeit, Autismus, mentale Retardierung und Persönlichkeitsstörungen zu entwickeln, um 2,9 % bzw. 4,8 % und 1,2 % an.

- Die Daten des US-Bildungsministeriums zeigten einen deutlichen Zusammenhang zwischen einer erhöhten Quecksilberkonzentration infolge von thiomersalhaltigen Kinderimpfstoffen und Autismus (QV = 2,5) und Sprachstörungen (QV = 1,4).

- Im Vergleich zu den Sicherheitsrichtlinien der FDA bezüglich der täglichen oralen Einnahme von Methylquecksilber nahmen Kinder eine bis zu 32-mal höhere Menge an Quecksilber auf, als es für Kinderimpfstoffe zulässig ist.

- Die Ergebnisse dieser und anderer Studien weisen darauf hin, dass Thiomersal unverzüglich aus allen Impfstoffen für Kinder entfernt werden sollte.

14.

DIE QUOTEN FÜR AUTISMUS UND GEISTIGE RETARDIERUNG WAREN SECHSMAL HÖHER BEI KINDERN, DIE DTAP-IMPFSTOFFE MIT THIOMERSAL INJIZIERT BEKAMEN

„Diese Untersuchung, die auf zig Millionen in den USA verabreichten Impfstoffdosen basiert, liefert den ersten epidemiologischen Beweis, dass eine erhöhte Menge an Thiomersal aus Impfstoffen mit neurologischen Entwicklungsstörungen einhergeht."

Geier MR, Geier DA. Neurodevelopmental disorders after thimerosal-containing vaccines: a brief communication. *Exp Biol Med (Maywood)* 2003 Jun; 228(6): 660–64.

- Die US-Datenbank des Berichterstattungssystems zu Nebenwirkungen von Impfstoffen (VAERS) wurde auf mögliche Zusammenhänge zwischen der Verabreichung von thiomersalhaltigen Impfstoffen und neurologischen Entwicklungsstörungen analysiert.
- Bei Kindern, die DTaP-Impfstoffe mit Thiomersal erhielten, war die Inzidenzrate von Autismus und mentaler Retardierung sechsmal höher und die Wahrscheinlichkeit, Sprachstörungen zu entwickeln, zweimal so hoch wie bei Kindern, denen DTaP-Impfstoffe ohne Thiomersal verabreicht wurden.

15.

Geier D, Geier MR. Neurodevelopmental disorders following thimerosal-containing childhood immunizations: a follow-up analysis. *Int J Toxicol* 2004 Nov–Dec; 23(6): 369–76.

„Die vorliegende Studie liefert weitere epidemiologische Beweise, die frühere epidemiologische, klinische und experimentelle Hinweise untermauern, dass die Verabreichung von thiomersalhaltigen Impfstoffen

in den USA dazu führte, dass eine beträchtliche Anzahl von Kindern an neurologischen Entwicklungsstörungen litt."

• Bei Kindern, die DTaP-Impfstoffe mit Thiomersal erhielten, war die Wahrscheinlichkeit deutlich höher, dass unerwünschte Ereignisse, die der VAERS-Datenbank infolge von Autismus, geistiger Retardierung, Sprach-, Persönlichkeits- und Denkstörungen gemeldet werden, eintreten, als bei Kindern, die thiomersalfreie DTaP-Impfstoffe bekamen.

16.

DAS RISIKO FÜR AUTISMUS, MENTALE RETARDIERUNG UND PERSÖNLICHKEITSSTÖRUNGEN WAR BEI KINDERN, DIE THIOMERSALHALTIGE IMPFSTOFFE VERABREICHT BEKAMEN, WESENTLICH ERHÖHT

„Eine deutlich erhöhte Anzahl größerer Risiken für Autismus, Sprachstörungen, mentale Retardierung, Persönlichkeitsstörungen, Denkstörungen, Ataxie und neurologische Entwicklungsstörungen im Allgemeinen wurde mit der Exposition gegenüber thiomersalhaltigen Impfstoffen in Verbindung gebracht."

Geier DA, Geier MR. A meta-analysis epidemiological assessment of neurodevelopmental disorders following vaccines administered from 1994 through 2000 in the United States. *Neuro Endocrinol Lett* 2006 Aug; 27(4): 401–13.

• Diese wissenschaftliche Arbeit fand einen signifikanten Zusammenhang zwischen thiomersalhaltigen Impfstoffen, die Ethylquecksilber enthalten, und dokumentierten neurologischen Entwicklungsstörungen.

17.

Geier DA, Geier MR. A comparative evaluation of the effects of MMR immunization and mercury doses from thimerosal-containing childhood vaccines on the population prevalence of autism. *Med Sci Monit* 2004 Mar; 10(3): PI33–9.

„Die biologische Wahrscheinlichkeit und die epidemiologische Beweislage zeigen einen direkten Zusammenhang zwischen erhöhten Quecksilberanteilen aus thiomersalhaltigen Impfstoffen und Entwicklungsstörungen des Nervensystems sowie zwischen masernhaltigen Impfstoffen und schweren neurologischen Störungen. Es wird empfohlen, Thiomersal aus allen Impfstoffen zu entfernen und weitere Forschungen durchzuführen, um einen MRR-Impfstoff herzustellen, der grundsätzlich eine größere Sicherheit gewährleistet.“

- Kinder, die eine erhöhte Quecksilberdosis infolge von thiomersalhaltigen Impfstoffen aufnahmen, waren im Vergleich zu Kindern, bei denen lediglich der Grundwert einer Quecksilberbelastung gemessen wurde, wesentlich gefährdeter, an Autismus zu erkranken.

18.

ES GIBT EINEN BEMERKENSWERTEN ZUSAMMENHANG ZWISCHEN REGRESSIVEN AUTISMUS-SPEKTRUM-STÖRUNGEN UND DER MENGE AN QUECKSILBER, DIE KINDER DURCH THIOMERSALHALTIGE IMPFSTOFFE AUFNEHMEN

„Eines ist klar: Während genetische Faktoren für die Krankheitsentstehung von Autismus-Spektrum-Störungen (ASS) relevant sind, kann eine Quecksilberbelastung immunologische, sensorische, neurologische, motorische sowie Verhaltensstörungen hervorrufen, die den Merkmalen ähneln, die typisch für ASS sind oder damit in Verbindung gebracht werden.“

> Geier DA, Geier MR. A case series of children with apparent mercury toxic encephalopathies manifesting with clinical symptoms of regressive autistic disorders. *J Toxicol Environ Health A* 2007 May 15; 70(10): 837–51.

- Diese Untersuchung beschreibt die genetische und entwicklungsbezogene Evaluation von neun Kindern mit regressiven Autismus-Spektrum-Störungen.
- Acht der neun Kinder schieden nach der Chelat-Therapie große Mengen Quecksilber aus; sie wiesen keine bekannte Quecksilberexposition aus, außer der von thiomersalhaltigen Impfstoffen und/oder Rho(D)-Immunglobulin, das heißt von Substanzen, die ihnen während des fetalen Wachstums verabreicht wurden. Andere mögliche Ursachen für ihren regressiven Autismus waren ebenfalls ausgeschlossen.
- Es bestand eine enge Relation zwischen der Gesamtmenge an Quecksilber, die die Kinder erhielten, und dem Schweregrad ihres regressiven Autismus.
- Nach ihrer Exposition gegenüber großen Mengen Quecksilbers aus thiomersalhaltigen Impfstoffen und/oder Rho(D)-Immunglobulin während ihres fetalen/kindlichen Wachstums litten die Kinder an einer quecksilbertoxischen Enzephalopathie, die sich mit den Symptomen eines regressiven Autismus manifestiert.
- Das Studienprotokoll wurde vom US-Ministerium für Gesundheitspflege und Soziale Dienste genehmigt.

19.

EINE VON DER CDC UNTERSTÜTZTE DATENBANK ZEIGT BEDEUTENDE ZUSAMMENHÄNGE ZWISCHEN THIOMERSAL IN IMPFSTOFFEN UND NEUROLOGISCHEN ENTWICKLUNGSSTÖRUNGEN, EINSCHLIESSLICH AUTISMUS UND ADHS

„Diese Untersuchung zeigte, dass die Exposition gegenüber Quecksilber aus thiomersalhaltigen Impfstoffen, die in den USA verabreicht werden, ein durchweg signifikanter Risikofaktor für die Ausbildung neurologischer Entwicklungsstörungen war."

Geier DA, Geier MR. A two-phased population epidemiological study of the safety of thimerosal-containing vaccines: a follow-up analysis. *Med Sci Monit* 2005 Apr; 11(4): CR160–70.

- Analysiert wurden a) die VAERS-Datenbank auf Fälle mit eventuellen neurologischen Entwicklungsstörungen durch thiomersalhaltige DTaP-Impfstoffe sowie b) die Daten des Vaccine Safety Datalink (VSD), einem Register für Impfstoffsicherheit, hinsichtlich des Risikos neurologischer Entwicklungsstörungen infolge zunehmender Quecksilberexpositionen durch thiomersalhaltige Impfstoffe.
- Die Verabreichung von Impfstoffen, die Thiomersal enthielten, war mit deutlich erhöhten Risiken für Autismus, geistige Retardierung, Entwicklungs- und Sprachverzögerungen sowie für das Aufmerksamkeitsdefizitsyndrom (ADHS) und Tics verbunden.

20.

Young HA, Geier DA, et al. Thimerosal exposure in infants and neurodevelopmental disorders: an assessment of computerized medical records in the Vaccine Safety Datalink. *J Neurol Sci* 2008 Aug 15; 271(1–2): 110–18.

„Beständig erhöhte Quotenverhältnisse wurden bei Autismus, Autismus-Spektrum-Störungen, Tics sowie beim Aufmerksamkeitsdefizitsyndrom und bei emotionalen Störungen beobachtet, und zwar mit einer Quecksilberbelastung durch thiomersalhaltige Impfstoffe.“

- Forscher untersuchten die Krankenakten von 278.624 Kindern in der von der CDC geförderten Datenbank Vaccine Safety Datalink (VSD), und es stellten sich enge Verbindungen zwischen quecksilberhaltigen Impfstoffen und neurologischen Entwicklungsstörungen heraus.

21.

JUNGE MÄUSE UND RATTEN, DENEN THIOMERSAL (QUECKSILBER) INJIZIERT WURDE, ZEIGTEN VERHALTENSSTÖRUNGEN, DIE CHARAKTERISTISCH FÜR AUTISTISCHE KINDER SIND

„Wurden neugeborene Mäuse einer höheren Dosis Thiomersal-Queck-silber ausgesetzt, führte das bei denselben, aber ausgewachsenen Mäu-sen zu autistischen und depressiven Verhaltensweisen, was auf lang anhaltende Beeinträchtigungen im Gehirn der Nager hindeutet."

Li X, Qu F, et al. Transcriptomic analyses of neurotoxic effects in mouse brain after intermittent neonatal administration of thimerosal. *Toxicol Sci* 2014 Jun; 139(2): 452–65.

- Die mit Thiomersal injizierten Mäuse zeigten eine erhebliche Verzö-gerung ihrer neurologischen Entwicklung, einen Mangel an sozialer Interaktion und ein beeinträchtigtes endokrines System, was sich als autistisches Verhalten manifestierte.
- Der präfrontale und der temporale Kortex der thiomersalinjizierten Mäusehirne wies jeweils „dunkle" Nervenzellen auf, die dabei waren, abzusterben.

22.

Olczak M, Duszczyk M, et al. Persistent behavioral impairments and alterations of brain dopamine system after early postnatal adminis-tration of thimerosal in rats. *Behav Brain Res* 2011 Sep 30; 223(1): 107–18.

„Diese Daten belegen, dass eine frühe postnatale Verabreichung von Thiomersal je nach Dosis und Geschlecht zu dauerhaften ver-haltensneurologischen Beeinträchtigungen und neurochemischen

Veränderungen im Gehirn führt. Treten ähnliche Veränderungen bei Kindern auf, denen Thiomersal/Quecksilber injiziert wurde, könnten sie zu neurologischen Entwicklungsstörungen beitragen."

- In dieser Studie wurde jungen Ratten Thiomersal verabreicht, um die Auswirkungen auf das Verhalten zu untersuchen, das typisch für autistische Kinder ist.
- Die mit Thiomersal injizierten Ratten zeigten eine eingeschränkte Fortbewegung, waren ängstlicher als normal und verhielten sich unsozialer.

23.

WURDE JUNGEN RATTEN THIOMERSAL IN DOSEN VERABREICHT, DIE DENEN ENTSPRECHEN, DIE FÜR IMPFSTOFFE FÜR SÄUGLINGE VERWENDET WERDEN, ENTWICKELTEN SIE SCHWERE HIRNPATHOLOGIEN

„Die Ergebnisse belegen die neurotoxische Wirkung von Thiomersal in Dosen, die denen von Impfstoffen für Säuglinge oder sogar höheren Dosen entsprechen, bei der Entwicklung des Rattengehirns, was darauf hindeutet, dass diese quecksilberhaltige Substanz wahrscheinlich an der neurologischen Entwicklungsstörung beteiligt ist."

Olczak M, Duszczyk M, et al. Lasting neuropathological changes in rat brain after intermittent neonatal administration of thimerosal. *Folia Neuropathol* 2010; 48(4): 258–69.

- Thiomersal, das Quecksilber enthält und einigen Kinderimpfstoffen hinzugefügt wird, verursacht vermutlich iatrogene (durch ärztliche Maßnahmen verursachte) Komplikationen, die zu neurologischen Entwicklungsstörungen bei Kindern, einschließlich Autismus, beitragen können.
- Rattenbabys wurde Thiomersal injiziert, und zwar in gleichen Dosen wie bei Impfstoffen für Säuglinge, um seine Auswirkungen auf die Hirnpathologie zu untersuchen.

- Es wurden mehrere Neuropathologien beobachtet, darunter auch die Degeneration von Nervenzellen, verminderte synaptische Reaktionen sowie eine Atrophie im Hippocampus und im Kleinhirn.

24.

Olczak M, Duszczyk M, et al. Neonatal administration of thimerosal causes persistent changes in mu opioid receptors in the rat brain. *Neurochem Res* 2010 Nov; 35(11): 1840–47.

„Diese Daten zeigen, dass die Exposition gegenüber Thiomersal während des frühen postnatalen Stadiums dauerhafte Veränderungen in der Dichte der Opioidrezeptoren des Gehirns hervorruft, und zwar zusammen mit anderen neuropathologischen Veränderungen, die sich mitunter störend auf die Entwicklung des Gehirns auswirken."

- Jungen Ratten wurde Thiomersal verabreicht und anschließend das Gehirn der Nager untersucht. Die Neuropathologien umfassten die Degeneration der Nervenzellen und den Verlust der synaptischen Integrität.

25.

THIOMERSAL KANN BEI RATTEN ZU
HIRNVERLETZUNGEN FÜHREN

„Die aktuelle Untersuchung liefert weitere empirische Beweise dafür, dass die Exposition gegenüber Thiomersal zu neurotoxischen Veränderungen im sich entwickelnden Gehirn führt, was für eine dringende und dauerhafte Beseitigung dieses Konservierungsmittels aus allen Impfstoffen für Kinder (und Erwachsene) spricht, da wirksame, weniger schädliche und preisgünstigere Alternativen verfügbar sind. Das hartnäckige Beharren einiger Impfstoffhersteller und Gesundheitsbehörden, dieses Nervengift weiterhin in Impfstoffen zu verwenden,

zeugt von ihrer Missachtung sowohl gegenüber der Gesundheit der jungen Generationen als auch der Umwelt."

Duszczyk-Budhathoki M, Olczak M, et al. Administration of thimerosal to infant rats increases overflow of glutamate and aspartate in the prefrontal cortex: protective role of dehydroepiandrosterone sulfate. *Neurochem Res* 2012 Feb.; 37(2): 436–47.

- Ratten wurde Thiomersal verabreicht, um die Auswirkungen auf die extrazelluläre Ebene der neuroaktiven Aminosäuren im präfrontalen Kortex zu untersuchen.
- Die mit Thiomersal injizierten Ratten wiesen einen erhöhten Glutamat- und Aspartatgehalt im präfrontalen Kortex auf, ein Anzeichen dafür, dass die Exposition von Neugeborenen gegenüber thiomersalhaltigen Impfstoffen zu Hirnverletzungen und neurologischen Entwicklungsstörungen führen kann.

26.

Sulkowski ZL, Chen T, et al. Maternal thimerosal exposure results in aberrant cerebellar oxidative stress, thyroid hormone metabolism, and motor behavior in rat pups; sex- and strain-dependent effects. *Cerebellum* 2012 Jun; 11(2): 575–86.

„Unsere Daten zeigen eine negative Auswirkung der perinatalen Thiomersalexposition auf die neurologische Entwicklung."

- Trächtigen und säugenden Ratten wurde Thiomersal gespritzt, um dessen Wirkung auf die Neugeborenen zu beurteilen. Die Thiomersalexposition bei den Rattenmüttern löste eine verzögerte Schreckreaktion bei den Rattenbabys aus und verminderte deren motorisches Lernen. Darüber hinaus führte diese Exposition zu vermehrtem oxidativen Stress im Kleinhirn.

27.

NEUGEBORENE AFFEN, DENEN EIN THIOMERSALHALTIGER HEPATITIS-B-IMPFSTOFF INJIZIERT WURDE, ZEIGTEN EINE DEUTLICHE VERZÖGERUNG HINSICHTLICH FRÜHKINDLICHER REFLEXE UND DER NEUROLOGISCHEN ENTWICKLUNG

„Dieses Beispiel mit Primaten liefert eine mögliche Methode zur Bewertung der nachteiligen neurologischen Entwicklungsfolgen bei einer Exposition gegenüber Hepatitis-B-Impfstoffen, die Thiomersal enthalten, insbesondere bei Säuglingen im jüngeren Gestationsalter oder bei solchen, die bei der Geburt ein leichteres Gewicht haben."

Hewitson L, Houser LA, et al. Delayed acquisition of neonatal reflexes in newborn primates receiving a thimerosal-containing hepatitis B vaccine: influence of gestational age and birth weight. *J Toxicol Environ Health A.* 2010; 73(19): 1298–1313.

- Die Untersuchung sollte herausfinden, ob die Reflexentwicklung bei neugeborenen Rhesusaffen durch die Verabreichung einer Dosis eines thiomersalhaltigen Hepatitis-B-Impfstoffes, die für Neugeborene gedacht ist, beeinträchtigt wird.
- Ein Thiomersal enthaltender Hepatitis-B-Impfstoff wurde – entsprechend dem Gewicht der Affen – innerhalb von 24 Stunden nach der Geburt männlichen Makaken verabreicht. Eine Vergleichsgruppe, bestehend aus anderen Makaken, erhielt entweder ein Placebo mit Kochsalzlösung oder gar keine Injektion.
- Die neugeborenen Primaten wurden täglich auf die Ausbildung von neun überlebenswichtigen, motorischen und sensomotorischen Reflexen getestet. Die geimpften Primaten zeigten im Vergleich zu den Affen aus der Kontrollgruppe eine deutliche Verzögerung in der Entwicklung des Such-, Schnauzen- sowie des Saug-Schluck-Reflexes. Bei den Placebo-Affen traten diese verzögerten Reflexe nicht auf.
- Das geringere Geburtsgewicht und/oder das jüngere Gestationsalter verstärkten die Beeinträchtigungen nach der Exposition mit dem Impfstoff.

- Obwohl Primatenversuche ein wichtiger Bestandteil der vorklinischen Sicherheitsbewertung von Impfstoffen für den Menschen sind, sind die Ergebnisse dieser Studie nicht in den aktuellen CDC-Empfehlungen für Sicherheitstests von Hepatitis-B-Impfstoffen enthalten.

28.

SÄUGLINGE, DIE AM WENIGSTEN FISCH-METHYLQUECKSILBER, DAFÜR ABER AM STÄRKSTEN EINEM IMPFSTOFF MIT ETHYLQUECKSILBER AUSGESETZT WAREN, ZEIGTEN DAS SCHLIMMSTE VERHALTEN HINSICHTLICH IHRER NEUROLOGISCHEN ENTWICKLUNG

„Bei Säuglingen, deren Mütter unterschiedlichen Mengen an Fisch-Methylquecksilber ausgesetzt wurden (...), war die neurologische Entwicklung nach sechs Monaten infolge einer weiteren Exposition mit Impfstoffen, die Ethylquecksilber enthielten, beeinträchtigt."

Dórea JG, Marques RC, Isejima C. Neurodevelopment of Amazonian infants: antenatal and postnatal exposure to methyl- and ethylmercury. *J Biomed Biotechnol* 2012; 2012:132876.

- Im Amazonasgebiet sind Babys Methylquecksilber (vom dem die Mütter viel über ihre Ernährung mit Fisch während der Schwangerschaft und der Stillzeit aufnehmen) und Ethylquecksilber infolge von thiomersalhaltigen Impfstoffen ausgesetzt.
- Die Wissenschaftler besuchten drei verschiedene Lebensgemeinschaften im Amazonas (ein Ballungsgebiet und zwei ländliche Dörfer), um die verhaltensneurologische Entwicklung – motorische Fähigkeiten, Sprachentwicklung, Anpassungsverhalten und persönliches Sozialverhalten – bei 6 Monate alten Säuglingen, die verschiedenen Kombinationen von Fisch-Methylquecksilber sowie in Impfstoffen enthaltendem Ethylquecksilber ausgesetzt waren, zu vergleichen.
- Die Säuglinge aus der Lebensgemeinschaft im Amazonas, die am wenigsten mit Fisch-Methylquecksilber belastet waren, aber die stärkste Exposition gegenüber dem impfstoffbedingten

Ethylquecksilber aufwiesen, hatten die schlechtesten kumulativen Werte hinsichtlich ihrer neurologischen Entwicklung.

- Die Studie zeigte einen Zusammenhang zwischen der Exposition von Säuglingen gegenüber umweltbedingtem Fisch-Methylquecksilber und iatrogenem Ethylquecksilber in Impfstoffen und ihren verhaltensneurologischen Defiziten.
- Die Thiomersal enthaltenden Impfstoffe – Hepatitis B und DTP –, die den Kindern verabreicht wurden, enthielten auch Aluminiumsalze als Adjuvans, sodass das Ethylquecksilber und die Aluminiumsalze als eine Einheit behandelt wurden.

29.

ES GIBT REICHLICH BEWEISE DAFÜR, DASS THIOMERSALHALTIGE IMPFSTOFFE DAS NERVENSYSTEM SCHÄDIGEN UND NICHT AN SCHWANGERE FRAUEN ODER KINDER VERABREICHT WERDEN SOLLTEN

„Thiomersalhaltige Impfstoffe werden weiterhin regelmäßig an die potenziell anfälligsten Bevölkerungsgruppen verabreicht: an Schwangere und Kinder (insbesondere in den Entwicklungsländern). Angesichts dessen halten wir es für höchste Zeit, die Begründungen für die Verwendung von Thiomersal, einer bekannten Substanz, die immunologisch und neurotoxisch relevant ist, zu überdenken."

Tomljenovic L, Dórea JG, et al. Commentary: a link between mercury exposure, autism spectrum disorder, and other neurodevelopmental disorders? Implications for thimerosal-containing vaccines. *Journal on Developmental Disabilities* 2012; 18(1): 34–42.

- Studien zeigen eine enge Verbindung zwischen thiomersalhaltigen Kinderimpfstoffen und neurologischen Entwicklungsstörungen, einschließlich Autismus, geistiger Retardierung, Sprachstörungen und Persönlichkeitsstörungen.

- Die US-Umweltschutzbehörde begrenzt die Menge von Quecksilber im Trinkwasser auf 2 Teile pro Milliarde (ppb); Flüssigkeiten mit 200 ppb werden als Giftmüll eingestuft. Impfstoffe, die auch nur die geringste Menge an Thiomersal aufweisen, enthalten 600 ppb; und Impfstoffe mit kompletten Mengen an Thiomersal enthalten 25.000 bis 50.000 ppb Quecksilber.
- Quecksilber aus thiomersalhaltigen Impfstoffen reichert sich im Gehirn an.
- In den USA und Kanada erhalten schwangere Frauen und Kinder jährliche Grippeimpfungen, von denen die meisten die Gesamtmenge an Thiomersal enthalten. In Kanada bekommen viele Neugeborene Hepatitis-B-Impfstoffe mit der vollen Menge an Thiomersal verabreicht.
- Studien, die die Sicherheit von Impfstoffen untersuchen, schließen bewusst gefährdete Bevölkerungsgruppen mit bereits vorhandenen Krankheiten aus, gleichwohl werden diese Menschen ermutigt, sich impfen zu lassen.
- Es gibt etliche Beweise dafür, dass Thiomersal-Quecksilber in Impfstoffen gefährlich sein kann, vor allem für Föten, Säuglinge und Kinder; seine Verwendung in Impfstoffen sollte daher überdacht werden.

30.

BEI AUTISTISCHEN KINDERN IST DIE WAHRSCHEINLICHKEIT WESENTLICH HÖHER, DASS IHRE MÜTTER WÄHREND DER SCHWANGERSCHAFT THIOMERSALHALTIGES RHO-(D)-IMMUNGLOBULIN ERHIELTEN ALS BEI DEN KINDERN DER KONTROLLGRUPPE

Geier DA, Geier MR. A prospective study of thimerosal-containing Rho(D)-immune globulin administration as a risk factor for autistic disorders. *J Matern Fetal Neonatal Med* 2007 May; 20(5): 385–90.

„Die Ergebnisse gewähren Einblick in die mögliche Rolle, die die pränatale Quecksilberbelastung bei einigen Kindern mit Autismus-Spektrum-Störungen spielen kann."

- Seit Ende der 1980er und Anfang der 1990er Jahre wurde Rho-(D)-Immunglobulin regelmäßig allen schwangeren Frauen, die Rhesus-negativ waren, nach 28 Schwangerschaftswochen verabreicht. Vor 2002 enthielten die meisten Rezepturen von Rho-(D)-Immunglobulin Thiomersal.
- Untersucht wurde, ob bei autistischen Kindern die Wahrscheinlichkeit höher war, dass sie in der Gebärmutter Quecksilber ausgesetzt waren, das aus thiomersalhaltigem Rho-(D)-Immunglobulin stammt und das Müttern mit der Blutgruppe Rhesus-negativ während der Schwangerschaft verabreicht wird, als bei den Kindern der Kontrollgruppe.
- Anders als bei der Vergleichsgruppe war es bei den Kindern mit Autismus-Spektrum-Störungen eher wahrscheinlich, dass ihre Mütter Rhesus-negativ sind (QV = 2,35). Die Forscher bestätigten, dass alle Mütter mit autistischen Kindern während der Schwangerschaft thiomersalhaltiges Rho-(D)-Immunglobulin erhalten hatten.

31.

Geier DA, Mumper E, et al. Neurodevelopmental disorders, maternal Rh-negativity, and Rho(D) immune globulins: a multi-center assessment. *Neuro Endocrinol Lett* 2008 Apr; 29(2): 272–80.

„Es gab eine nachweisliche Zunahme an Kindern mit neurologischen Entwicklungsstörungen, Autismus-Spektrum-Störungen, Aufmerksamkeitsdefizitstörungen und Aufmerksamkeits-/Hyperaktivitätsstörungen von Rhesus-negativen Müttern … im Vergleich zu beiden Kontrollgruppen zu verzeichnen. Diese Studie sieht einen Zusammenhang zwischen thiomersalhaltigem Rho-(D)-Immunglobulin und einigen neurologischen Entwicklungsstörungen bei Kindern.“

32.

180 STUDIEN LIEFERN DEN BEWEIS, DASS THIOMERSAL GEFÄHRLICH IST; IMPFSTOFFE, DIE THIOMERSAL ENTHALTEN, SIND FÜR DEN MENSCHEN NICHT UNBEDENKLICH

„Der Forschungshöhepunkt hinsichtlich der Auswirkungen von Thiomersal auf den Menschen zeigt, dass es ein Gift in winzigen Mengen ist, das eine Fülle von schädlichen Folgen nach sich zieht, selbst in den Mengen, die derzeit in Impfstoffen verabreicht werden."

Geier DA, King PG, et al. Thimerosal: clinical, epidemiologic and biochemical studies. *Clin Chim Acta* 2015 Apr 15; 444: 212–20.

- Thiomersal ist ein quecksilberhaltiges Konservierungsmittel, das noch immer in einigen kosmetischen Produkten, Medikamenten und Impfstoffen verwendet wird.
- Mindestens 180 Studien zeigen, dass Thiomersal gefährlich ist. Diese Arbeit überprüfte klinische, epidemiologische und biochemische Untersuchungen, die die schädlichen Auswirkungen der Exposition des Menschen gegenüber Thiomersal und seinen Ethylquecksilberbestandteilen nachweisen.
- Obwohl von 1999 bis Anfang der 2000er Jahre Impfstoffe, die weniger Thiomersal enthielten, solche ersetzten, in denen Thiomersal als Konservierungsmittel verwendet wurde, empfahl die CDC Grippeimpfstoffe (mit Thiomersal) für Säuglinge, Kinder und Schwangere.
- Die meisten Grippeimpfstoffe enthalten immer noch Thiomersal. Verglichen mit dem von der CDC vor 2000 empfohlenen Impfkalender hat sich die maximale lebenslange Exposition gegenüber Thiomersal aus Impfstoffen sogar noch erhöht.
- In den Entwicklungsländern wird Thiomersal immer noch in vielen Kinderimpfstoffen verwendet und schwangere Frauen erhalten Tetanusimpfungen, die Thiomersal enthalten.
- Wie Untersuchungen zeigen, erhöhen thiomersalhaltige Impfstoffe, wenn sie schwangeren Frauen injiziert werden, in großem Maße das Risiko für Geburtsfehler und den Fetaltod.

- Mehrere Studien belegen, dass Säuglinge, die thiomersalhaltige Impfstoffe verabreicht bekommen, wesentlich gefährdeter sind, neurologische Entwicklungsstörungen, darunter auch Autismus-Spektrum-Störungen, Aufmerksamkeitsdefizitstörungen und Tic-Störungen, zu entwickeln. Andere Studien zeigen, dass Thiomersal in wissenschaftlichen Laborversuchen (*in vitro*) schädlich für menschliche Nervenzellen ist.

33.

QUECKSILBER IN KINDERIMPFSTOFFEN KANN ZU EINER VORZEITIGEN PUBERTÄT FÜHREN

„Die Ergebnisse der vorliegenden Studie zeigen einen Zusammenhang zwischen einer erhöhten Quecksilberbelastung durch thiomersalhaltige Impfstoffe und einer verfrühten Pubertät. Die beobachteten Auswirkungen stimmten mit den bekannten Störungen des Hormonsystems bei einer Quecksilberexposition beim Menschen überein.“

Geier DA, Young HA, et al. Thimerosal exposure and increasing trends of premature puberty in the vaccine safety datalink. *Indian J Med Res* 2010 Apr; 131: 500–507.

- Quecksilber ist ein bekannter endokriner Disruptor, der mit Geschlechtssteroiden interagiert und somit das Risiko einer verfrühten Pubertät bei Kindern erhöht. Viele Kinder, die davon betroffen sind, insbesondere Jungen, sind aggressiver als normal, was sich mitunter in Verhaltensproblemen äußert.
- Mithilfe des Vaccine Safety Datalink (VSD) der CDC wurden die Krankenakten von 278.624 Kindern ausgewertet, um festzustellen, ob es einen Zusammenhang zwischen unterschiedlichen Quecksilbermengen aus thiomersalhaltigen Impfstoffen und einer vorzeitigen Pubertät gab.
- Wie sich herausstellte, gibt es eine statistisch bedeutsame Verbindung zwischen der Quecksilbermenge, die Kinder durch thiomersalhaltige Impfstoffe aufnahmen, und einer frühzeitigen Pubertät.

- Säuglinge, die in den ersten 7 Lebensmonaten zusätzlich 100 µg Quecksilber verabreicht bekamen, hatten ein fünffach erhöhtes Risiko (QV = 5,58) für eine vorzeitige Pubertät.
- In dieser Studie lag das Medianalter der Kinder, bei denen eine frühzeitige Pubertät diagnostiziert wurde, bei 4,5 Jahren, und das ist erheblich jünger als normal.
- Die Untersuchung zeigte, dass 1 von 250 Kindern sich in einer vorzeitigen Pubertät befand, was eine 40-fache Steigerung gegenüber früheren Schätzungen des Nationalen Gesundheitsinstituts (NIH) bedeutet.
- Das Studienprotokoll wurde von der CDC genehmigt.

34.

SECHS STUDIEN DER CDC, DIE ZEIGEN, DASS QUECKSILBER IN IMPFSTOFFEN UNGEFÄHRLICH FÜR DEN MENSCHEN IST, SIND UNGLAUBWÜRDIG UND DIENEN ALS BEWEIS FÜR WISSENSCHAFTLICHES FEHLVERHALTEN

„Die Entscheidung der Autoren, Daten zurückzuhalten, kommt einem wissenschaftlichen Vergehen gleich."

Hooker B, Kern J, et al. Methodological issues and evidence of malfeasance in research purporting to show thimerosal in vaccines is safe. *BioMed Research International* 2014; article ID 247218.

- Mehr als 165 Studien untersuchten Thiomersal (eine auf Quecksilber basierende Verbindung, die vielen Impfstoffen für Kinder hinzugefügt wird) und kamen zu dem Schluss, dass es schädlich für Menschen ist. Dennoch besteht die CDC darauf, dass Thiomersal ungefährlich ist und kein Zusammenhang zwischen thiomersalhaltigen Impfstoffen und Autismus besteht.
- Die Behauptung der CDC, Thiomersal sei unbedenklich und führe nicht zu Autismus, beruht auf sechs Studien, die von der CDC mitverfasst und finanziell unterstützt wurden.

- Der Zweck dieser Arbeit war es, die sechs von der CDC gesponserten Studien zu analysieren und herauszufinden, warum ihre Schlussfolgerungen den Ergebnissen anderer Untersuchungen, die von etlichen unabhängigen Wissenschaftlern in den vergangenen 75 Jahren durchgeführt wurden, widersprechen und die Thiomersal durchweg als schädlich befanden.

- Die sechs hier analysierten Studien, die von der CDC gefördert und beaufsichtigt wurden – vor allem diejenigen, die eine Schutzwirkung von Thiomersal zeigen –, weisen mehrere methodische Probleme auf. So haben beispielsweise drei der Studien wichtige Ergebnisse der endgültigen Publikation vorenthalten.

- In einer siebten Studie, die direkt von der CDC durchgeführt wurde, war die Wahrscheinlichkeit, dass Kinder, die Thiomersal enthaltende Impfstoffe injiziert bekamen, 7,6-mal höher an Autismus zu erkranken, als bei Kindern, die kein Thiomersal erhielten. Die CDC versäumte es, die hier vorliegende Arbeit mit ihren wichtigen Ergebnissen zu veröffentlichen oder zu bestätigen.

- Die CDC hat einen Interessenkonflikt (bzw. ist Forschungen gegenüber voreingenommen), weil sie Studien über Impfstoffe finanziert, die Förderung von Impfstoffen jedoch eine zentrale Aufgabe ist.

ALUMINIUM

. . .

Aluminium ist ein Hilfsstoff, ein sogenanntes Adjuvans, der vielen Impfstoffen hinzugefügt wird, um eine stärkere Immunantwort zu stimulieren und die Wirksamkeit des Impfstoffs zu erhöhen. In den USA, Kanada, Großbritannien, Australien und vielen anderen Ländern nehmen Säuglinge und Kinder große Mengen an Aluminium über Mehrfachinjektionen verschiedener Impfstoffe auf. Beispielsweise enthalten Impfstoffe gegen Tetanus, Keuchhusten (DTaP), *Haemophilus influenzae* Typ b (Hib), Hepatitis B und Pneumokokken Aluminium.

Aluminium schädigt das Nervensystem; es kann Nervenzellen zerstören, die für einwandfreie kognitive und motorische Funktionen notwendig sind. Nachdem es in den Körper injiziert wurde, gelangt es mitunter in Organe, in die es nicht hingehört, und verbleibt dort für mehrere Jahre. Die immunstimulierende Wirkung von Aluminiumadjuvantien kann autoimmune und unerwünschte Entzündungsreaktionen hervorrufen. Autoimmunerkrankungen und neurologische Schäden werden bei Tieren durch injizierte Aluminium-basierte Adjuvantien ausgelöst.

Die Studien in diesem Kapitel liefern klare Hinweise darauf, dass solche Aluminiumzusätze in Impfstoffen das Risiko für Autoimmunerkrankungen und neurologische Störungen erhöhen. Dazu gehören eine Makrophagische Myofasziitis, chronische Erschöpfung, Muskelschwäche, kognitive Defizite wie Gedächtnisverlust, Schlafstörungen und demyelinisierende Erkrankungen des zentralen Nervensystems, die einer Multiplen Sklerose ähnlich sind. Die immunstimulierenden Eigenschaften von Aluminiumadjuvantien in Impfstoffen weisen auch Gemeinsamkeiten mit mehreren Autoimmun-/Entzündungskrankheiten wie Arthritis, Diabetes Typ 1, entzündlichen Darmerkrankungen, Lupus und Autismus-Spektrum-Störungen auf.

35.

ALUMINIUM IN IMPFSTOFFEN KANN AUTOIMMUN- UND NEUROLOGISCHE SCHÄDEN VERURSACHEN

„Die Überstimulation des Immunsystems durch verschiedene [Impf-stoff-] Adjuvantien, einschließlich Aluminium, birgt ein inhärentes Risiko für gravierende Autoimmunerkrankungen, die das zentrale Nervensystem beeinträchtigen."

Shaw CA, Tomljenovic L. Aluminum in the central nervous system (CNS): toxicity in humans and animals, vaccine adjuvants, and autoimmunity. *Immunol Res* 2013 Jul; 56(2–3): 304–16.

- Dieser Aufsatz untersuchte die Beweise für eine durch Aluminium ausgelöste Neurotoxizität, vor allem, wenn es als Adjuvans Impf-stoffen hinzugefügt und Menschen injiziert wird, um eine Immun-antwortb zu stimulieren.
- Die immunstimulierende Wirkung von Aluminiumzusätzen kann autoimmune und entzündliche Nebenwirkungen hervorrufen.
- In der medizinischen und wissenschaftlichen Literatur finden sich zahlreiche Hinweise darauf, dass Aluminium für das Nervensystem von Kindern und Erwachsenen schädlich ist.
- Tierstudien bestätigen, dass auf Aluminium basierende Adjuvantien ähnliche Symptome wie die der Amyotrophen Lateralsklerose (ALS) – eine chronisch neurodegenerative Erkrankung, die Nervenzellen im Gehirn und im Rückenmark angreift – hervorrufen kann.
- Es besteht eine enge Verbindung zwischen der Anzahl der alumi-niumhaltigen Kinderimpfstoffe und der Häufigkeit von Autismus-Spektrum-Störungen.
- In westlichen Ländern, die den höchsten Bedarf an aluminiumhalti-gen Impfstoffen für Kinder im Vorschulalter haben, tritt Autismus am häufigsten auf.
- Aluminium in injizierter Form ist schlimmer als über die Nahrung aufgenommenes Aluminium, da es die Schutzbarrieren des Magen-Darm-Trakts umgeht und es einer geringeren Dosis bedarf, um eine toxische Reaktion auszulösen.

- Die FDA hat die Sicherheit von Aluminium in Kinderimpfstoffen nie getestet.

36.

ALUMINIUM IN IMPFSTOFFEN KANN BEI KINDERN UND ERWACHSENEN SCHWERE GESUNDHEITSPROBLEME VERURSACHEN

„Die weitere Verwendung von Aluminium-basierten Adjuvantien in verschiedenen Kinderimpfstoffen und der allgemeinen Öffentlichkeit könnte Anlass zur Sorge geben. Insbesondere in dieser Form birgt Aluminium das Risiko für Erkrankungen wie Autoimmunität, langfristige Gehirnentzündungen und damit verbundenen neurologischen Komplikationen und führt möglicherweise zu schwerwiegenden und weitreichenden gesundheitlichen Folgen."

Tomljenovic L, Shaw CA. Aluminum vaccine adjuvants: are they safe? *Curr Med Chem* 2011; 18(17): 2630–37.

- Dieser wissenschaftliche Aufsatz fasst den aktuellen Erkenntnisstand über die Toxizität von Aluminium und seinen Adjuvantien in Impfstoffen zusammen.
- Aluminium ist ein Nervengift und fungiert bei verschiedenen neurodegenerativen Erkrankungen als möglicher Co-Faktor, so auch bei Alzheimer und Parkinson, bei der Amyotrophen Lateralsklerose (ALS) und bei Multipler Sklerose sowie bei Autismus und Epilepsie.
- Aluminiumadjuvantien können beim Menschen immunologische und neurologische Störungen hervorrufen.
- Säuglinge in den USA und in anderen Industrieländern nehmen bis zu 49-mal mehr Aluminium über Impfstoffe auf, als es die Sicherheitsgrenzwerte der FDA erlauben.
- Wiederholte Injektionen von aluminiumhaltigen Impfstoffen bei Kindern schädigen möglicherweise langfristig das Immunsystem.
- Es wurden keine Studien durchgeführt, die die Unbedenklichkeit der Kombination von Aluminium mit anderen, in Impfstoffen

schädlichen Substanzen wie Quecksilber, Formaldehyd, Phenoxy-
ethanol, Polysorbat 80 und Glutaraldehyd bestätigen.
- Die FDA erlaubt Wissenschaftlern die Durchführung klinischer Studien, um die Gefahrlosigkeit eines Impfstoffs mit einem „Placebo",
die beide Aluminium enthalten, zu vergleichen. Dies unterschätzt
jedoch die tatsächliche Häufigkeit der unerwünschten Reaktionen,
die von diesen Impfstoffen herrühren.
- Die Anzahl der Risiken der Impfstoffe übersteigt möglicherweise deren
potenzielle Vorteile.

37.

ES BESTEHT EIN MÖGLICHER ZUSAMMENHANG ZWISCHEN ALUMINIUM IN IMPFSTOFFEN UND AUTISMUS-SPEKTRUM-STÖRUNGEN

*„Unsere Ergebnisse ... lassen vermuten, dass ein möglicher Kausalzusam-
menhang zwischen der Menge an Aluminium, die Vorschulkindern in verschiedenen Altersgruppen durch Impfungen verabreicht wird, und dem
zunehmenden Auftreten von Autismus-Spektrum-Störungen besteht."*

Tomljenovic L, Shaw CA. Do aluminum vaccine adjuvants contribute to the
rising prevalence of autism? *J Inorg Biochem* 2011 Nov; 105(11): 1489–99.

- Aluminium ist extrem neurotoxisch und kann sowohl bei Tieren als
auch bei Menschen neurologische und immunologische Störungen
hervorrufen.
- Kinder in Industrieländern sind durch Impfprogramme erheblichen
Mengen an Aluminiumadjuvantien ausgesetzt. Derartig hohe Expo-
sitionen werden während entscheidender Phasen der Gehirnentwick-
lung in kurzen Abständen wiederholt.
- In dieser Arbeit wurde untersucht, ob Kinderimpfstoffen zugesetztes
Aluminium zu einem erhöhten Auftreten von Autismus-Spektrum-
Störungen beiträgt.
- Es besteht eine statistisch bedeutende Verbindung zwischen der
Menge an Aluminium, die Säuglinge über die Impfstoffe aufnehmen,

und der Häufigkeit von Autismus-Spektrum Störungen in mehreren Industrieländern (Korrelationskoeffizient *r* nach Pearson = 0,89–0,94).

- Länder mit den meisten Autismus-Spektrum-Störungen (USA, Kanada und Australien) schreiben vor, dass ihre Kinder die höchsten Mengen an Aluminium aus Impfstoffen erhalten, insbesondere im Alter zwischen 2 und 4 Monaten.
- Wiederholte Aluminiuminjektionen bei Ratten führten zu Schädigungen des Hirns. Kinder in den USA sind vergleichbaren, in Impfstoffen enthaltenen Aluminiummengen ausgesetzt.
- Die FDA verlangt Warnaufkleber und Sicherheitsgrenzwerte für Aluminium in intravenösen Nährstofflösungen, aber keine Warnhinweise für Aluminium in Impfstoffen.

38.

AUTISMUS KANN MIT GENETISCHEN FAKTOREN UND ALUMINIUMHALTIGEN KINDERIMPFSTOFFEN ZUSAMMENHÄNGEN

„Es gibt jetzt Beweise dafür, dass Autismus zum Teil aus Immunschäden im Frühstadium eines Kinderlebens resultiert, die durch Xenobiotika aus der Umwelt hervorgerufen werden. Eines der weltweit gängigsten Xenobiotika mit immunstimulierenden und neurotoxischen Eigenschaften, dem Säuglinge unter 2 Jahren regelmäßig ausgesetzt werden, ist das Aluminiumadjuvans in Impfstoffen."

Shaw CA, Sheth S, et al. Etiology of autism spectrum disorders: genes, environment, or both? OA Autism 2014 Jun 10; 2(2): 11.

- Dieser Artikel überprüfte die wissenschaftliche Literatur hinsichtlich immunologischer und neurologischer Beeinträchtigungen durch Aluminium, vor allem durch Aluminium-basierte Adjuvantien in Impfstoffen und welche Rolle sie bei Autismus spielen.
- Obwohl die Ätiologie des Autismus mit genetischen Faktoren zusammenhängt, gibt es Hinweise darauf, dass auch die durch Umweltfaktoren,

ALUMINIUM

wie etwa aluminiumhaltige Impfstoffe, hervorgerufenen Schäden des Immunsystems im frühen Kindesalter berücksichtigt werden müssen.

- Aluminiumzusätze in Impfstoffen stimulieren das Immunsystem, viele Antikörper zu produzieren, können aber auch autoimmune und Entzündungsreaktionen auslösen.
- Impfstoffe mit Aluminiumadjuvantien werden unter Umgehung der Schutzbarrieren des Magen-Darm-Trakts und der Haut dem Körper injiziert. Die Absorption von Aluminium ist auf diese Weise effizienter als durch die Nahrungsaufnahme, wodurch allerdings die Wahrscheinlichkeit eines toxischen Ausgangs erhöht wird.
- Von Impfstoffen abgeleitetes Aluminium kann erstens lange im Körper bleiben, zweitens pathologische Immunreaktionen auslösen, drittens das zentrale Nervensystem schädigen und viertens die Genexpression, die Entzündungsprozesse beeinflusst, verändern.
- Kinder sind weltweit größeren Mengen aluminiumhaltiger Impfstoffe ausgesetzt als Erwachsene.
- Genetische Veranlagungen können einige Kinder für Schädigungen des zentralen Nervensystems anfällig machen, die durch in Kinderkliniken verabreichte aluminiumhaltige Impfstoffe herbeigeführt werden.

39.

ALUMINIUM IN IMPFSTOFFEN KANN DAUERHAFTE FEHLFUNKTIONEN DES GEHIRNS UND DES IMMUNSYSTEMS HERVORRUFEN

„Da Kinder vielleicht am stärksten von Komplikationen bedroht sind, die durch Impfstoffe ausgelöst werden, ist eine exakte Auswertung der impfstoffbedingten Gesundheitsbeeinträchtigungen bei Kindern dringend erforderlich."

Tomljenovic L, Shaw CA. Mechanisms of aluminum adjuvant toxicity and autoimmunity in pediatric populations. *Lupus* 2012; 21(2): 223–30.

- Analysiert wurden die toxischen Auswirkungen von Aluminium-adjuvantien in Impfstoffen auf das neurologische System und das Immunsystem bei einem sich gerade entwickelnden Kind.
- Obwohl Aluminium ein Nervengift ist, werden Vorschulkindern während wichtiger Phasen der Gehirnentwicklung hohe Mengen an Aluminiumzusätzen über mehrere Impfstoffe injiziert. Dies kann zu neurologischen Entwicklungsstörungen sowie zu Störungen des Immunsystems führen.
- Während der postnatalen Entwicklung sind Kindergehirne durchlässiger für Giftstoffe und die Nieren können diese nicht angemessen ausscheiden. Daher haben Kinder ein größeres Risiko für Nebenwirkungen, die von Aluminiumadjuvantien in Impfstoffen herrühren, als Erwachsene.
- Die gleichen Prozesse, die Hilfsstoffe aus Aluminium dazu bringen, die Immunität zu stärken, können zu einem überaktiven Immunsystem führen, einem bekannten Risiko für Autoimmunerkrankungen.
- Der genetische Widerstand gegen die Autoimmunität kann aufgehoben werden, wenn nur zwei oder drei immunmodulierende Substanzen, sogenannte Immunadjuvantien, gleichzeitig verabreicht werden.
- Die immunstimulierenden Eigenschaften von Aluminium-basierten Adjuvantien in Impfstoffen weisen Ähnlichkeiten mit verschiedenen Autoimmun- und Entzündungskrankheiten auf, z. B. mit Arthritis, Multipler Sklerose, Diabetes Typ 1, entzündlichen Darmerkrankungen, dem chronischen Erschöpfungssyndrom, Lupus sowie mit Autismus-Spektrum-Störungen.
- In Studien über die Unbedenklichkeit von Impfungen wird oft ein aluminiumhaltiger Impfstoff mit einem „Placebo", das heißt mit einem Aluminiumadjuvans verglichen – ein Verfahren, das falsche Daten über die Nebenwirkungen von Impfstoffen liefert.

40.

ALUMINIUM IN IMPFSTOFFEN KANN ZU CHRONISCHER ERSCHÖPFUNG, SCHLAFSTÖRUNGEN, MULTIPLE-SKLEROSE-ÄHNLICHEN ENTMARKUNGSKRANKHEITEN SOWIE ZU GEDÄCHTNISSTÖRUNGEN FÜHREN

„Aufgrund unserer klinischen und experimentellen Daten sind wir der Meinung, dass möglichen neurologischen Langzeitwirkungen, die aus kontinuierlich erhöhten Dosen aluminiumhaltiger Impfstoffe resultieren und die der Allgemeinbevölkerung verabreicht werden, verstärkte Aufmerksamkeit gezollt werden sollte."

Gherardi RK, Authier F. Macrophagic myofasciitis: characterization and pathophysiology. *Lupus* 2012 Feb; 21(2): 184–89.

- Diese Arbeit fasst die Erkenntnisse über die Makrophagische Myofasziitis (MMF) zusammen, ein beeinträchtigender Gesundheitszustand, der bei einigen Menschen auftritt, nachdem sie einen aluminiumhaltigen Impfstoff verabreicht bekamen.
- Das in Impfstoffen enthaltene Aluminium kann sich an der Injektionsstelle ansammeln oder im Blut zirkulieren, zu anderen Zellen und Lymphknoten gelangen und sich schließlich in entfernt liegenden Organen wie der Milz und dem Gehirn anlagern.
- Die meisten MMF-Patienten haben eine mit Aluminium gefüllte Läsion an dem Muskel, wo zuvor eine Impfung injiziert wurde.
- Zu den Symptomen von MMF gehören chronische Erschöpfung, eine chronische, zerstreut auftretende Myalgie (Muskelschwäche), Arthralgie (Gelenkschmerzen), kognitive Dysfunktionen, die das Gedächtnis und die Aufmerksamkeit beeinträchtigen, sowie Schlafstörungen und Kopfschmerzen.
- Fast 20 % aller Patienten mit MMF entwickeln eine Autoimmunerkrankung, einschließlich neuromuskulärer Störungen und der Multiple-Sklerose-ähnlichen Entmarkungskrankheit.
- MMF kann bei Mäusen, Ratten und Affen durch Impfung herbeigeführt werden.

- MMF und das durch Adjuvantien hervorgerufene Autoimmunsyndrom sind ähnliche Erkrankungen.

41.

CHRONISCHE ERSCHÖPFUNG, CHRONISCHE SCHMERZEN UND KOGNITIVE STÖRUNGEN WERDEN ALLE MIT IN IMPFSTOFFEN ENTHALTENDEM ALUMINIUM IN VERBINDUNG GEBRACHT

„Läsionen, die von einer Makrophagischen Myofasziitis (MMF) herrühren, entsprechen langlebigen Granulomen, die durch vorherige intramuskuläre Injektionen von Impfstoffen mit Aluminiumzusätzen entstanden sind."

Rigolet M, Aouizerate J, et al. Clinical features in patients with long-lasting macrophagic myofasciitis. *Front Neurol* 2014 Nov 28; 5: 230.

- Eine Makrophagische Myofasziitis (MMF) zeichnet sich durch Muskelläsionen an der Stelle aus, wo zuvor eine Impfung mit Aluminiumhydroxid verabreicht wurde. Bei den Läsionen handelt es sich um langlebige Granulome, die in den Deltamuskeln von Erwachsenen und im Quadrizeps von Kindern – den üblichen Impfstellen – gefunden werden.
- Es gibt mehrere Impfstoffe, die Aluminiumhydroxid enthalten, das als Ursache für MMF-Läsionen identifiziert wurde.
- Erwachsene Patienten mit bleibenden MMF-Läsionen entwickeln häufig chronische Muskel- und Skelettschmerzen (Arthromyalgien), eine chronische Erschöpfung und kognitive Störungen (dazu gehören Gedächtnisstörungen und die Störungen eines zentralen Kontrollorgans, das unter anderem für die Überwachung kognitiver und emotionaler Leistungen und Reaktionen zuständig ist, was zusammenfassend auch als dysexekutives Syndrom bezeichnet wird). Ebenso sind Stimmungsschwankungen, Kopfschmerzen und Kurzatmigkeit häufige Symptome.
- Die Wahrscheinlichkeit, MMF zu entwickeln, ist bei Frauen höher als bei Männern.

- Die Dauer zwischen dem Auftreten von MMF-Symptomen und der Diagnose beträgt im Durchschnitt 5,5 Jahre, wenngleich die Erkrankung in ungenügendem Maße diagnostiziert wird.
- Das durch Adjuvantien induzierte autoimmune/entzündliche Syndrom (ASIA) ist ein weiterer Ausdruck für eine ähnliche Reihe häufig auftretender Symptome.

42.

ALUMINIUM IN IMPFSTOFFEN KANN MAKROPHAGISCHE MYOFASZIITIS, CHRONISCHE ERSCHÖPFUNG UND MUSKELSCHWÄCHE AUSLÖSEN

„Makrophagische Myofasziitis lässt sich als eine neu auftretende Krankheit definieren, die bei Patienten mit einem bestimmten genetischen Hintergrund durch die Exposition gegenüber aluminiumhaltigen Impfstoffen ausgelöst werden kann."

Israeli E, Agmon-Levin N, et al. Macrophagic myofaciitis a vaccine (alum) autoimmune-related disease. *Clin Rev Allergy Immu* 2011 Oct; 41(2): 163–8.

- Aluminium in Impfstoffen kann eine Makrophagische Myofasziitis (MMF) herbeiführen – eine unerwünschte Immunreaktion, die sich als chronische Erschöpfung, Myalgie, Arthralgie und Muskelschwäche manifestiert.
- MMF wird von einer immunologisch aktiven Läsion in dem Muskel begleitet, in den der aluminiumhaltige Impfstoff injiziert wurde.

43.

Exley C, Swarbrick L, et al. A role for the body burden of aluminium in vaccine-associated macrophagic myofasciitis and chronic fatigue syndrome. *Med Hypotheses* 2009 Feb; 72(2): 135–39.

„Makrophagische Myofasziitis und das chronische Erschöpfungssyndrom sind schwer beeinträchtigende Gesundheitszustände, die möglicherweise durch Nebenwirkungen infolge von Aluminiumzusätzen in Impfstoffen hervorgerufen werden."

44.

Lach B, Cupler EJ. Macrophagic myofasciitis in children is a localized reaction to vaccination. *J Child Neurol* 2008 Jun; 23(6): 614–19.

„Wir sind der Ansicht, dass die Makrophagische Myofasziitis ein lokal begrenztes histologisches Merkmal einer älteren verabreichten Schutzimpfung ist, deren Impfstoff Aluminiumhydroxidzusätze enthielt, und nicht eine direkte oder ausgeprägte entzündliche Muskelerkrankung."

45.

ALUMINIUMHALTIGE IMPFSTOFFE FÜHREN MÖGLICHERWEISE ZU STÖRUNGEN DES ZENTRALEN NERVENSYSTEMS UND ZU ÄHNLICHEN SYMPTOMEN WIE BEI EINER MULTIPLEN SKLEROSE

„Der Zusammenhang zwischen einer Makrophagischen Myofasziitis (MMF) und Multiple-Sklerose-ähnlichen Erkrankungen könnte neue Erkenntnisse über die kontroversen Themen liefern, die sich um Impfungen und Entmarkungskrankheiten des zentralen Nervensystems drehen."

Authier FJ, Cherin P, et al. Central nervous system disease in patients with macrophagic myofasciitis. *Brain* 2001 May; 124(Pt 5): 974–83.

- MMF manifestiert sich als eine zerstreut auftretende Myalgie (Muskelschmerzen) und als Entmarkungskrankheit des zentralen Nervensystems, die der Multiplen Sklerose ähnelt. Sie tritt nach einer anhaltenden, lokal begrenzten Reaktion auf Injektionen aluminiumhaltiger Impfstoffe auf.
- Eine Muskelbiopsie und Diagnose von MMF kann zwischen 3 Monaten und mehr als 6 Jahren nach Verabreichung eines Impfstoffes mit Aluminiumzusatz erfolgen.

46.

Gherardi RK, Coquet M, et al. Macrophagic myofasciitis lesions assess long-term persistence of vaccine-derived aluminium hydroxide in muscle. *Brain* 2001 Sep; 124(Pt 9): 1821–31.

„Wir kommen zu dem Schluss, dass die MMF-Läsion eine Folge der intramuskulären Injektion von Impfstoffen ist, die Aluminiumhydroxid enthalten. Sie zeigt sowohl die Langlebigkeit von Aluminiumhydroxid als auch eine anhaltende, lokal begrenzte Immunreaktion und wird bei Patienten mit systemischen Symptomen festgestellt, die nach der Impfung auftraten."

- Die Bluttests von Patienten mit Makrophagischer Myofasziitis ergaben, dass sie Impfstoffe injiziert bekamen, die ein immunstimulierendes Aluminiumadjuvans enthielten.
- Eine verbreitet auftretende Myalgie und das Gefühl der Erschöpfung traten wesentlich häufiger bei Patienten mit – und nicht ohne – einer MMF-Läsion im Deltamuskel auf, in den ein aluminiumhaltiger Impfstoff injiziert wurde.

47.

IN IMPFSTOFFEN ENTHALTENDES ALUMINIUM KANN ZU WEIT ENTFERNTEN ORGANEN WIE DER MILZ UND DEM GEHIRN GELANGEN UND DORT „SCHLEICHENDE SCHÄDLICHE WIRKUNGEN" ZEIGEN

„Aluminium hat ein hohes neurotoxisches Potenzial und die Verabreichung ständig höherer Dosen dieses biologisch schwer abbaubaren Adjuvans sollte von den Aufsichtsbehörden sorgfältig geprüft werden, da diese Verbindung möglicherweise nach und nach schädliche Wirkungen zeigt."

Khan Z, Combadière C, et al. Slow CCL2-dependent translocation of biopersistent particles from muscle to brain. *BMC Med* 2013; 11: 99.

- Wissenschaftler konzipierten mehrere Mausexperimente, um zu bestimmen, wie sich das in Impfstoffen enthaltene Aluminium im Körper verteilt.
- Das Aluminium im Impfstoff gelangte von der Injektionsstelle zu entfernt liegenden Organen wie der Milz und dem Gehirn, wo es auch ein Jahr später noch nachgewiesen wurde.
- Aluminium verbleibt nach der Impfung noch lange in den Zellen und löst mitunter neurologische Störungen und das durch Adjuvantien verursachte Autoimmunsyndrom (ASIA) aus.

48.

Shaw CA, Li Y, Tomljenovic L. Administration of aluminium to neonatal mice in vaccine-relevant amounts is associated with adverse long term neurological outcomes. *J Inorg Biochem* 2013 Nov; 128: 237–44.

„Die aktuellen Daten beziehen sich auf Aluminium, das im Frühstadium nach der Geburt injiziert wurde und Veränderungen im zentralen

Nervensystem bewirkte, die mitunter für ein besseres Verständnis der Ätiologie von Autismus-Spektrum-Störungen relevant sind."

- In dieser Studie wurden jungen Mäusen entweder hohe oder geringe Mengen von Aluminiumadjuvantien injiziert (die Impfungen waren so konzipiert, dass sie den Impfplänen für Kinder in den USA bzw. Skandinavien entsprachen).
- Es ließen sich erhebliche Veränderungen bei den Nagern beobachten und sie bestätigten die Rolle, die Aluminiumzusätze bei der Beeinträchtigung des zentralen Nervensystems spielen.

49.

ALUMINIUMZUSÄTZE IN IMPFSTOFFEN ZEIGEN MÖGLICHERWEISE EINE „SCHLEICHENDE SCHÄDLICHE WIRKUNG" UND KÖNNEN ZU LANGFRISTIGEN KOGNITIVEN DEFIZITEN FÜHREN

„Studien im Tiermodell und am Menschen zeigen, dass Aluminiumadjuvantien allein von sich aus Autoimmun- und Entzündungserkrankungen verursachen. Diese Ergebnisse beinhalten, dass Aluminium-basierte Zusätze in Kinderimpfstoffen als verursachende Faktoren zum vermehrten Auftreten von Autismus-Spektrum-Störungen in Ländern beitragen, in denen mehrere Dosen fast durchgängig verabreicht werden."

Shaw CA, Seneff S, et al. Aluminum-induced entropy in biological systems: implications for neurological disease. *J Toxicol* 2014; 2014: 491316.

- Eine Exposition gegenüber Aluminium wirkt sich negativ auf lebende Organismen aus und ist besonders schädlich für das zentrale Nervensystem; sogar in geringsten Mengen ist Aluminium nicht unbedenklich.
- Dieser Artikel liefert viele Beweise dafür, dass eine Belastung mit Aluminium in all seinen untersuchten Formen, einschließlich des Aluminiums, das als immunstimulierendes Adjuvans in Impfstoffen verabreicht wird, schädlich ist.

- Aluminiumhydroxid, ein gängiger Impfstoffzusatz, zeigt eine „schleichende schädliche Wirkung". Immer höhere Mengen von Aluminium, die über Impfstoffe injiziert werden, können anhaltende kognitive Defizite wie eine Enzephalopathie und eine degenerative Demenz auslösen.
- Aluminium in Adjuvantien für Impfstoffe durchquert die Blut-Hirn- und die Blut-Liquor-Schranke, wodurch es schädliche immuno-inflammatorische Reaktionen im Nervengewebe provoziert.
- In klinischen Studien über die Gefahrlosigkeit von Impfstoffen werden einer „Kontrollgrupe" oft aluminiumhaltige Injektionen als „harmloses" Placebo verabreicht, wenngleich es Hinweise darauf gibt, dass Aluminium für Mensch und Tier schädlich ist. Die Verwendung von Aluminium als Placebo ist nicht zu rechtfertigen.

50.

IN IMPFSTOFFEN ENTHALTENES ALUMINIUM KANN ZUM NERVENTOD FÜHREN UND ZUDEM MOTORISCHE UND MERKFÄHIGKEITSSTÖRUNGEN ÄHNLICH DEM GOLFKRIEGSSYNDROM AUSLÖSEN

Shaw CA, Petrik MS. Aluminum hydroxide injections lead to motor deficits and motor neuron degeneration. *J Inorg Biochem* 2009 Nov; 103(11): 1555.

„Die nachgewiesene Neurotoxizität von Aluminiumhydroxid und die Tatsache, dass es überall relativ oft als Adjuvans verwendet wird, legt nahe, dass eine genauere Überprüfung durch die Forschergemeinschaft gerechtfertigt ist."

- Das Golfkriegssyndrom hat bei vielen Militärveteranen der westlichen Welt zu kognitiven und motorischen Defiziten geführt, ähnlich der Amyotrophen Lateralsklerose (ALS), einer neurodegenerativen Krankheit, die Nervenzellen zerstört.
- In dieser Studie wurde untersucht, ob Aluminium (und Squalen) in Impfstoffen, die Golfkriegsveteranen verabreicht wurden, eventuell mit kognitiven und Verhaltensdefiziten in Verbindung stehen.

- Mäuse, denen Aluminium injiziert wurde, zeigten deutliche Defizite in der Motorik und in der Gedächtnisfunktion. Außerdem wiesen sie pathologische Anomalien auf, die für Erkrankungen wie Alzheimer und Demenz charakteristisch sind.
- Die in dieser Arbeit berichteten Ergebnisse stimmen mit anderen Studien überein, die zeigen, dass Aluminumadjuvantien möglicherweise das Nervensystem schädigen.

51.

Petrik MS, Wong MC, et al. Aluminum adjuvant linked to Gulf War illness induces motor neuron death in mice. *Neuromolecular Med* 2007; 9(1): 83–100.

„Diese Ergebnisse deuten auf einen möglichen Einfluss von Aluminiumzusätzen bei einigen neurologischen Merkmalen hin, die mit der Golfkriegskrankheit verbunden werden."

- In dieser Untersuchung wurden Mäusen Adjuvantien injiziert, die mengenmäßig den Dosen entsprachen, die US-amerikanische Golfkriegsveteranen verabreicht bekamen. Die Tests zeigten einen erheblichen Verlust an Motoneuronen sowie fortschreitende Defizite der Körperkraft.

52.

ALUMINIUM IN IMPFSTOFFEN KANN KOGNITIVE DYSFUNKTIONEN, CHRONISCHE ERSCHÖPFUNG, AUTOIMMUNITÄT UND DAS GOLFKRIEGSSYNDROM AUSLÖSEN

„Bleibt das in Impfstoffen enthaltene Aluminiumhydroxid für längere Zeit im Körper ... ist dies mit einer kognitiven Dysfunktion verbunden."

> Couette M, Boisse MF, et al. Long-term persistence of vaccine-derived aluminum hydroxide is associated with chronic cognitive dysfunction. *J Inorg Biochem* 2009 Nov; 103(11): 1571–78.

- Die Forscher konzipierten neuropsychologische Tests, um die kognitive Dysfunktion bei Patienten zu bewerten, die eine Makrophagische Myofasziitis durch Impfstoffe mit Aluminiumhydroxid entwickelt haben.
- Eine kognitive Funktionsstörung, verbunden mit einer Makrophagischen Myofasziitis, beeinträchtigt hauptsächlich exekutive Funktionen wie die des Erinnerungsvermögens, der Aufmerksamkeit und der Planung.

53.

> Gherardi RK. Lessons from macrophagic myofasciitis: towards definition of a vaccine adjuvant-related syndrome. *Rev Neurol (Paris)* 2003 Feb; 159(2): 162–64.

- Die Makrophagische Myofasziitis ist an einer immunologisch aktiven Läsion zu erkennen, die jahrelang an der Stelle des Deltamuskels verbleiben kann, an der ein Impfstoff mit Aluminiumzusatz injiziert wurde.
- Zu den Symptomen der durch Impfstoffe ausgelösten Makrophagischen Myofasziitis gehören bei der Hälfte der Patienten Myalgien und eine chronische Erschöpfung; bei einem Drittel der Fälle sind es Autoimmunerkrankungen wie Multiple Sklerose. Eine chronische Immunstimulation kann auch rheumatoide Arthritis verursachen.
- Viele Golfkriegsveteranen leiden an ähnlichen Symptomen wie Patienten mit Makrophagischer Myofasziitis. Mehrfachimpfungen, verabreicht über einen kurzen Zeitraum, wurden als der wichtigste Risikofaktor für das Golfkriegssyndrom erkannt.

54.

IMPFSTOFFE MIT ALUMINIUMZUSATZ SCHÄDIGEN MÖGLICHERWEISE DAS NERVENSYSTEM UND LÖSEN AUTOIMMUNERKRANKUNGEN AUS

„Es ist erwiesen, dass Aluminium das zentrale Nervensystem in allen Bereichen beeinflusst, auch durch Veränderungen der Genexpression. Diese Ergebnisse sollten Anlass zu Bedenken über die zunehmende Verwendung von Aluminiumsalzen als Impfstoffzusatz geben."

Shaw CA, Li D, Tomljenovic L. Are there negative CNS impacts of aluminum adjuvants used in vaccines and immunotherapy? *Immunotherapy* 2014; 6(10): 1055–71.

- In dieser Arbeit wurde die Wissenschaftsliteratur hinsichtlich der Verwendung von Aluminiumsalzen als Impfstoffzusatz, einschließlich ihrer toxischen Auswirkungen auf das Nervensystem und der Möglichkeit, eine Autoimmunerkrankung auszulösen, überprüft.
- Impfstoffe mit Aluminiumzusätzen können eine Makrophagische Myofasziitis (MMF) verursachen. Zu den klinischen Symptomen gehören Myalgie, Arthralgie, chronische Erschöpfung, Autoimmunität und kognitive Funktionsstörungen.
- Wenngleich MMF mit einer makrophagischen Läsion an der Impfstelle verbunden ist, so handelt es sich doch um eine systemische Erkrankung.
- MMF-Patienten sind in der Regel Frauen mittleren Alters, die in den zehn Jahren, bevor bei ihnen MMF diagnostiziert wurde, mindestens einen aluminiumhaltigen Impfstoff verabreicht bekamen.
- Impfstoffe mit Aluminiumzusätzen können das mit Autoimmunerkrankungen verbundene ASIA-Syndrom auslösen.
- In westlichen Ländern dürfen Kindern 4,225 µg Aluminium im Säuglingsalter und einmal bis zu 1,475 µg Aluminium verabreicht werden, wenn sie einen Kinderarzt aufsuchen.
- In Ländern, die den höchsten Bedarf an Impfstoffen mit Aluminiumbasierten Adjuvantien für Kinder haben, tritt Autismus am häufigsten auf.

- Basierend auf der aktuellen Wissenschaftsliteratur ist es unwahrscheinlich, dass Aluminium zukünftig als gefahrlos für die Verwendung in Impfstoffen betrachtet wird.

55.

ALUMINIUMZUSÄTZE IN IMPFSTOFFEN KÖNNEN GEFÄHRLICH SEIN UND BEI MANCHEN MENSCHEN EINE AUTOIMMUNITÄT UND DAS ASIA-SYNDROM AUSLÖSEN

„Experimentelle Forschungen zeigen, dass Aluminiumadjuvantien möglicherweise schwere immunologische Störungen beim Menschen hervorrufen."

Perricone C, Colafrancesco S, et al. Autoimmune/inflammatory syndrome induced by adjuvants (ASIA) 2013: Unveiling the pathogenic, clinical and diagnostic aspects. *J Autoimmun* 2013 Dec; 47: 1–16.

- Viele Impfstoffe enthalten Aluminiumzusätze, um eine Immunantwort zu stimulieren. Bei anfälligen Personen können diese Impfstoffe das ASIA-Syndrom auslösen, eine Autoimmunkrankheit mit neurologischen und kognitiven Erscheinungsformen.
- Aluminiumadjuvantien in Impfstoffen werden auch mit Erkrankungen wie Arthritis, Multipler Sklerose, systemischem Lupus, dem chronischen Erschöpfungs- und dem Golfkriegssyndrom, mit Makrophagischer Myofasziitis, der Bildung von Granulomen sowie mit allergischen Reaktionen in Verbindung gebracht.
- Klinische Symptome, die mit einer impfstoffbedingten Autoimmunität im Zusammenhang stehen, brauchen mitunter Monate oder Jahre, um in Erscheinung zu treten, und das ist wesentlich länger als die Zeitintervalle, die in den meisten Studien zur Impfstoffsicherheit festgelegt werden.
- Genetische Unterschiede führen dazu, dass Menschen unterschiedlich auf Impfstoffe reagieren. Daher sollten Impfpläne individuell angepasst werden, und die Wissenschaftler sollten Vorhersagemethoden entwickeln, um zu bestimmen, welche Bevölkerungsgruppen am ehesten unerwünschte Reaktionen auf Impfstoffe zeigen.

56.

IMPFSTOFFZUSÄTZE WIE ALUMINIUM UND ÖL-IN-WASSER-EMULSIONEN VERURSACHEN MÖGLICHERWEISE AUTOIMMUNERKRANKUNGEN

„Der Gedanke, dass das Adjuvans in Impfstoffen die Autoimmunität verstärken oder Autoimmunerkrankungen auslösen könnte, stellt eine interessante Beobachtung dar, die eventuell einige Nebenwirkungen erklärt, die nach einer Impfung auftreten."

Pellegrino P, Clementi E, Radice S. On vaccine's adjuvants and auto-immunity: current evidence and future perspectives. *Autoimmun Rev* 2015 Oct; 14(10): 880–88.

- Forscher überprüften die wissenschaftliche Literatur hinsichtlich der Verwendung von Adjuvantien in Impfstoffen, einschließlich der Möglichkeiten, wie sie autoimmune Nebenwirkungen hervorrufen.
- Adjuvantien sind Substanzen, die Impfstoffen hinzugefügt werden, um die Immunantwort zu verbessern. Sie können die Antigendosis konservieren und gleichzeitig den Titer, ein Maß für die Anzahl bestimmter Antikörper in Blut, erhöhen.
- Es gibt mehrere Adjuvantien mit jeweils spezifischen Wirkmechanismen, die die Immunantwort und das Risiko für Nebenwirkungen verändern. Zu den derzeit zugelassenen Adjuvantien gehören Aluminiumsalze, Öl-in-Wasser-Emulsionen (MF59, AS03 und AF03), Virosomen und AS04.
- MF59 enthält Squalen; AS03 beinhaltet ebenfalls Squalen sowie Alpha-Tocopherol, das mit Narkolepsie, einer chronischen Schlafstorung, in Verbindung gebracht wird.
- Adjuvantien lösen möglicherweise das ASIA-Syndrom aus, eine Reihe von Immunschäden und schwächender Nebenwirkungen, die nach der Impfung auftreten.
- Mehrere Faktoren können die Immunreaktion und das Risiko unerwünschter Ereignisse nach der Impfung beeinflussen, dazu gehören die genetische Veranlagung, die Begleitmedikamente sowie die ethnische Zugehörigkeit und das Geschlecht.

57.

QUECKSILBER UND ALUMINIUM IN IMPFSTOFFEN KÖNNEN AUTOIMMUNITÄT AUSLÖSEN UND ZU NEUROLOGISCHEN STÖRUNGEN FÜHREN

„Die vorliegende Studie stellt die erste klare Meta-Analyse einer molekularen Plattform dar, die den kausalen Zusammenhang zwischen einer Impfung und den anschließenden unerwünschten Ereignissen vernünftig begründet."

Kanduc D. Peptide cross-reactivity: the original sin of vaccines. *Front Biosci (Schol Ed)* 2012 Jun 1; 4: 1393–1401.

- Hier werden mehrere Probleme mit der aktuellen Impfmethode beschrieben, z. B. die Tatsache, dass Mikroben das Immunsystem umgehen, sowie die Verwendung von Hilfsstoffen, die eventuell eine Autoimmunität herbeiführen.
- Impfstoffe, die auf Antigenen aus infektiösem Material basieren, lösen eine schwache oder eine nicht vorhandene Immunantwort aus. Deshalb werden Adjuvantien wie Aluminiumhydroxid und Ölemulsionen in Impfstoffen verwendet, um die Immunreaktion zu stimulieren.
- Adjuvantien können eine Überaktivierung des Immunsystems bewirken und somit Autoimmunprozesse in Gang setzen. So können autoimmune Attacken gegen Myelin demyelinisierende Krankheiten verursachen, während Angriffe gegen Proteine und Antigene, die die Kognition und das Verhalten beeinflussen, möglicherweise zu Autismus und Verhaltensstörungen führen.

58.

Dórea JG. Exposure to mercury and aluminum in early life: developmental vulnerability as a modifying factor in neurologic and immunologic effects. *Int J Environ Res Public Health* 2015 Jan 23; 12(2): 1295–1313.

- In diesem Beitrag wurde die wissenschaftliche Literatur bezüglich der Auswirkungen von Quecksilber und Aluminium in Impfstoffen auf Neugeborene und Kleinkinder überprüft.
- Quecksilber und Aluminium wirken sich nachteilig auf die neurologische und immunologische Konstitution sowie auf das Nierensystem aus.
- Die synergistische Wirkung von Quecksilber und Aluminium, die in einigen Impfstoffen als Giftstoffe enthalten sind, ist bislang nicht ausreichend untersucht worden.

59.

SCHAFE UND MÄUSE, DIE MEHRMALS GEIMPFT WURDEN, ERLITTEN AUTOIMMUNERKRANKUNGEN

„Der vorliegende Bericht ist die erste Beschreibung eines neuen Syndroms bei Schafen (das sogenannte Schaf-ASIA-Syndrom), das mit mehrfachen, wiederholten Impfungen verbunden ist und verheerende Folgen haben kann, wie es nach der Zwangsimpfung gegen die Blauzungenkrankheit in Jahr 2008 der Fall war."

Luján L, Pérez M, et al. Autoimmune/autoinflammatory syndrome induced by adjuvants (ASIA syndrome) in commercial sheep. *Immunol Res* 2013 Jul; 56(2–3): 317–24.

- Diese Arbeit hat eine neue Form des durch Adjuvantien induzierten autoimmunen/entzündlichen Syndroms (ASIA) bei Schafen ausfindig gemacht, das mit Impfungen in Zusammenhang steht, die Aluminiumzusätze enthalten.
- Die Erkrankung tritt bei einigen Schafen 2 bis 6 Tage nach der Impfung auf. Zu den Symptomen der Akutphase gehören schlechte Reaktionen der Schafe auf äußere Reize und eine Meningoenzephalitis. In der chronischen Phase kommt es zu Muskelschwund, zur Neurodegeneration der grauen Substanz des Rückenmarks und zum Tod.

60.

Tsumiyama K, Miyazaki Y, Shiozawa S. Self-organized criticality theory of autoimmunity. *PLoS ONE* 2009; 4(12): e8382.

„Autoimmunität scheint die unvermeidliche Folge dessen zu sein, dass das Immunsystem des Wirts durch eine wiederholte Schutzimpfung übermäßig stimuliert wird."

- Wissenschaftler haben wiederholt Mäuse geimpft, die nicht anfällig für Autoimmunerkrankungen sind. Wie sich herausstellte, führt eine Überstimulation des Immunsystems letztendlich zu einer Autoimmunerkrankung, die dem systemischen Lupus erythematodes ähnelt.
- Die T-Zellen in mehrmals geimpften Mäusen produzierten schließlich Autoantikörper.
- Eine systemische Autoimmunität tritt auf, wenn die T-Zellen eines Wirts durch die wiederholte Exposition gegenüber Antigenen und über die Integrität ihres Immunsystems hinaus zu sehr stimuliert werden.

61.

MANCHE MENSCHEN SIND VIELLEICHT PRÄDISPONIERT, EINE IMPFSTOFFBEDINGTE AUTOIMMUNITÄT ZU ENTWICKELN

„In der Vergangenheit wurden anfällige Personen, die bereits viele Vorerkrankungen haben, üblicherweise von Versuchen mit Impfstoffen ausgeschlossen. Aufgrund dieser Stichprobenverzerrung kann das Auftreten schwerwiegender Nebenwirkungen infolge von Impfungen im wirklichen Leben, in dem Impfstoffe für alle Menschen, unabhängig von ihrer Anfälligkeit, vorgeschrieben sind, erheblich unterschätzt werden."

Soriano A, Nesher G, Shoenfeld Y. Predicting post-vaccination auto-immunity: who might be at risk? Pharmacol Res 2015 Feb; 92: 18–22.

- Die wissenschaftliche Literatur wurde ausgewertet, um zu beurteilen, wer ein erhöhtes Risiko hat, eine durch Impfungen hervorgerufene Autoimmunerkrankung zu entwickeln.
- Menschen mit einer Vorgeschichte impfstoffbedingter Nebenwirkungen, einer Familiengeschichte, in der Autoimmunerkrankungen auftraten, oder Personen, bei denen Autoantikörper oder bestimmte genetische Signaturen vorhanden sind, sind nach einer Impfung möglicherweise anfälliger für eine Autoimmunität.
- Nebenwirkungen und Autoimmunerkrankungen wie das ASIA-Syndrom können durch Impfstoffbestandteile, einschließlich der Impfstoffadjuvantien, ausgelöst werden.
- Zu den möglichen Autoimmunerkrankungen nach einer Impfung gehören der systemische Lupus erythematodes, Arthritis, Diabetes, Thrombozytopenie, Vaskulitis, das Guillain-Barré-Syndrom sowie demyelinisierende Erkrankungen.
- Fast alle Impfstoffe wurden mit Autoimmunerkrankungen in Verbindung gebracht. Ein Zusammenhang zwischen Autoimmunität und einem früher verabreichten Impfstoff ist nicht immer offensichtlich.

GRIPPE (INFLUENZA)

■ ■ ■

D er Grippeimpfstoff wurde ursprünglich in den 1940er Jahren zum Schutz der Militärangehörigen entwickelt. Im Jahr 1960 wurden Impfstoffe gegen Grippe für Erwachsene über 65 Jahre empfohlen. Heute wird fast allen Menschen dringend nahegelegt, sich damit impfen zu lassen; das gilt auch für Säuglinge, die älter als 6 Monate sind, für Kinder, Jugendliche, schwangere Frauen (in allen drei Trimestern), gesunde Erwachsene, ältere Menschen und für Beschäftigte im Gesundheitswesen. Wie erwartet wurden in der Grippesaison 2015/2016 etwa 170 Millionen Dosen allein für den US-amerikanischen Markt produziert; das ist wesentlich mehr als die 32 Millionen Dosen, die 1990 zur Verfügung standen.

Die wissenschaftlichen Arbeiten in diesem Kapitel dokumentieren mehrere Probleme, die in Zusammenhang mit Grippeimpfstoffen stehen. So zeigen zum Beispiel Studien, dass die jährliche Impfung gegen die saisonale Grippe die schützende Immunität gegen virulentere Pandemiestämme reduziert. Menschen, die naturgemäß den zirkulierenden Grippeviren ausgesetzt sind – also nicht geimpfte Personen –, erhalten wahrscheinlich einen Kreuzschutz (einen Schutz gegen Virentypen, die nicht im Impfstoff enthalten sind) gegen andere Stämme der Krankheit; geimpften Personen wird diese Art von Schutz nicht gewährt. Tierversuche bestätigen die gesundheitlichen Vorteile einer zuvor erfolgten Infektion. Mäuse, die zuerst einem nicht tödlichen Grippestamm und anschließend einem tödlichen Stamm ausgesetzt wurden, zeigten höhere Überlebenschancen als die Nager, die vor der Exposition mit dem tödlichen Stamm nicht infiziert waren.

Andere wissenschaftliche Veröffentlichungen zeigen, dass die Politik der CDC, schwangere Frauen zu impfen, nicht von der Wissenschaft unterstützt wird. Der Grippeimpfstoff ist nicht besonders effektiv und bei Kindern, denen ein Totimpfstoff injiziert wird, ist die Wahrscheinlichkeit einer Hospitalisierung wesentlich höher als bei nicht geimpften Kindern. Obwohl Grippeimpfstoffe ursprünglich älteren Menschen empfohlen wurden, deutet nichts darauf hin, dass diese Impfstoffe deren Sterblichkeitsrate senken. Ebenso gibt es keine Hinweise darauf, dass die Impfung von Mitarbeitern im Gesundheitswesen deren Patienten vor Grippe schützt.

Ein anderes Problem stellen die Marketingkampagnen für Grippeimpfstoffe dar. Die Gesundheitsbehörden und die CDC setzen auf Panikmache, übertreiben die Gefahren der Grippe und bauschen den gesundheitlichen Nutzen der Impfung auf, um die Anzahl der Menschen, die sich gegen Grippe impfen lassen, zu erhöhen. Diese skrupellosen Vorgehensweisen schränken die Möglichkeiten für eine vernünftige Diskussion und sinnvolle Gesundheitspolitik ein.

62.

EINE JÄHRLICHE IMPFUNG GEGEN ÜBLICHE GRIPPESTÄMME VERRINGERT DIE SCHÜTZENDE IMMUNITÄT GEGEN GEFÄHRLICHERE STÄMME DER KRANKHEIT

„Da Kleinkinder gegenüber Grippeviren nicht immunisiert sind, könnte eine jährliche Impfung in dieser Altersklasse die Entwicklung einer heterosubtypischen Immunität verhindern und somit die Anfälligkeit für pandemische Grippestämme erhöhen."

Bodewes R, Kreijtz JH, Rimmelzwaan GF. Yearly influenza vaccinations: a double-edged sword? *Lancet Infect Dis* 2009 Dec; 9(12): 784–88.

- Viele Länder raten zu jährlichen Grippeschutzimpfungen. Hier sollte herausgefunden werden, ob dies wirklich vorteilhaft für die Menschen ist.
- Die natürliche Infektion mit gewöhnlichen Influenza-A-Viren bietet eine heterosubtypische Immunität, das heißt einen Schutz vor tödlicheren Influenza-A-Viren anderer, nicht verwandter Subtypen.

- Die Impfung gegen die saisonale Grippe wirkt sich störend auf die Entwicklung einer natürlichen schützenden Immunität gegen potenziell tödlichere Infektionen durch neue Typen des Grippevirus aus.
- Jährliche Impfungen von Kleinkindern gegen gewöhnliche Grippestämme können kontraproduktiv sein und verhindern, dass sie eine umfassendere Immunität entwickeln, sodass sie gegen gefährliche pandemische Stämme der Krankheit ungeschützt bleiben.
- Versuche mit Mäusen zeigen, dass eine heterosubtypische Immunität für das Überleben unerlässlich ist.
- Die Empfehlung mehrerer Länder, alle gesunden Kinder im Alter von 6 bis 59 Monaten zu impfen, sollte überdacht werden, da dies möglicherweise den Schutz vor neu auftretenden und virulenteren Subtypen des Influenza-A-Virus beeinträchtigt.

63.

EINE VORSORGLICHE IMPFUNG GEGEN DIE SAISONALE GRIPPE ERHÖHT BISWEILEN DAS RISIKO, AN EINER PANDEMISCHEN GRIPPE ZU ERKRANKEN

„Wir berichten über die Ergebnisse von vier kanadischen epidemiologischen Studien, die zeigen, dass die vorherige Verabreichung des dreiwertigen Totimpfstoffes von 2008 bis 2009 mit einem erhöhten Risiko für eine pandemische Erkrankung mit dem Virus H1N1, die ärztlich betreut wurde, im Frühjahr/Sommer 2009 verbunden war."

Skowronski DM, De Serres G, et al. Association between the 2008–09 seasonal influenza vaccine and pandemic H1N1 illness during Spring-Summer 2009: four observational studies from Canada. *PLoS Med* 2010 Apr 6; 7(4): e1000258.

- Vier Studien zeigten, dass Probanden, denen ein Impfstoff gegen die Jahresgrippe verabreicht wurde, im Vergleich zu Personen, die den Impfstoff nicht bekamen, wesentlich gefährdeter waren, später an einer schweren pandemischen Grippe zu erkranken.

- Eine vorsorgliche Schutzimpfung gegen die saisonale Grippe erhöhte in hohem Maße das Risiko, aufgrund des neuartigen pandemischen Grippevirus H1N1 (QV = 1,4 bis 2,5) ärztlich betreut zu werden.
- Eine jährliche Impfung gegen die saisonale Grippe kann den widerstandsfähigeren und komplexeren Kreuzschutz, der sich infolge natürlicher Infektionen entwickelt, verhindern.
- Diese Ergebnisse sind hinsichtlich der Relation zwischen saisonal bedingten und pandemischen Grippestämmen sowie für die Möglichkeiten, die Grippe zu bändigen, wissenschaftlich bedeutsam für weitere Forschungen.

64.

Crum-Cianflone NF, Blair PJ, et al. Clinical and epidemiologic characteristics of an outbreak of novel H1N1 (swine origin) influenza A virus among United States military beneficiaries. *Clin Infect Dis* 2009 Dec 15; 49(12): 1801–10.

- Militärangehörige im aktiven Dienst, die eine Grippeschutzimpfung erhalten hatten, infizierten sich mit wesentlich höherer Wahrscheinlichkeit mit der neuen pandemischen Grippe (Influenza H1N1, die „Schweinegrippe") als diejenigen, die nicht geimpft worden waren.

65.

MÄUSE, DIE MIT DEM VIRUS DER JAHRESGRIPPE INFIZIERT WAREN, ÜBERLEBTEN, ALS SIE EINEM TÖDLICHEN GRIPPESTAMM AUSGESETZT WURDEN; GEIMPFTE MÄUSE HINGEGEN STARBEN

„Bei der nächsten Pandemie wären vor allem Kinder, die die jährliche Grippeimpfung erhielten, eher gefährdet, eine schwere Grippekrankheit mit tödlichem Ausgang zu entwickeln, als diejenigen, die sich mit einem saisonal bedingten Stamm des Influenza-A-Virus infiziert haben. Dies wäre natürlich sehr besorgniserregend und wird durch die in unserem Mausmodell ermittelten Daten untermauert."

Bodewes R, Kreijtz JH, et al. Vaccination against human influenza A/H3N2 virus prevents the induction of heterosubtypic immunity against lethal infection with Avian influenza A/H5N1 virus. *PloS One* 2009; 4(5): e5538.

- Die natürliche Infektion mit Grippestämmen in der kalten Jahreszeit bietet eine heterosubtypische Immunität (Kreuzschutz) gegen virulentere pandemische Stämme eines anderen Subtyps.
- Die zellvermittelte Immunität, die durch eine natürliche Infektion mit saisonal bedingten Grippeviren herbeigeführt wird, führt in der Regel zu einer leichten Infektion der oberen Atemwege und bietet Schutz gegen aggressivere pandemische Grippestämme.
- Die Impfung gegen moderatere saisonale Grippestämme verhindert den Kreuzschutz gegen tödliche Grippestämme.
- Mäuse, die gegen den winterlichen Grippevirus geimpft und anschließend mit einem virulenten pandemischen Vogelgrippevirus infiziert wurden, wiesen am siebten Tag nach der Infektion einen hundertmal höheren Lungenvirustiter auf als Mäuse, die vor der Infektion mit pandemischer Grippe nicht gegen die saisonale Grippe geimpft wurden.
- Die geimpften Nager hatten eine schwerere Erkrankung und starben, wenn sie der pandemischen Grippe ausgesetzt waren; die nicht geimpften Mäuse überlebten.
- Die Ergebnisse dieser Studie regen dazu an, die Standardempfehlung, nämlich alle gesunden Kinder gegen die Wintergrippe zu impfen, zu überdenken.

66.

MÄUSE, DIE GEGEN DIE SAISONALE GRIPPE GEIMPFT WURDEN, STARBEN, WÄHREND DIE NICHT GEIMPFTEN MÄUSE ÜBERLEBTEN

„Jährliche Impfungen können die Entwicklung einer kreuzreaktiven Immunität gegen Influenza-A-Viren neuer Subtypen, die sonst durch eine natürliche Infektion hervorgerufen würden, behindern."

Bodewes R, Fraaij PL, et al. Annual influenza vaccination affects the development of heterosubtypic immunity. *Vaccine* 2012 Dec 7; 30(51): 7407–10.

- Diese wissenschaftliche Arbeit liefert eine Zusammenfassung früherer Studien zum Kreuzschutz bei Mäusen.

67.

Kreijtz JH, Bodewes R, et al. Infection of mice with a human influenza A/H3N2 virus induces protective immunity against lethal infection with influenza A/H5N1 virus. *Vaccine* 2009 Aug 6; 27(36): 4983–89.

- Mäuse wurden mit einem nicht tödlichen Grippevirus infiziert und vier Wochen später einem letalen Virusstamm ausgesetzt. Anderen Mäusen wurde vor der Exposition mit dem letalen Stamm kein nicht tödlicher Grippevirus gespritzt. Die infizierten Nager zeigten weniger klinische Symptome und verstarben seltener als die nicht infizierten Mäuse.
- Frühere Infektionen mit saisonalen Grippeviren bieten Schutz vor bösartigeren Grippestämmen. Eine bereits bestehende heterosubtypische Immunität könnte die Auswirkungen einer zukünftigen Grippepandemie vermindern.

68.

Kreijtz JH, Bodewes R, et al. Primary influenza A virus infection induces cross-protective immunity against a lethal infection with a heterosubtypic virus strain in mice. *Vaccine* 2007 Jan 8; 25(4): 612–20.

- Mäuse, die mit einem nicht tödlichen Grippevirus infiziert waren, wurden anschließend einem letalen Stamm ausgesetzt. Sie konnten die Infektion schneller loswerden und es überlebten mehr von ihnen als von den Nagern, die vor der Belastung mit dem tödlichen Stamm nicht infiziert waren.

69.

DER GRIPPEIMPFSTOFF DER AKTUELLEN SAISON WIRD BEI MENSCHEN, DIE DEN IMPFSTOFF AUCH IN DER VERGANGENEN SAISON ERHIELTEN, NICHT WIRKEN

„Bei geimpften Testpersonen, die keine Anzeichen einer in der vergangenen Saison erhaltenen Impfung zeigten, konnte ein deutlicher Schutz (62 %) gegen die in der Allgemeinheit verbreitete Grippe nachgewiesen werden. Bei den Probanden jedoch, die sowohl in der derzeitigen als auch in der vorangegangenen Saison geimpft wurden, war die Schutzwirkung geringer."

Ohmit SE, Petrie JG, et al. Influenza vaccine effectiveness in the community and the household. *Clin Infect Dis* 2013 May; 56(10): 1363–69.

- In dieser Untersuchung wurden 328 Familien mit 1.441 Haushaltsmitgliedern (60 % waren geimpft, 40 % nicht geimpft) durch eine ganze Grippesaison begleitet.
- Sowohl die geimpften als auch die nicht geimpften Personen erkrankten zu ähnlichen Teilen an einer im Labor bestätigten Grippe; der Impfstoff bot keinen großen Schutz.
- Die einzigen Personen, die während der Saison von einer Grippeimpfung profitierten, waren diejenigen, die in der Vorsaison keine Grippeimpfung erhielten.
- Personen, die 2 Jahre hintereinander geimpft wurden, waren nicht gegen Grippe geschützt. Tatsächlich betrug die Wirksamkeit des Impfstoffs minus 45 %.
- Erwachsene, die 2 Jahre in Folge geimpft wurden, erkrankten mit der gleichen Wahrscheinlichkeit an einer Grippe wie Erwachsene, die in beiden Jahren nicht geimpft wurden.
- Der Impfstoff schützte keine Familienmitglieder, die zu Hause der Grippe ausgesetzt waren. Tatsächlich waren 82 % der Erwachsenen, die sich über ein anderes Familienmitglied mit Grippe ansteckten, geimpft. Die Wirksamkeit des Impfstoffs betrug in dieser Gruppe minus 51 %.

70.

BEI SCHWANGEREN FRAUEN, DIE GEGEN DIE SAISONALE GRIPPE UND GEGEN A/H1N1 („SCHWEINEGRIPPE") GEIMPFT WURDEN, LIEß SICH EINE HOHE QUOTE SPONTANER SCHWANGERSCHAFTSABBRÜCHE VERZEICHNEN

„Nur weil ein einzelner Impfstoff getestet und als unbedenklich eingestuft wurde, bedeutet das nicht, dass bei der Verabreichung von zwei oder mehr thiomersalhaltigen Impfstoffen an eine schwangere Frau keine toxische synergistische Wirkung auf den Fötus und/oder ein toxischer synergetischer Effekt auftritt. Dieser resultiert aus der Kombination der biologisch aktiven Komponenten, die in den gleichzeitig verabreichten Impfstoffen enthalten sind."

Goldman GS. Comparison of VAERS fetal-loss reports during three consecutive influenza seasons: Was there a synergistic fetal toxicity associated with the two-vaccine 2009/2010 season? *Hum Exp Toxicol* 2013 May; 32(5): 464–75.

- Die CDC empfiehlt Grippeimpfstoffe für schwangere Frauen. Allerdings verlieren einige Frauen ihre Babys, nachdem sie einen Grippeimpfstoff injiziert bekamen.
- Die Studie verglich die Anzahl der fetalen Verluste, die der Regierung während der Grippesaison gemeldet wurde, als schwangere Frauen einen Grippeimpfstoff erhielten, mit dem Grippezeitraum von 2009/2010, als Schwangere zwei Grippeimpfstoffe verabreicht bekamen: eine saisonale Schutzimpfung und eine Impfung gegen A/H1N1 („Schweinegrippe").
- Bevor schwangere Frauen gegen die saisonale Grippe und die Schweinegrippe in 2009/2010 geimpft wurden, war die Schweinegrippeimpfung nie auf ihre Gefahrlosigkeit (oder Schutzwirksamkeit) für Schwangere untersucht worden. Es wurden auch nie zwei verschiedene Grippeimpfstoffe zusammen verabreicht und hinsichtlich ihrer Unbedenklichkeit für Schwangere getestet.

- Die Impfstoffe für die sowohl saisonale als auch für die Schweinegrippe enthielten 25 µg Quecksilber pro Dosis; damit übertrafen sie die Sicherheitsgrenzwerte der US-Umweltschutzbehörde (EPA) für einen Fötus im frühen Entwicklungsstadium des ersten Trimesters um das Tausendfache.
- Es gab 77,8 Berichte über den fetalen Verlust pro 1 Million schwangerer Frauen, die während der Grippesaison 2009/2010 mit zwei Dosen geimpft wurden, im Vergleich zu 6,8 Berichten über den Verlust von Föten pro 1 Million schwangerer Frauen, die während der vorangegangenen Grippesaison nur eine Impfdosis erhielten, was statistisch betrachtet eine Zunahme um das 11,4-Fache war.

71.

DIE POLITIK DER CDC, SCHWANGEREN FRAUEN THIOMERSALHALTIGE IMPFSTOFFE ZU VERABREICHEN, WIRD VON DER WISSENSCHAFT NICHT UNTERSTÜTZT

„Die [CDC-] Empfehlung einer Grippeimpfung während der Schwangerschaft wird weder in ihrem eigenen Grundsatzpapier noch in der aktuellen Wissenschaftsliteratur erwähnt. In Anbetracht der potenziellen Risiken einer Quecksilberexposition gegenüber der Mutter und dem Fötus ist die Verabreichung von Thiomersal während der Schwangerschaft sowohl ungerechtfertigt als auch unklug."

Ayoub DM, Yazbak FE. Influenza vaccination during pregnancy: a critical assessment of the recommendations of the Advisory Committee on Immunization Practices (ACIP). *Journal of American Physicians and Surgeons* 2006 Summer; 11(2): 41–47.

- Der Beratende Ausschuss der CDC für Impfpraktiken (ACIP) empfiehlt eine Grippeimpfung in allen Trimestern der Schwangerschaft. Das hier besprochene Paper hat die CDC-Argumente und die zu deren Begründung herangezogenen Textstellen einer kritischen Prüfung unterzogen.

- Die CDC stützt ihre Behauptung, dass eine Grippe während der Schwangerschaft gefährlicher sei, auf nur zwei Veröffentlichungen. Beide Arbeiten zeigten jedoch nicht, dass eine Grippe während der Schwangerschaft schwerwiegender ist als zu anderen Zeiten.
- Die Einschätzungen der CDC hinsichtlich der Wirksamkeit von Impfstoffen finden in der wissenschaftlichen Literatur keine Unterstützung. In einer groß angelegten Studie unter Verwendung der CDC-eigenen Datenbank – dem Vaccine Safety Datalink – wurden keine wesentlichen Unterschiede bei den Krankheitsraten zwischen geimpften und nicht geimpften schwangeren Frauen oder ihren Kindern festgestellt.
- Einer anderen Untersuchung zufolge mussten geimpfte schwangere Frauen viermal häufiger wegen einer grippeähnlichen Erkrankung im Krankenhaus behandelt werden als Schwangere, die nicht geimpft waren.
- Die meisten Grippeimpfstoffe für schwangere Frauen enthalten 25 µg Quecksilber, eine Menge, die die Sicherheitsgrenzwerte der US-Umweltschutzbehörde (EPA) deutlich überschreitet. Im Sicherheitsdatenblatt des Impfstoffherstellers ist Folgendes zu lesen: „Eine Exposition in der Gebärmutter kann zu einer leichten bis schweren geistigen Retardierung und zu Koordinationsstörungen führen."
- Die Strategie der CDC, schwangeren Frauen eine Grippeimpfung anzuraten, wird nicht durch wissenschaftliche Daten unterstützt und sollte aufgegeben werden.

72.

DER GRIPPEIMPFSTOFF IST NICHT SEHR WIRKSAM, VERURSACHT NEBENWIRKUNGEN UND KANN DIE KRANKHEIT AUF ANDERE MENSCHEN ÜBERTRAGEN

„Die in den USA alljährlich stattfindende Kampagne einer Massenimpfung gegen Grippe hat sich bei denen, die sich praventiv gegen Grippe haben impfen lassen, als unwirksam erwiesen. Personen mit Grippeimpfung müssen über die Grenzen und die Risiken des Impfstoffs sowie über die Alternativen informiert werden, vor allem darüber, dass wiederholte Impfungen das Risiko für Nebenwirkungen erhöhen können."

Geier DA, King PG, et al. Influenza vaccine: review of effectiveness of the U. S. immunization program, and policy considerations. *Journal of American Physicians and Surgeons* 2006 Fall; 11(3): 69–74.

- Nach der Analyse der Daten aus 18 Jahren kamen die Forscher zu dem Schluss, dass der Grippeimpfstoff in der US-Bevölkerung nur wenig oder gar keine Wirkung zur Verhinderung von Grippefällen, Krankenhauseinweisungen oder Todesfällen hat.
- Menschen, die mit einem Lebendimpfstoff gegen Grippe geimpft werden, sind dem Risiko für Nebenwirkungen ausgesetzt und übertragen die Krankheit möglicherweise auf Menschen, mit denen sie in Kontakt kommen, einschließlich schwangerer Frauen und Personen mit schwacher Immunität.
- Wer einen Lebendimpfstoff gegen Grippe verabreicht bekommt, sollte den Kontakt mit immungeschwächten Menschen für drei Wochen vermeiden.
- Lebendimpfstoffe gegen Grippe lösen möglicherweise einen „Supervirus" aus, wenn der Impfstamm sich wieder mit einer anderen Virusinfektion verbindet, an der die geimpfte Person erkrankt ist.
- Etwa 1.300 Amerikaner sterben jedes Jahr an Grippe; das sind deutlich weniger als die unbegründeten 36.000 Todesfälle, die von den Gesundheitsbehörden gemeldet werden.

73.

GRIPPEIMPFSTOFFE ZEIGEN BEI KLEINKINDERN KEINE WIRKUNG; DIE SICHERHEITSDATEN SIND NICHT VERTRAUENSWÜRDIG

„Die Weigerung der Hersteller, alle Ergebnisse über die Unbedenklichkeit aus Studien an Kleinkindern freizugeben, zusammen mit der offensichtlichen Teilveröffentlichung der Datenanalyse und den Unstimmigkeiten in den Primärstudien, lassen mit Blick auf eine faire Bewertung der Gefahrlosigkeit abgeschwächter Lebendimpfstoffe nichts Gutes ahnen."

> Jefferson T, Rivetti A, et al. Vaccines for preventing influenza in healthy children. *Cochrane Database Syst Rev* 2012 Aug 15; Issue 8: CD004879.

- In dieser Überprüfung wurden alle relevanten Studien zu Grippe-impfstoffen – 75 Untersuchungen aus aller Welt, darunter 17 ran-domisierte kontrollierte Studien – analysiert, um die Wirkung von Grippeimpfstoffen bei gesunden Kindern zu bewerten.
- Bei Kindern über 2 Jahren ist der Lebendimpfstoff zu etwa 33 % wirksam (RR = 0,67); Totimpfstoffe (inaktivierte Grippeimpfstoffe) zeigen zu circa 36 % Wirkung (RR = 0,64).
- Bei Kindern unter 2 Jahren zeigen Totimpfstoffe „ähnliche Wirkun-gen wie ein Placebo."
- Es konnten keine überzeugenden Beweise dafür gefunden wer-den, dass Grippeimpfstoffe die Anzahl der Sterbefälle und Krankenhauseinweisungen sowie Komplikationen oder die Über-tragung der Grippe durch die Bevölkerung verringern.

74.

> Jefferson T, Smith S, et al. Assessment of the efficacy and effectiveness of influenza vaccines in healthy children: systematic review. *Lancet* 2005 Feb 26; 365(9461): 773–80.

„Wir haben keine überzeugenden Beweise dafür, dass Impfstoffe die Anzahl der Sterbefälle und der Hospitalisierungen sowie gravierende Komplikationen und die Übertragung der Grippe in der allgemeinen Bevölkerung verringern."

- Die Ergebnisse dieser Arbeit unterstützen nicht die Grippeschutz-impfung bei Kleinstkindern.

75.

KINDER, DIE EINEN TOTIMPFSTOFF VERABREICHT BEKOMMEN, MÜSSEN MIT DEUTLICH HÖHERER WAHRSCHEINLICHKEIT IM KRANKENHAUS BEHANDELT WERDEN ALS NICHT GEIMPFTE KINDER

„Der Dreifachimpfstoff mit inaktivierten Virenstämmen konnte nicht verhindern, dass Kinder zur Behandlung ins Krankenhaus eingewiesen werden mussten; das gilt vor allem für Kinder mit Asthma. Vielmehr war die Wahrscheinlichkeit einer Hospitalisierung dreimal so hoch, wenn die Probanden einen Dreifachimpfstoff verabreicht bekamen."

Joshi AY, Iyer VN, et al. Effectiveness of trivalent inactivated influenza vaccine in influenza-related hospitalization in children: a case-control study. *Allergy Asthma Proc* 2012 Mar–Apr; 33(2): e23–27.

- Forscher untersuchten Kinder im Alter von 6 Monaten bis 18 Jahren, die an einer im Labor nachgewiesenen Grippe erkrankten. Sie ermittelten, welche Kinder deswegen im Krankenhaus behandelt werden mussten und ob sie zuvor gegen Grippe geimpft wurden.
- Kinder mit Grippeimpfung wurden mit dreimal höherer Wahrscheinlichkeit infolge grippebedingter Komplikationen ins Krankenhaus eingeliefert als Kinder, die nicht gegen Grippe geimpft waren (QV = 3,67).
- Bei asthmatischen Kindern, die den Totimpfstoff erhielten, war es ebenfalls wahrscheinlicher, stationär im Krankenhaus behandelt zu werden, als bei an Asthma erkrankten Kindern, die keine Impfung bekamen. Der Schweregrad des Asthmas hatte keinen Einfluss auf die Ergebnisse.
- An Grippe erkrankte Kinder benötigen eher eine Hospitalisierung, wenn sie zuvor gegen Grippe geimpft wurden.
- Diese Studie zeigt: Wird der Totimpfstoff, wie von der CDC empfohlen, Kindern verabreicht, erweist er sich nicht nur als unwirksam, um einen Krankenhausaufenthalt infolge einer nachgewiesenen Grippe zu verhindern, sondern er erhöht vielmehr das Risiko dafür.
- Diese Untersuchung wurde über acht Grippesaisons, von 1999/2000 bis 2006/2007, durchgeführt.

76.

KINDER, DIE GEGEN DIE SAISONALE GRIPPE GEIMPFT WURDEN, SIND NICHT DAGEGEN GESCHÜTZT UND EHER GEFÄHRDET, AN EINER VIRUSINFEKTION DER ATEMWEGE ZU ERKRANKEN, ALS NICHT GEIMPFTE KINDER

„Wir erkannten ein statistisch bedeutsames erhöhtes Risiko für Atemwegsinfektion bei Personen, die den Dreifachimpfstoff mit inaktivierten Virenstämmen bekamen, einschließlich einer deutlichen Risikosteigerung für Infektionen mit Rhinoviren sowie mit Coxsackie- und Echoviren."

Cowling BJ, Fang VJ, et al. Increased risk of noninfluenza respiratory virus infections associated with receipt of inactivated influenza vaccine. *Clin Infect Dis* 2012 June 15; 54(12): 1778–83.

- In einer randomisierten kontrollierten Doppelblindstudie wurden Kinder im Alter von 6 bis 15 Jahren entweder gegen die saisonale Grippe geimpft oder sie bekamen ein Placebo verabreicht.
- Obwohl die geimpften Kinder *aufgrund serologischer Befunde* ein deutlich geringeres Risiko für eine saisonale Grippe hatten, war das Auftreten einer *bestätigten* Grippeinfektion im Vergleich zu den Kindern, die ein Placebo erhielten, statistisch gesehen nicht wesentlich niedriger.
- Bei Kindern, die gegen Grippe geimpft wurden, war die Wahrscheinlichkeit, eine akute Atemwegserkrankung infolge einer *nicht grippalen* Infektion (RR = 4,40) zu entwickeln, viermal höher als bei Kindern, die ein Placebo bekamen.
- Die gegen Grippe geimpften Probanden waren auch eher gefährdet, an einer nicht grippalen Atemwegsinfektion durch Rhinoviren, Coxsackie- und Echoviren (RR = 3,46) zu erkranken, als diejenigen, die ein Placebo erhielten.
- Falls Kinder an Grippe erkranken und sie eine unspezifische Immunabwehr entwickeln, die sie vor anderen Atemwegsinfektionen schützt, so würde eine Impfung diesen gesundheitlichen Vorteil unterdrücken. Das erklärt, warum gegen Grippe geimpfte Kinder deutlich gefährdeter sind, an einer akuten Atemwegsinfektion, die nicht durch Grippeviren ausgelöst wird, zu erkranken.

77.

KINDERN DAS HÄNDEWASCHEN UND RICHTIGES HYGIENISCHES VERHALTEN BEIZUBRINGEN IST VIELLEICHT WIRKSAMER ALS IMPFSTOFFE, UM DIE VERBREITUNG DER GRIPPE UND ANDERER VIREN, DIE DIE ATEMWEGE ANGREIFEN, EINZUSCHRÄNKEN

„Hinsichtlich der Wirksamkeit von viel beachteten Grippeimpfstoffen sowie antiviralen Präparaten und den weniger berücksichtigten Maßnahmen der natürlichen individuellen Vorbeugung bestehen gewaltige Unterschiede. Die Empfehlungen im Bereich der öffentlichen Gesundheit beruhen fast ausschließlich darauf, sich impfen zu lassen und Antivirenmedikamente einzunehmen, wenngleich es an überzeugenden Beweisen mangelt."

Jefferson T, Del Mar C, et al. Physical interventions to interrupt or reduce the spread of respiratory viruses: systematic review. *BMJ* 2009 Sep 21; 339: b3675.

- Es wurden 59 Studien überprüft, um Beweise für die Wirksamkeit von Maßnahmen im Gesundheitswesen zu finden, die die Verbreitung von Atemwegsviren beschränken.
- Obwohl Impfstoffe und Antivirenmedikamente massiv gefördert werden, um die Verbreitung der Grippe zu reduzieren, lässt sich ihre weitverbreitete Inanspruchnahme kaum belegen.
- Individuelle natürliche Maßnahmen, etwa das Händewaschen oder das Tragen von Schutzmasken, sind kostenlos bzw. preisgünstig und beugen der Verbreitung von Atemwegsviren effektiv vor. Die Übertragung des Schweren Akuten Respiratorischen Syndroms (SARS) verringerte sich durch häufiges Händewaschen (QV = 0,45) um 55 % und durch das Tragen von Schutzmasken (QV = 0,32) um 68 %.
- Die besten randomisierten Studien zeigen, dass der Verbreitung von Atemwegsviren vorgebeugt wird, wenn man Kleinkindern die richtigen Hygienemaßnahmen lehrt.

78.

Jefferson T, Del Mar CB, et al. Physical interventions to interrupt or reduce the spread of respiratory viruses. *Cochrane Database Syst Rev* 2011 July 6; (7): CD006207.

- Einfache, kostengünstige und nichtinvasive Maßnahmen wie das Händewaschen, vor allem dann, wenn Kinder anwesend sind, können wirksamer sein als Impfstoffe und Antivirenmedikamente, um der Übertragung der Grippe und anderer Atemwegsviren vorzubeugen.

79.

ES STERBEN NICHT WENIGER ÄLTERE MENSCHEN, WENN SIE ÖFTER GEGEN GRIPPE GEIMPFT WERDEN

„Wir konnten keinen Zusammenhang zwischen einer erhöhten Impfquote nach 1980 und weniger Todesfällen in welcher Altersgruppe auch immer erkennen. Unsere Schlussfolgerung lautet, dass durch Beobachtungsstudien die Vorteile von Impfungen deutlich überschätzt werden."

Simonsen L, Reichert TA, et al. Impact of influenza vaccination on seasonal mortality in the US elderly population. *Arch Intern Med* 2005 Feb 14; 165(3): 265–72.

- Analysiert wurden US-amerikanische Daten aus 33 Grippesaisons – von 1968 bis 2001 –, um die Quoten der Grippeimpfung bei älteren Menschen und ihre eventuellen tödlichen Folgen zu vergleichen.
- Vor 1980 waren etwa 15 % der älteren Menschen geimpft; im Jahr 2001 waren es 65 % – ein vierfach so hoher Wert –, doch die Quote der durch Grippe verursachten Todesfälle blieb konstant.
- Wenngleich die Quote der Grippeimpfungen bei Menschen ab 65 Jahren von 1980 bis 2001 um etwa 50 Prozentpunkte anstieg, ließ sich kein entsprechender Rückgang der grippebedingten Todesfälle verzeichnen.

- Im Jahr 1968 waren nicht geimpfte ältere Menschen einem pandemischen Grippevirus ausgesetzt; dies verlieh ihnen eine natürliche Immunität und könnte der Grund dafür sein, dass sich die Anzahl der durch Grippe herbeigeführten Todesfälle in den folgenden zehn Jahren verringerte.

80.

ES GIBT KEINE UNVOREINGENOMMENEN
WISSENSCHAFTLICHEN BEWEISE DAFÜR,
DASS GRIPPEIMPFSTOFFE DIE STERBLICHKEITSRATE
BEI ÄLTEREN MENSCHEN SENKEN

„Kohortenstudien berichteten einstimmig darüber, dass Impfungen die Gesamtsterblichkeit im Winter um 50 % reduzieren – eine erstaunliche Behauptung, wenn man bedenkt, dass nur etwa 5 % aller Todesfälle im Winter der Grippe geschuldet sind. Diese Überschätzung der Wirksamkeit des Impfstoffs wurde nun auf eine tiefgreifende statistische Verzerrung bei der Auswahl der Stichprobeneinheiten zurückgeführt."

Simonsen L, Viboud C, et al. Influenza vaccination and mortality benefits: new insights, new opportunities. *Vaccine* 2009; 27(45): 6300–4.

- In vielen Ländern verlässt man sich auf die Impfung älterer Menschen, um die Grippe zu bändigen. Einige Untersuchungen zeigen, dass dies eine effektive Methode ist und die Gesamtsterblichkeit im Winter um etwa 50 % reduziert – eine unglaubliche Behauptung, da nur eine geringe Anzahl von Todesfällen bei älteren Menschen im Winter auf die Grippe zurückzuführen ist.
- In dieser Studie wurden die Beweise analysiert, um zu bestimmen, ob sich die Sterblichkeitsrate verringert, wenn ältere Menschen geimpft werden.
- Untersuchungen zur Übersterblichkeit erkannten auf nationaler Ebene keinen Rückgang der grippebedingten Todesfälle bei älteren Menschen in einer Zeit, in der sich die Impfquoten bei Älteren vervierfachten.

- In den 1980er und 1990er Jahren erhöhte sich der Prozentsatz der Senioren, die gegen Grippe geimpft wurden, um das Vierfache. Gleichwohl fanden Epidemiologen der CDC heraus, dass die grippebedingten Todesfälle auf nationaler Ebene tatsächlich zunahmen.
- Circa 75 % aller der Grippe geschuldeten Todesfälle treten bei Menschen ab 70 Jahren auf. Es gibt jedoch keinen „Goldstandard" bei den randomisierten Studien, die bestätigen, dass Grippeimpfstoffe dieser Altersklasse zugutekommen.
- Wie einige Studien zeigen, schien eine Grippeimpfung effektiver vor Todesfällen zu schützen, bevor die Grippesaison überhaupt erst begonnen hatte – ein eindeutiger Beweis für eine Stichprobenverzerrung (d. h. für eine falsche Randomisierung).
- Maßgebende medizinische Fachzeitschriften veröffentlichen weiterhin Studien zur Wirksamkeit von Grippeimpfstoffen, die eine große Stichprobenverzerrung aufweisen.

81.

ES GIBT KEINE HINWEISE DARAUF, DASS DIE GRIPPEIMPFUNG BEI BESCHÄFTIGTEN IM GESUNDHEITSWESEN ZUM SCHUTZ IHRER PATIENTEN WIRKUNG ZEIGT

„Die Impfung des Pflegepersonals, das Menschen ab 60 Jahren in Langzeitpflegeeinrichtungen betreut, zeigte keinerlei Auswirkung auf eine im Labor bestätigte Grippe oder auf die begleitenden Komplikationen (Infektion der unteren Atemwege, Krankenhausaufenthalte oder Sterbefälle infolge von Erkrankungen der unteren Atemwege) bei über 60-Jährigen, die Langzeitpflege erhalten."

Thomas RE, Jefferson T, Lasserson TJ. Influenza vaccination for healthcare workers who care for people aged 60 or older living in long-term care institutions. Cochrane Database Syst Rev 2013; Issue 7: CD005187.

- Die relevanten Behörden schreiben häufig Grippeimpfungen für das Pflegepersonal vor, das die Grippe auf seine älteren Patienten übertragen könnte.

- In dieser Veröffentlichung wurden alle randomisierten kontrollierten Studien analysiert, in denen Pflegekräfte geimpft wurden. Anschließend wurde anhand von Labortests ermittelt, ob ihre älteren Patienten vor Grippe und den einhergehenden Komplikationen geschützt waren.
- Es deutet nichts darauf hin, dass die Grippeimpfung bei Pflegekräften eine im Labor nachgewiesene Grippe oder begleitende Komplikationen bei Langzeitpflegepatienten verhindert.
- Es fehlen eindeutig Belege, die es rechtfertigen, dem Pflegepersonal, das ältere Menschen in Langzeitpflegeeinrichtungen betreut, eine obligatorische Grippeimpfung zu verabreichen.

82.

Thomas RE, Jefferson T, Lasserson TJ. Influenza vaccination for health-care workers who work with the elderly: systematic review. *Vaccine* 2010 Dec 16; 29(2): 344–56.

- Die zusammengefassten Daten aus drei randomisierten kontrollierten Studien zeigen, dass die Grippeimpfung bei Beschäftigten im Gesundheitswesen keinerlei Auswirkungen auf Grippe, Lungenentzündungen oder Tod durch Lungenentzündung bei ihren älteren Patienten hatte.

83.

EINE GESUNDHEITSPOLITIK, DIE ZUM SCHUTZ DER PATIENTEN EINE GRIPPEIMPFUNG FÜR BESCHÄFTIGTE IM GESUNDHEITSWESEN VORSCHREIBT, WIRD VON DER WISSENSCHAFT NICHT UNTERSTÜTZT

„Studien, die die weitverbreitete Annahme belegen sollen, dass die Impfung des Personals einen großen Einfluss auf die Erkrankungsziffer und die Sterbefälle der Patienten hat, sind sehr fehlerhaft. Es fehlt ein verlässlicher Beweis, dass geimpftes Personal im Gesundheitswesen

einen nennenswerten Vorteil für die Patienten bietet: nicht für die Senkung der Erkrankungsquote oder der Sterbefälle, nicht für die Zunahme der Patientenimpfungen und nicht für die Reduktion der personellen Fehlzeiten im Gesundheitswesen."

Abramson ZH. What, in fact, is the evidence that vaccinating healthcare workers against seasonal influenza protects their patients? A critical review. *Int J Family Med* 2012; 2012: 205464.

- Diese Arbeit untersuchte alle relevanten Studien zum Thema Grippe, um die Beweise für Richtlinien zu bewerten, die eine Impfung von Beschäftigten im Gesundheitswesen zum Schutz ihrer Patienten vorschreiben.
- Studien, die von den Gesundheitsbehörden angeführt werden, um die Impfpflicht gegen Grippe für alle Mitarbeiter im Gesundheitswesen zu rechtfertigen, sind äußerst fehlerhaft, und daher sind solche Empfehlungen verzerrt.
- Es gibt Hinweise darauf, dass die zum Thema Grippeimpfstoff gezogenen Schlussfolgerungen manipuliert und in betrügerischer Weise gefördert werden.
- Nichts deutet darauf hin, dass eine kurze Begegnung eines Patienten mit den Angestellten in einer öffentlichen Klinik sein Risiko einer Grippeinfektion erhöht.
- Es gibt keine zuverlässigen Beweise dafür, dass die Impfung des Gesundheitspersonals gegen Grippe für die Patienten wirklich vorteilhaft ist. Eine solche Richtlinie ist unvertretbar und findet in der wissenschaftlichen Literatur keine Unterstützung.
- Beschäftigte im Gesundheitswesen sollten die Möglichkeit haben, Grippeimpfungen anzunehmen oder abzulehnen, ohne dabei rechtlichen, institutionellen oder kollegialen Zwängen unterworfen zu sein.

84.

DIE STUDIEN ZU GRIPPEIMPFSTOFFEN SIND VON SCHLECHTER WISSENSCHAFTLICHER QUALITÄT UND IHRE SCHLUSSFOLGERUNGEN STIMMEN SELTEN MIT DEN TATSÄCHLICHEN DATEN DIESER STUDIEN ÜBEREIN

„Die meisten unserer überprüften Studien (70 %) waren von schlechter Qualität mit zu optimistischen Ergebnissen, das heißt, sie wurden von den vorgelegten Daten nicht unterstützt. Die von der einschlägigen Branche gesponserten Studien hatten eine größere Sichtbarkeit, das heißt, sie waren präsenter. Und zwar deshalb, weil sie eher von einflussreichen Fachzeitschriften veröffentlicht wurden und vermutlich von internationalen Wissenschafts- und Laienmedien trotz ihrer scheinbar gleichwertigen methodischen Qualität und ihres Umfangs im Vergleich zu Studien mit anderen Geldgebern einen höheren Stellenwert erhielten."

Jefferson T, Di Pietrantonj C, et al. Relation of study quality, concordance, take home message, funding, and impact in studies of influenza vaccines: systematic review. BMJ 2009 Feb 12; 338: b354.

- Die Forscher analysierten 259 Studien zur Grippe, um a) die Qualität der Studie zu bestimmen, ob b) die in den einzelnen Studien vorgelegten Daten die Ergebnisse der Autoren bestätigen, ob c) die Schlussfolgerungen bezüglich des zu bewertenden Impfstoffs eher kritisch waren oder diesen unterstützten und ob d) die von der Branche finanzierten Studien in größerem Umfang präsentiert bzw. verbreitet wurden.
- Studien über Grippeimpfstoffe sind von schlechter Qualität und ihre Ergebnisse stimmen oft nicht mit den Daten der Untersuchung überein.
- Obwohl 70 % der Arbeiten zu Schlussfolgerungen kamen, die die Grippe-impfstoffe begünstigten, stimmten nur 18 % mit den berichteten Daten und den Ergebnissen der Studie überein. Mehr als die Hälfte der Studien wies ein hohes Potenzial auf, die Ergebnisse zu verzerren.
- Die vorliegende Überprüfung fand heraus, dass bei qualitativ besseren Studien über Grippe a) eine wesentlich höhere Wahrscheinlichkeit

bestand, zu Ergebnissen zu führen, die den Daten entsprechen (QV = 16,35), und b) sie wohl weniger zu Schlussfolgerungen gelangen, die die Wirksamkeit des Impfstoffs unterstützen.

- Untersuchungen zu Grippeimpfstoffen, die zu positiven Schlussfolgerungen hinsichtlich der Impfstoffe kommen, sind von deutlich geringerer methodischer Qualität.
- Von der einschlägigen Industrie finanzierte Studien zu Grippeimpfstoffen werden in renommierteren Fachzeitschriften mit einer höheren Sichtbarkeit bzw. Präsenz veröffentlicht und häufiger zitiert als Studien, die nicht von der Branche gesponsert werden und eine ähnliche Größe und Qualität aufweisen.

85.

GESUNDHEITSBEHÖRDEN NEIGEN DAZU, DIE GEFAHREN DER GRIPPE ZU ÜBERTREIBEN UND BAUSCHEN DIE VORTEILE EINER GRIPPEIMPFUNG AUF

„Die Hinweise darauf, dass die Grippe eine Bedrohung für die öffentliche Gesundheit darstellt, sind fragwürdig. Und die Beweise, dass Grippeimpfstoffe entscheidende Auswirkungen für die Patienten verringern, etwa die Anzahl der Sterbefälle, sind unzuverlässig. Die Annahme, die Gefahrlosigkeit von Grippeimpfstoffen in der Vergangenheit sei prädikativ für künftige Erfahrungen, ist wenig stichhaltig. Darüber hinaus gibt es Maßnahmen jenseits aller Pharmazeutik zur Bewältigung grippeähnlicher Erkrankungen."

Doshi P. Influenza vaccines: time for a rethink. *JAMA Intern Med* 2013 Jun10; 173(11): 1014–16.

- Die Grippe ist weniger beängstigend als angepriesen, Grippeimpfstoffe bieten weniger Vorteile als erwartet, und die Risiken, die mit einer Impfung verbunden sind, sollten nicht unterschätzt werden.
- Grippeimpfstoffe bieten den meisten Menschen keine gesundheitlichen Vorteile, da die meisten Menschen nicht jährlich an Grippe erkranken.

- Eine „Erkältung" (auch bekannt als grippaler Infekt) hat Hunderte von Ursachen. Sie sollte nicht mit der „echten" Grippe (Influenza) verwechselt werden, da sie nur eine der Ursachen ist.
- Es wurde gezeigt, dass die von der CDC gesponserten Studien über Grippe durch den Einfluss gesunder geimpfter Menschen (gesündere Menschen werden eher geimpft; allgemein bezeichnet dieser Effekt einen Prävalenzfehler in Arzneimittelstudien) wesentlich verzerrt wurden, was die Studien wertlos macht.
- Die Grippe sollte nicht als eine „durch Impfung vermeidbare Krankheit" bezeichnet werden, da der Impfstoff nicht sehr wirksam ist.
- Grippeimpfstoffe können zu schwerwiegenden Nebenwirkungen führen und es gibt keine zuverlässigen Beweise dafür, dass sie gefährliche Komplikationen der Krankheit verhindern.

86.

MARKETINGSTRATEGIEN, DIE DARAUF ABZIELEN, DIE ANZAHL DER GRIPPEIMPFUNGEN ZU ERHÖHEN, FEHLT ES AN MORALISCHER SERIOSITÄT UND WISSENSCHAFTLICHER UNTERSTÜTZUNG

„Eine genauere Untersuchung der Richtlinien für Grippeimpfstoffe zeigt, dass die Befürworter sich zwar der Rhetorik der Wissenschaft bedienen, die diesen Richtlinien zugrunde liegenden Studien aber häufig von schlechter Qualität sind und die Behauptungen der Funktionäre nicht belegen. Der Impfstoff ist möglicherweise weniger wirksam und bedenklicher als behauptet, und die Bedrohung durch die Grippe scheint ohnehin übertrieben zu sein."

Doshi P. Influenza: marketing vaccine by marketing disease. BMJ 2013 May 16; 346: f 3037.

- Im Jahr 1960 empfahl die CDC Grippeimpfungen für ältere Menschen. Bis 2010 sollte sich fast jeder impfen lassen, darunter auch Säuglinge, die älter als 6 Monate sind, sowie Kinder, Jugendliche, schwangere Frauen (in allen drei Trimestern), gesunde Erwachsene und das Gesundheitspersonal.

- 1990 standen in den USA 32 Millionen Dosen des Grippeimpfstoffs zur Verfügung. Bis 2013 vervierfachte sich diese Zahl auf rund 135 Millionen, wobei die Impfstoffe auch in Drogerien, Supermärkten und Drive-in-Restaurants verabreicht wurden.
- Laut der CDC können Grippeimpfstoffe bis zu 48 % aller Todesfälle verhindern. Forschern, die nicht der CDC angehören, ist jedoch klar, dass Grippeimpfstoffe fast die Hälfte aller Todesfälle mit verschiedenen Ursachen nicht vermeiden können, wenn die Grippe schätzungsweise nur 5 % aller Sterbefälle im Winter verursacht.
- Jedes Jahr werden Tausende von Menschen mit grippeähnlichen Erkrankungen untersucht; nur 16 % aller Proben der Atemwege werden positiv auf Grippe getestet. Gegen die übrigen 84 % der Probanden mit Atemwegserkrankungen schützt der Impfstoff nicht.
- Es gibt keine Studien, die zeigen, dass Grippeimpfstoffe bei älteren Menschen zum Abbau schwerwiegender Folgen beitragen. Der Impfstoff wurde zugelassen, weil er Antikörper erzeugt, allerdings liegen keine Anzeichen vor, dass diese Antikörper die Krankheit lindern.
- Grippeimpfstoffe wurden mit Fieberkrämpfen bei Kleinkindern und mit Narkolepsie (Schlafstörung) bei Jugendlichen in Verbindung gebracht.

87.

DAMIT MEHR VON DEM IMPFSTOFF VERABREICHT WIRD, ARBEITET DIE CDC MIT DEN ENTSPRECHENDEN HERSTELLERN ZUSAMMEN, INDEM SIE ABSICHTLICH PANIK VERBREITET UND AUFGEBAUSCHTE ZAHLEN ZU DEN GRIPPETOTEN VERÖFFENTLICHT

„Die Daten in den USA zu den Grippetoten sind das reinste Chaos. Es gibt beträchtliche statistische Unverträglichkeiten zwischen den offiziellen Schätzungen und den Daten der nationalen Bevölkerungsstatistik. Eine willkürliche Vermischung dieser Probleme ist ein Marketing des Angsteinflößens: eine Kommunikationsstrategie der CDC, die Medizinexperten nutzen, um ‚schlimme Ergebnisse' für die Grippesaison ‚vorherzusagen'."

Doshi P. Are U. S. flu-death figures more PR than science? *BMJ* 2005
Dec 10; 331: 1412.

- Die CDC arbeitet im Auftrag der Hersteller, indem sie gut koordinierte Panikkampagnen durchführt, damit mehr Grippeimpfungen verabreicht werden.
- Behauptungen der CDC besagen, dass jedes Jahr 36.000 Amerikaner an Grippe sterben. Das von der CDC betriebene National Center for Health Statistics weist jedoch nur 1.348 Grippetote pro Jahr aus.
- Die Daten der CDC bezüglich der Grippe sind statistisch verzerrt, was die Möglichkeit für eine vernünftige Diskussion und sinnvolle Gesundheitspolitik einschränkt.

MUTATIONEN DES KEUCHHUSTENS (PERTUSSIS)

■ ■ ■

n den 1930er und 1940er Jahren wurden Ganzkeim-Pertussis-Impfstoffe (DTP) zum Schutz vor Keuchhusten eingeführt, einer ansteckenden Krankheit, die zu schweren Hustenanfällen und zur Atemnot führt, was bei Säuglingen tödlich sein kann. In den 1990er Jahren wurde ein neuer azellulärer Keuchhustenimpfstoff (DTaP) eingeführt, da einiges darauf hindeutete, dass er weniger Nebenwirkungen hervorruft. Allerdings haben die Fälle von Keuchhusten trotz vieler Impfungen gegen die Krankheit weltweit zugenommen.

Wenngleich die Gesundheitsbehörden oft nicht geimpfte Personen für den Ausbruch von Keuchhustenanfällen in der geimpften Bevölkerung verantwortlich machen, zeigen die Studien in diesem Kapitel, dass der Keuchhustenimpfstoff versehentlich so konzipiert wurde, dass er die evolutionäre Anpassung von *B. pertussis* förderte, wodurch virulente, impfstoffresistente Keuchhustenstämme entstanden. Andere wissenschaftliche Untersuchungen zeigen, dass der Impfstoff vermehrt Fälle von Keuchhusten durch *B. parapertussis* – einen engen Verwandten von *B. pertussis* – verursachte, gegen den der Impfstoff ebenfalls keine Wirkung zeigt. Obwohl die Fälle von Keuchhusten bei nicht geimpften Kindern zugenommen haben, ist die Anzahl bei geimpften Kindern noch drastischer gestiegen.

Die letzten beiden Studien in diesem Kapitel sind vielleicht die beiden wichtigsten. In der Arbeit von Warfel und Kollegen zeigten Paviane, die gegen Keuchhusten geimpft wurden, nur wenige Krankheitssymptome, waren jedoch hoch ansteckend und übertrugen den Husten auf andere Artgenossen. In der Untersuchung von Althousse und Scarpino nähern sich die epidemiologischen, genetischen und mathematischen Daten an, um eine asymptomatische Übertragung von Keuchhusten geimpfter Personen auf andere anfällige Menschen zu bestätigen. Beide Studien liefern starke Beweise dafür, dass gegen Keuchhusten geimpfte Menschen möglicherweise stille Überträger der Krankheit sind und andere anstecken können. Sie deuten auch darauf hin, dass eine Herdenimmunität mit den derzeitigen azellulären Keuchhustenimpfstoffen vielleicht nicht möglich ist. Die nachlassende Immunität gegenüber Impfstoffen, die evolutionäre Anpassung von *B. pertussis* an Keuchhustenimpfungen sowie das Potenzial geimpfter Menschen, die Krankheit zu verbreiten, sind wichtige Faktoren für das erneute Auftreten von Keuchhusten.

88.

KINDER, DIE MIT DEM KOMPLETTEN SCHUTZPAKT
GEGEN KEUCHHUSTEN GEIMPFT WURDEN,
SIND IMMER NOCH ANFÄLLIG FÜR DIE KRANKHEIT

„Das Auftreten von Keuchhusten hat in den USA seit den 1980er Jahren zugenommen, obwohl die Menschen in ihrer Kindheit häufig dagegen geimpft wurden. Der Schutz durch die DTaP-Impfstoffe beginnt nach der Impfung zu schwinden und trägt so zur Zunahme geimpfter Personen bei, die immer noch anfällig für die Krankheit sind.“

Tartof SY, Lewis M, et al. Waning immunity to pertussis following 5 doses of DTaP. *Pediatrics* 2013 Apr; 131(4): e1047–52.

- In dieser Arbeit wurde das Risiko bei Kindern bewertet, innerhalb von sechs Jahren an Keuchhusten zu erkranken, und zwar nach der Verabreichung von fünf empfohlenen Dosen des azellulären Keuchhustenimpfstoffs (DTaP).
- Bei Kindern in Minnesota verdoppelte sich das Risiko für Keuchhusten nur zwei Jahre nach der fünften Dosis DTaP (RR = 1,9) und stieg innerhalb von sechs Jahren nach der kompletten Durchimpfung um das Neunfache (RR = 8,9). Und bei Kindern in Oregon vervierfachte sich das Risiko für Keuchhusten innerhalb von sechs Jahren nach dem kompletten Impfschutz (RR = 4,0).

- Ein Wiederauftreten des Keuchhustens kann durch mehrere Faktoren verursacht werden, unter anderem durch eine echte Zunahme der Krankheit, eine nachlassende Immunität und durch Veränderungen im Pertussis-Organismus – eine Antigendrift –, sodass der Impfstoff sein anvisiertes Ziel nicht mehr erreicht.

89.

Acosta AM, DeBolt C, et al. Tdap vaccine effectiveness in adolescents during the 2012 Washington state pertussis epidemic. *Pediatrics* 2015 Jun; 135(6): 981–89.

„Der Schutz des Tdap-Impfstoffs lässt innerhalb von zwei bis vier Jahren nach. Der fehlende Langzeitschutz nach der Impfung trägt wahrscheinlich zum häufigeren Auftreten von Keuchhusten bei Jugendlichen bei."

- Untersucht wurde die Wirksamkeit des Keuchhustenimpfstoffs bei Jugendlichen während einer Keuchhustenepidemie im US-Bundesstaat Washington im Jahr 2012.
- Innerhalb von zwei bis vier Jahren nach Verabreichung einer sechsten Dosis eines azellulären Keuchhustenimpfstoffs (Tdap) verringerte sich die Wirksamkeit des Impfstoffs bei Jugendlichen auf 34 %.

90.

TROTZ HOHER IMPFQUOTEN KOMMT ES WELTWEIT ZU KEUCHHUSTENAUSBRÜCHEN

„Wir zeigen, dass die globale Übertragung neuer [Keuchhusten-] Stämme sehr schnell erfolgt und dass die weltweite Population von B. pertussis sich als Reaktion auf den eingeführten Impfstoff entwickelt. Es erscheint plausibel, dass die Veränderungen in den B.-pertussis-Populationen die Wirksamkeit des Impfstoffs vermindert haben."

Bart MJ, Harris SR, et al. Global population structure and evolution of *Bordetella pertussis* and their relationship with vaccination. *MBio* 2014 Apr 22; 5(2): e01074.

- Trotz hoher Impfquoten kommt es weltweit immer häufiger zu Ausbrüchen von Keuchhusten.
- Forscher analysierten eine weltweite Sammlung von 34 Stämmen von *B. pertussis*, die zwischen 1920 und 2010 isoliert wurden, um festzustellen, wie die Einführung von Impfstoffen das Anpassungsverhalten und die Entstehung von Stämmen, die mehr Toxine produzieren, beeinflusst hat.
- Die antigene Divergenz beinhaltete anfangs relativ wenige Mutationen. Nach der Keuchhustenimpfung sind jedoch andere, neu vorherrschende Stämme von Pertussis-Toxinen aufgetreten.
- In vielen Regionen der Welt, unter anderem in Europa, den USA und Australien, haben neue Keuchhustenstämme die gängigen Stämme ersetzt, gegen die der Impfstoff gerichtet war.
- Die Anzeichen sprechen dafür, dass die Impfung gegen Keuchhusten der wichtigste Faktor war, der das Anpassungsverhalten in B.-pertussis-Populationen sowie eine Abschwächung der Impfstoffwirksamkeit herbeiführte.

91.

EIN HOCH VIRULENTER STAMM VON KEUCHHUSTENERREGERN IST VON DEM IMPFSTOFF, DER DEN HUSTEN BEKÄMPFEN SOLL, MUTIERT UND VERURSACHT NEUE KRANKHEITSFÄLLE

„Impfstoffe, die entwickelt wurden, um das Wachstum und/oder die Toxizität von Krankheitserregern einzudämmen, können zur Entwicklung von Erregern mit höherer Virulenz führen. Wir vermuten, dass die nachlassende Immunität und die Anpassung der Erreger zum erneuten Auftreten des Keuchhustens beigetragen haben."

Mooi FR, van Loo IH, et al. *Bordetella pertussis* strains with increased toxin production associated with pertussis resurgence. *Emerg Infect Dis* 2009 Aug; 15(8): 1206–13.

- Mehrere Länder mit häufig geimpften Bevölkerungsgruppen erleben ein Wiederauftreten des Keuchhustens.
- Ein hoch ansteckender Stamm des Keuchhustentoxins (ptxP3) ist vor Kurzem aus Populationen hervorgegangen, die gegen Keuchhusten geimpft waren. (Aufgrund der Anpassung des Erregers kann eine Keuchhustenimpfung „für eine erhöhte Virulenz sorgen.")
- Der derzeitige Keuchhustenimpfstoff bietet einen gewissen Schutz gegen das am häufigsten auftretende Pertussis-Toxin (ptxP1), nicht jedoch gegen den neuen, sehr aggressiven Stamm.
- In der Zeit vor den Impfungen gab es den neuen Stamm nicht.
- Der neue Stamm produziert 1,62-mal mehr tödliches Gift als der alte Stamm.
- Die Anzahl der Krankenhauseinweisungen und Todesfälle, die dem neuen Pertussis-Stamm geschuldet ist, ist im Vergleich zum alten Stamm statistisch betrachtet erheblich gestiegen.
- Der neue Stamm ist für die vermehrten Fälle von Keuchhusten in allen Altersgruppen verantwortlich.
- Der Ersatz von ptxP1 durch ptxP3 ist heutzutage ein globales Problem, das mindestens vier Kontinente betrifft: Asien, Europa, Nordamerika und Südamerika.

92.

IMPFSTOFFE ZUR BEKÄMPFUNG VON KEUCHHUSTEN FÜHRTEN ZUR ENTSTEHUNG NEUER, IMPFSTOFFRESISTENTER STÄMME DIESES HUSTENS UND ERHÖHTEN DIE ZAHL DER KRANKHEITSFÄLLE

„Da Bordetella pertussis *keine nichtmenschlichen Wirte oder Umweltnischen hat, ist die durch Impfstoffe vermittelte Immunität der wahrscheinlichste Selektionsdruck gegen* Bordetella pertussis."

Schmidtke AJ, Boney KO, et al. Population diversity among *Bordetella pertussis* isolates, United States, 1935–2009. *Emerg Infect Dis* 2012 August; 18(8): 1248–55.

- In den USA hat sich die Population des *Bordetella-pertussis*-Erregers nach der Einführung von Impfstoffen gegen Keuchhusten weiterentwickelt.
- Die Anzahl der gemeldeten Keuchhustenfälle hat seit Anfang der 1980er Jahre zugenommen.
- Die heute im Umlauf befindlichen Stämme von *Bordetella pertussis* unterscheiden sich von den Stämmen, gegen die die derzeitigen Keuchhustenimpfstoffe entwickelt wurden.
- Das Wiederauftreten von Keuchhustenfällen fällt mit dem Auftreten virulenter Pertussis-Stämme zusammen, die nicht im Impfstoff enthalten sind.
- *Bordetella pertussis* hat keinen nichtmenschlichen Wirt, sodass der Selektionsdruck, dem es ausgesetzt ist, auf das menschliche Immunsystem und den Keuchhustenimpfstoff beschränkt ist.

93.

Mooi FR, Van Der Maas NA, De Melker HE. Pertussis resurgence: waning immunity and pathogen adaptation – two sides of the same coin. *Epidemiol Infect* 2014 Apr; 142(4): 685–94.

„Pertussis bzw. Keuchhusten ist eine hartnäckige Erkrankung und ist trotz Impfungen erneut aufgetaucht."

- Nach der Einführung von Keuchhustenimpfstoffen kam es zu einer antigenen Divergenz zwischen den Impfstoffstämmen von *Bordetella pertussis*. Die Produktion des Pertussis-Toxins nahm zu, was wichtige Faktoren für die Hartnäckigkeit und das Wiederauftreten des Keuchhustens sind.

94.

DIE TATSACHE, DASS IMPFSTOFFE GEGEN KEUCHHUSTEN NICHT ANSCHLAGEN, IST AUF GENETISCHE VERÄNDERUNGEN DER PERTUSSIS-STÄMME UND AUF EINE SCHLECHTE WIRKSAMKEIT ZURÜCKZUFÜHREN, UND NICHT, WEIL ZU VIELE MENSCHEN NICHT GEIMPFT SIND

„Die Behandlung mit Impfstoffen hat zu genetischen Veränderungen des Pertussis-Toxins, des Pertactins und der Fimbrien [Virulenzfaktoren] in zirkulierenden B.-pertussis-Stämmen geführt. Es wird vermutet, dass dies in einem größeren Versagen der Impfstoffe resultiert."

Cherry JD. Why do pertussis vaccines fail? *Pediatrics* 2012 May 1; 129(5): 968–70. [Commentary]

- Impfungen bieten häufig keinen Schutz vor Keuchhusten, da die zirkulierenden Stämme von *Bordetella pertussis* genetisch verändert sind und dieses Bakterium mittlerweile etwa 16,5 % der Hustenerkrankungen ausmacht.
- Die Impfstoffe gegen Keuchhusten wurden nicht zum Schutz gegen die neuen, genetisch veränderten Stämme von *B. pertussis* und auch nicht gegen *B. parapertussis* entwickelt.
- Als der azelluläre Keuchhustenimpfstoff (DTaP) in den 1990er Jahren den Ganzkeimimpfstoff (DTP) gegen Keuchhusten ersetzte, entwickelte die Weltgesundheitsorganisation (WHO) eine offizielle Standardmethode zur Bestimmung von Keuchhustenfällen.
- Diese neue Falldefinition war überaus restriktiv; sie erforderte eine Bestätigung seitens des Labors sowie den Nachweis eines mindestens 21 Tage lang anhaltenden paroxysmalen Hustens, wodurch gerechtfertigte Fälle von Keuchhusten ausgeschlossen und die Wirksamkeit des Impfstoffs künstlich aufgebauscht wurde.
- Das Versagen von Keuchhustenimpfstoffen ist auch der Tatsache geschuldet, dass die Menge der Antikörper mit der Zeit abnimmt.
- In einer Teilmenge einer Studie betrug die tatsächliche Wirksamkeit des azellulären Impfstoffs nur 40 %.

95.

KEUCHHUSTENIMPFSTOFFE VERURSACHTEN GENETISCHE VERÄNDERUNGEN BEI ZIRKULIERENDEN PERTUSSIS-STÄMMEN, WAS DIE WIRKSAMKEIT DER IMPFSTOFFE VERMINDERTE (IMPFVERSAGEN)

„Wir sollten die mögliche Mitwirkung genetischer Veränderungen bei zirkulierenden Stämmen von B. pertussis *berücksichtigen. Es ist klar, dass bei drei Antigenen von B.* pertussis *– beim Pertussis-Toxin, bei Pertactin und bei den Fimbrien – im Laufe der Zeit genetische Veränderungen auftreten."*

Cherry, JD. Epidemic pertussis in 2012 – the resurgence of a vaccine-preventable disease. *NEJM* 2012 Aug 30; 367(9): 785–87.

- Wie Studien zeigen, führten genetische Veränderungen in B.-pertussis-Stämmen zu Impfversagen.
- Die Anzahl der gemeldeten und tatsächlichen Fälle von Infektionen mit *B. pertussis* sollte separat betrachtet werden.
- Nur circa 13 % bis 20 % der lang anhaltenden Hustenerkrankungen sind auf eine B.-pertussis-Infektion zurückzuführen.

96.

Cherry JD. Pertussis: challenges today and for the future. *PLoS Pathog* 2013; 9(7): e1003418.

„Die allgemeine Verwendung von Impfstoffen gegen Keuchhusten wird mit genetischen Veränderungen bei zirkulierenden B.-pertussis-Stämmen in Verbindung gebracht. Bei den heutigen DTaP-Impfstoffen sollten diese genetischen Veränderungen ein Hauptanliegen hinsichtlich der Wirksamkeit des Impfstoffs sein."

- Ähnliche Keuchhustenerkrankungen können durch *Bordetella pertussis* und *Bordetella parapertussis* verursacht werden.
- Vor den großen genetischen Veränderungen des Pertussis-Stamms infolge des Impfstoffs wurde die Wirksamkeit durch eine strikte Falldefinition der WHO aus dem Jahr 1991 aufgebläht.

97.

NEU AUFTRETENDE, VIRULENTE STÄMME VON *B. PERTUSSIS* ERWEISEN SICH ALS RESISTENT GEGEN DEN IMPFSTOFF, WODURCH SEINE WIRKUNG AUF DEN KEUCHHUSTEN VERRINGERT WIRD

„Das Auftreten von Pertactin-defizienten Isolaten in den Ländern, in denen die azellulären Impfstoffe erst vor Kurzem eingeführt wurden, ist alarmierend."

Barkoff AM, Mertsola J, et al. Appearance of *Bordetella pertussis* strains not expressing the vaccine antigen pertactin in Finland. *Clin Vaccine Immunol* 2012 Oct; 19(10): 1703–04. [Correspondence.]

- Trotz weitverbreiteter Impfungen gegen Keuchhusten berichten mehrere Länder von einem Wiedererstarken dieses Hustens.
- Im Jahr 2011, acht Jahre nach der Einführung des azellulären Keuchhustenimpfstoffs in Finnland, wurden B.-pertussis-Stämme entdeckt, die kein Pertactin exprimieren.

98.

Queenan AM, Cassiday PK, Evangelista A. Pertactin-negative variants of *Bordetella pertussis* in the United States. *N Engl J Med* 2013 Feb 7; 368(6): 583–84. [Correspondence.]

„Obwohl der schwindenden Immunität, die mit der Einführung azellulärer Impfstoffe einhergeht, viel Aufmerksamkeit gewidmet wird, könnte ein weiterer Faktor, der zu den Ausbrüchen beiträgt, die Anpassung von B. pertussis *an den Selektionsdruck des Impfstoffs sein."*

- Azelluläre Impfstoffe gegen Keuchhusten sollen vor Pertactin, einem Virulenzfaktor von *B. pertussis*, schützen. Allerdings sind in Frankreich, Japan, Finnland und den USA impfstoffresistente, negative Mutationen durch Pertactin aufgetreten.
- Durch Pertactin ausgelöste negative Mutationen sind beim Menschen infektiös/übertragbar und in Versuchen mit Mäusen tödlich.
- Die nächste Generation von Keuchhustenimpfstoffen wird die zunehmende Verbreitung und Ansteckungskraft dieser neuen, negativen Pertactin-Stämme berücksichtigen müssen.

99.

DER IMPFSTOFF GEGEN KEUCHHUSTEN VERLIERT AN WIRKSAMKEIT, DA ER DAS ENTSTEHEN UND DIE VERBREITUNG NEUER VIRULENTER STÄMME BEWIRKT

„Es sind menschliche Wirtsfaktoren (genetische Faktoren und Immunstatus) entstanden, die sich Pertactin-defiziente Stämme auswählen. Die wahrscheinlichste Erklärung für die Häufigkeit Pertactin-defizienter Stämme ist die durch Impfstoffe bedingte Selektion."

Otsuka N, Han HJ, et al. Prevalence and genetic characterization of pertactin-deficient *Bordetella pertussis* in Japan. PloS One 2012; 7(2): e31985.

- Pertactin, ein wichtiger Virulenzfaktor von *B. pertussis*, verursacht Keuchhusten. In Japan und weltweit hat der Pertactin-Polymorphismus (eine genetische Variante) in B.-pertussis-Populationen nach azellulären Impfungen gegen Keuchhusten deutlich zugenommen.

- Seit Mitte der 1990er Jahre ersetzt der neu auftauchende, nicht im Impfstoff enthaltene Pertactin-Typ (Prn2) das im Impfstoff enthaltene Pertactin (Prn1).
- Wissenschaftler befürchten, dass die neuen Stämme, denen es an Pertactin mangelt, den azellulären Keuchhustenimpfstoffen ausweichen, sodass ihre Wirksamkeit gegen den Husten geschwächt wird.

100.

Stefanelli P, Fazio C, et al. A natural pertactin deficient strain of *Bordetella pertussis* shows improved entry in human monocyte-derived dendritic cells. New Microbiol 2009 Apr; 32(2): 159–66.

„Die Ergebnisse zeigten, dass dieser natürliche, an Pertactin mangelnde B.-pertussis-Stamm eine bessere Infektiosität aufweist. Fünf Stunden nach der Infektion hatte der Pertactin-defiziente Stamm eine wesentlich bessere Invasionsfähigkeit als der natürlich verbreitete Referenzstamm."

- Diese Studie verglich die Infektiosität eines gewöhnlichen B.-pertussis-Stammes von Pertactin mit einem mutierten, „Pertactin-defizienten" Stamm desselben Erregers. Der neue Stamm infiziert die dendritischen Zellen des Menschen mit wesentlich höherer Virulenz als der gewöhnliche Stamm.

101.

IMPFSTOFFE GEGEN KEUCHHUSTEN VERLOREN AN WIRKSAMKEIT, DA SIE DAZU FÜHRTEN, DASS DIE STÄMME DES KRANKHEITSERREGERS MUTIERTEN UND EHER KINDER KEUCHHUSTEN BEKAMEN ALS ÄLTERE MENSCHEN

„Seit der Einführung der azellulären Impfstoffe gegen Keuchhusten hat die Anzahl der B.-pertussis- und B.-parapertussis-Isolate, denen die Expression von Pertactin fehlt, stetig zugenommen. Diese Isolate

scheinen ebenso virulent zu sein wie diejenigen, die alle Virulenzfaktoren
gemäß den tierischen und zellulären Infektionsmodellen exprimieren."

Hegerle N, Paris AS, et al. Evolution of French *Bordetella pertussis* and
Bordetella parapertussis isolates: increase of Bordetellae not expressing
pertactin. *Clin Microbiol Infect* 2012 Sep; 18(9): E340–6.

- In Frankreich wurde 1959 damit begonnen, Ganzkeimimpfstoffe
  gegen Keuchhusten zu verabreichen; azelluläre Keuchhustenimpfstoffe
  wurden 1998 eingeführt. In dieser Arbeit wurden Veränderungen im
  Anpassungsverhalten bakterieller Erreger, die Keuchhusten verursachen, analysiert.
- Die Ganzkeimimpfstoffe verursachten genetische Mutationen in der
  B.-pertussis-Population. Diese genetischen Veränderungen traten
  nicht in Gebieten auf, in denen die Impfquote mit den oben erwähn-
  ten Impfstoffen gegen Keuchhusten niedrig war.
- Seit 2005, sieben Jahre nachdem Frankreich mit der Verwendung azellulärer Keuchhustenimpfstoffe begonnen hatte, sind neue „Pertactin-
  defiziente" Stämme von *B.-pertussis* und *B.-parapertussis* aufgetaucht.
- Die Wirksamkeit des Keuchhustenimpfstoffs verringerte das Auftreten dieses Hustens bei Kleinkindern. Während der nächsten 20 Jahre
  wurden jedoch Jugendliche und Erwachsene zu Reservoiren für die
  Krankheit und zu einer Bedrohung für Neugeborene.
- Die französischen Impfprogramme gegen Keuchhusten stellten ein
  Hindernis dar, das die Bordetella-Populationen überwinden muss-
  ten, da sie die Evolution und die natürliche Auswahl innerhalb dieser
  Populationen förderten.

102.

EINE HERDENIMMUNITÄT IST VIELLEICHT NICHT MÖGLICH MIT IMPFSTOFFEN, DIE PERTUSSIS-STÄMME DAZU VERANLASSEN, SICH SCHNELL WEITERZUENTWICKELN UND DEN IMPFSTOFF ZU UMGEHEN

„Diese und andere Studien haben über die zunehmende Verbreitung von
Isolaten, die kein Pertactin exprimieren, in vielen Ländern berichtet, in
denen azelluläre Keuchhustenimpfstoffe häufig in Anspruch genommen

werden. Der Gesamteffekt der fehlenden Expression eines Antigens auf die Herdenimmunität ist nicht bekannt."

Lam C, Octavia S, et al. Rapid increase in pertactin-deficient *Bordetella pertussis* isolates, Australia. *Emerg Infect Dis* 2014 Apr; 20(4): 626–33.

- Diese Untersuchung identifizierte Pertussis-Stämme, die zwischen 1997 und 2012 in Australien gesammelt wurden, nachdem der azelluläre Impfstoff gegen Keuchhusten eingeführt wurde.
- Von 2008 bis 2012 gab es einen großen Keuchhustenausbruch in Australien; zwischen 30 % und 80 % aller zirkulierenden Pertussis-Stämme wiesen einen Pertactin-Mangel auf.
- Pertactin-defiziente Pertussis-Stämme haben eine hohe Übertragbarkeit, was mit einer zunehmenden Anzahl von Infektionen einhergeht.
- Der vom Pertussis-Impfstoff ausgehende Selektionsdruck, oder die impfstoffbedingte Anpassung, löste die Weiterentwicklung von *B. pertussis*, dem für Keuchhusten verantwortlichen Erreger, aus.

103.

Octavia S, Sintchenko V, et al. Newly emerging clones of *Bordetella pertussis* carrying prn2 and ptxP3 alleles implicated in Australian pertussis epidemic in 2008–2010. *J Infect Dis* 2012 Apr 15; 205(8): 1220–24.

„Keuchhusten ist in Bevölkerungen, in denen traditionsgemäß viele Impfstoffe verabreicht werden, als große Bedrohung erneut aufgetaucht. Die [neuen] Isolate haben das Potenzial, nicht nur die schützende Wirkung des azellulären Keuchhustenimpfstoffs zu umgehen, sondern als doppelter Akt der Anpassung von B. pertussis auch den Schweregrad der Erkrankung zu erhöhen."

104.

EIN WIEDERAUFTRETEN DES KEUCHHUSTENS WIRD DURCH EINE SCHWINDENDE IMPFSTOFFIMMUNITÄT UND KLEINE MUTATIONEN BEI *B. PERTUSSIS* VERURSACHT, DIE DEN KEUCHHUSTENIMPFSTOFFEN AUSWEICHEN

„Trotz der hohen Durchimpfungsrate ist Keuchhusten wieder auf-getaucht und zu einer der am häufigsten durch Impfung vermeid-baren Krankheiten in den Industrieländern geworden. Wir meinen, dass sowohl die nachlassende Immunität als auch die Anpassung der Krankheitserreger zum Fortbestehen und zum Wiederauftreten des Keuchhustens beigetragen haben."

van Gent M, Bart MJ, et al. Small mutations in *Bordetella pertussis* are associated with selective sweeps. *PloS One* 2012; 7(9): e46407.

- Trotz hoher Impfquoten in den Niederlanden und vielen anderen Ländern nehmen die Fälle von Keuchhusten zu.
- *Bordetella pertussis* (*B. pertussis*) ist der wichtigste bakterielle Erreger des Keuchhustens.
- In diesem Artikel wurde untersucht, wie mehr als 60 Jahre Keuchhustenimpfung in den Niederlanden die Erregerpopulationen von *B. pertussis* beeinflusst haben.
- Zwischen 1949 und 2010 hat sich *B. pertussis* in den Niederlanden konsequent den Impfungen gegen Keuchhusten angepasst und ist nach mehreren kleinen Mutationen sogar noch leistungsstärker geworden.
- Kleine Mutationen können innerhalb von nur 6 bis 19 Jahren wesentliche Veränderungen in bakteriellen Erregerpopulationen hervorrufen.
- Die schwindende Impfstoffimmunität und die evolutionäre Anpassung von *B. pertussis* an Impfungen gegen Keuchhusten sind wichtige Faktoren für das Wiederauftreten des Hustens.

105.

DIE DTAP-IMPFUNG ZUM SCHUTZ DER KINDER VOR
B. PERTUSSIS ERHÖHT DAS RISIKO FÜR KEUCHHUSTEN
DURCH B. PARAPERTUSSIS

„Sowohl die epidemiologische Überwachung als auch vor Kurzem durchgeführte Experimente an Modellorganismen zeigen, dass eine Immunisierung mit dem azellulären Impfstoff die Anfälligkeit des Wirts für eine Infektion mit B. parapertussis *tatsächlich erhöhen kann."*

Lavine J, Broutin H, et al. Imperfect vaccine-induced immunity and whooping cough transmission to infants. *Vaccine* 2010 Dec 10; 29(1): 11–16.

- Die Fälle von Keuchhusten haben trotz hoher Impfquoten weltweit zugenommen. In diesem Beitrag wurden aktuelle und ältere Daten zur Keuchhustenepidemiologie analysiert, um herauszufinden, warum Impfstoffe gegen Keuchhusten versagen.
- Die impfstoffbedingte Immunität gegen Keuchhusten nimmt graduell ab. Die Zeit zwischen Impfung und Infektion – das Impfstoffversagen – schrumpft weiter.
- Es scheint, dass die vom Impfstoff vorangetriebene pathogene Evolution auf eine andere Keuchhustenart – *B. parapertussis* – abzielte, deren Infektionen noch effizienter vonstattengehen.
- Mit *B. parapertussis* werden vor allem jüngere Altersgruppen infiziert, die wiederholt gegen *B. pertussis* geimpft wurden.
- Die DTaP-Impfung, die Schutz vor *B. pertussis* bieten soll, schützt nicht vor Keuchhusten, der durch *B. parapertussis* ausgelöst wird.
- In der Zeit vor der Impfung, als *B. pertussis* noch frei zirkulierte, blieben Menschen, die an Keuchhusten erkrankt waren, gegen weitere Fälle immun, indem sie durch den häufigen Kontakt mit infizierten Personen natürliche Immunitätsschübe erhielten. Heute sind die meisten Menschen geimpft, sodass diese natürlichen Immunitätsauffrischungen eher selten sind.
- Kleinkinder bilden die einzige Altersgruppe, die ein erhebliches Risiko hat, an Keuchhusten zu sterben.

106.

IMPFSTOFFE GEGEN KEUCHHUSTEN SCHÜTZEN
WEDER GEGEN ALLE STÄMME VON *B. PERTUSSIS* NOCH
GEGEN *B. PARAPERTUSSIS*

„Der gegen das Protein B. pertussis *erzeugte Antikörper, der gegen diesen Erreger schützt, bietet nur geringen Schutz vor einer Infektion mit* B. parapertussis. *Unsere Daten weisen darauf hin, dass Infektionen mit* B. parapertussis *erheblich zur gesamten Krankheitslast durch Keuchhusten sowie zur Erkrankung von Kindern beitragen, bei denen ein Impfstoffversagen vermutet wird.“*

Cherry JD, Seaton BL. Patterns of *Bordetella parapertussis* respiratory illnesses: 2008–2010. *Clin Infect Dis* 2012 Feb 15; 54(4): 534–37.

- In der Zeit vor der Impfung wurden fast alle Fälle von Keuchhusten durch *B. pertussis* verursacht. Bis 2010 wurden 16,5 % der Fälle durch *B. parapertussis* ausgelöst, gegen die Impfstoffe überhaupt keinen oder nur einen geringen Schutz bieten.
- Etwa 95 % aller Fälle, die mit *B. parapertussis* infiziert sind, treten bei Kindern bis zu 10 Jahren auf.

107.

Guiso N. *Bordetella pertussis* and pertussis vaccines. *Clin Infect Dis* 2009 Nov 15; 49(10): 1565–69.

„Die azelluläre Pertussis-induzierte Immunantwort zielt auf die Ansteckungskraft von B. pertussis und nicht auf B. parapertussis, einen anderen Erreger des Keuchhustens. Es muss daher in Betracht gezogen werden, dass B. parapertussis an die Stelle von B. pertussis tritt.“

- Azelluläre Impfstoffe gegen Keuchhusten bieten zwar einen gewissen Schutz gegen *B. pertussis*, aber nicht gegen *B. parapertussis*, der ebenfalls Keuchhusten verursacht.
- Pertussis-Impfstoffe kontrollieren *einige, aber nicht alle* Keuchhusten verursachenden Stämme, sodass sich das Bakterium anpassen und im Menschen überleben kann.
- Die heute im Umlauf befindlichen Pertussis-Stämme sind genauso virulent wie die Stämme, die in der Zeit vor der Impfung zirkulierten.

108.

DER AZELLULÄRE IMPFSTOFF GEGEN KEUCHHUSTEN ERHÖHTE DIE FÄLLE, DIE VON DIESEM HUSTEN BETROFFEN WAREN, DURCH *B. PARAPERTUSSIS*, GEGEN DEN DER IMPFSTOFF UNWIRKSAM IST

„Nach der gestiegenen Impfquote mit dem [azellulären] Keuchhusten-impfstoff beobachteten wir eine relative Zunahme der B. parapertussis-Fälle im Vergleich zu den B. pertussis-Fällen."

Liese JG, Renner C, et al. Clinical and epidemiological picture of *B. pertussis* and *B. parapertussis* infections after introduction of acellular pertussis vaccines. *Arch Dis Child* 2003 Aug; 88(8): 684–87.

- Diese Studie sollte die klinischen Merkmale und die relative Häufigkeit der Erkrankung durch *B. pertussis* und *B. parapertussis* bei geimpften und nicht geimpften Deutschen nach der Einführung der azellulären Keuchhustenimpfstoffe bestimmen.
- Weniger als 5 Jahre nach den weitverbreiteten azellulären Keuchhustenimpfungen stiegen die durch *B. parapertussis* – und nicht durch *B. pertussis* – verursachten Keuchhustenfälle von 20 % auf 36 %.
- Etwa ein Drittel aller Kinder, die mit dem Erreger *B. parapertussis* infiziert waren, zeigten typische Keuchhustensymptome, darunter Paroxysmen und Erbrechen.
- 62 % aller durch *B. pertussis* verursachten Keuchhustenfälle und 81 % aller durch *B. parapertussis* infizierten Fälle waren durchgeimpft.

- Die hohe Quote der Vorimpfungen bei den Fällen mit *B. parapertussis* deutet darauf hin, dass der azelluläre Keuchhustenimpfstoff gegen den durch *B. parapertussis* verursachten Husten nur sehr geringe oder gar keine Wirkung zeigt.
- Die unvollständige Wirksamkeit des azellulären Impfstoffs verlagert die Infektionen mit dem Erreger *B. pertussis* auf Jugendliche und Erwachsene.

109.

DIE VERABREICHUNG AZELLULÄRER PERTUSSIS-IMPFSTOFFE AN MÄUSEN ERHÖHT DIE ANFÄLLIGKEIT FÜR KEUCHHUSTEN DURCH EINE INFEKTION MIT *B. PARAPERTUSSIS*

„Wir schlussfolgern, dass eine azelluläre Keuchhustenimpfung die optimale Beseitigung von B. parapertussis *beeinträchtigt und die Leistungsfähigkeit dieses Erregers erhöht. Unsere Daten lassen vermuten, dass eine weitverbreitete azelluläre Keuchhustenimpfung möglicherweise Wirte entstehen lässt, die anfälliger für eine Infektion mit* B. parapertussis *sind."*

Long GH, Karanikas AT, et al. Acellular pertussis vaccination facilitates Bordetella parapertussis infection in a rodent model of bordetellosis. *Proc Biol Sci* 2010 July 7; 277(1690): 2017–25.

- Azelluläre Keuchhustenimpfstoffe sollen Schutz bieten gegen diesen Husten, der durch *B. pertussis* ausgelöst wird. Der Impfstoff schützt nicht vor Keuchhusten, der durch *B. parapertussis* verursacht wird, und erhöht sogar die Anfälligkeit für diesen Husten.
- In dieser Untersuchung galt es festzustellen, wie eine azelluläre Keuchhustenimpfung für eine zunehmende Anfälligkeit des Wirts für Keuchhusten durch *B. parapertussis* sorgt.
- 200 Mäuse wurden in Gruppen aufgeteilt. Die eine Hälfte der Nager erhielt zwei Dosen eines azellulären Keuchhustenimpfstoffs, die anderen Mäuse erhielten ein Placebo. Drei Wochen später waren einige der Mäuse mit *B. pertussis* infiziert, andere mit *B. parapertussis*. Die Tiere

wurden anschließend getötet, ihre Lungen entfernt und die Anzahl der eingedrungenen Bakterien gezählt.

- Ergebnis: Die geimpften Mäuse hatten eine 40-fach höhere Bakterien-besiedlung der Lunge mit *B. parapertussis* als die nicht geimpften Nager.
- Durch eine azelluläre Impfung werden die Immunantworten auf *B. pertussis* konzentriert, wodurch die Fähigkeit des Immunsystems, *B. parapertussis* abzuwehren, beeinträchtigt wird.
- Infolge einer azellulären Keuchhustenimpfung wird die bakterielle Dominanz von *B. pertussis* zu *B. parapertussis* verlagert, wodurch ein größeres Risiko besteht, dass sich die behandelten Personen die Infektion zuziehen.
- Zukünftige Impfstrategien müssen die Auswirkungen der natürlichen Auswahl abwägen.

110.

PERTUSSIS-IMPFSTOFFE SCHÜTZEN NICHT VOR KEUCHHUSTEN, DER DURCH *B. HOLMESII* AUSGELÖST WIRD

„Diese Befunde zeigen, dass B. holmesii *ein weitverbreiteter Erreger in Bevölkerungen ist, die in hohem Maße gegen* B. pertussis *geimpft sind."*

Zhang X, Weyrich LS, et al. Lack of cross-protection against Bordetella holmesii after pertussis vaccination. Emerg Infect Dis 2012 Nov; 18(11): 1771–79.

- *Bordetella holmesii* infiziert Menschen in vielen Teilen der Welt mit keuchhustenähnlichen Symptomen. Der Standardimpfstoff gegen *Bordetella pertussis* schützt jedoch nicht vor dieser kürzlich identifizierten Art.
- In dieser Studie wurden Mäusen azelluläre oder Ganzkeimimpfstoffe gegen *B.-pertussis* verabreicht und anschließend dem Erreger *B. holmesii* ausgesetzt. Wie die Daten zeigen, schützt die Impfung gegen *B. pertussis* nicht vor Infektionen mit *B. holmesii*.

111.

„B. holmesii *passt sich weiterhin dem Menschen an und die Virulenz nimmt möglicherweise zu.*"

Pittet LF, Emonet S, et al. *Bordetella holmesii:* an under-recognised Bordetella species. *Lancet Infect Dis* 2014 Jun; 14(6): 510–19.

• Einige Menschen, die mit *B. pertussis* falsch diagnostiziert werden, sind tatsächlich mit *B. holmesii* infiziert, was pertussisähnliche Symptome und invasive Infektionen wie Bakteriämie, Lungenentzündung, Meningitis, Endokarditis, Perikarditis und Arthritis verursachen kann. Pertussisähnliche Infektionen durch *B. holmesii* werden bisweilen unterschätzt.

112.

Kamiya H, Otsuka N, et al. Transmission of *Bordetella holmesii* during pertussis outbreak, Japan. *Emerg Infect Dis* 2012 Jul; 18(7): 1166–69.

„*Bei fünf Patienten wurden epidemiologische Zusammenhänge festgestellt;* B. holmesii *wurde möglicherweise von Person zu Person übertragen.*"

113.

PERTUSSIS-IMPFSTOFFE SORGEN FÜR EINE MANGELHAFTE IMMUNITÄT, DIE IN BEVÖLKERUNGEN, IN DENEN VIELE IMPFUNGEN VERABREICHT WERDEN, AUSBRÜCHE VON KEUCHHUSTEN VERURSACHT

„*Die Tatsache, dass sich Populationen von* B. pertussis *entwickelt haben, um die durch die Impfung ausgelösten Immunantworten zu umgehen und ihre Virulenz zu verändern, wirft eine Reihe von Fragen bezüglich der Entwicklung und Verwendung künftiger Impfstoffe auf.*"

van Boven M, Mooi FR, et al. Pathogen adaptation under imperfect vaccination: implications for pertussis. *Proc Biol Sci* 2005 Aug 7; 272 (1572): 1617–24.

- Trotz jahrzehntelanger Impfung ist Keuchhusten heute ein wiederkehrendes Problem in den Industrieländern.
- In dieser Arbeit wurde das Verhalten der Erregerpopulation von *B. pertussis* unter Impfdruck untersucht.
- Der azelluläre Keuchhustenimpfstoff sorgt für eine mangelhafte Immunität, die wahrscheinlich die Verbreitung des Erregers bei geimpften Menschen erhöht. Nicht geimpfte Personen in Bevölkerungen, in denen viele Impfungen verabreicht werden, sind auch einem größeren Infektionsrisiko ausgesetzt.
- Der B.-pertussis-Stamm, verantwortlich für Keuchhusten, scheint sich weiter angepasst zu haben, mit der Folge, dass sich die Virulenz verändert und der Impfschutz umgangen wird.
- Obwohl die Fälle von Keuchhusten bei nicht geimpften Kindern seit 1995 zugenommen haben, ist die Anzahl der Fälle bei geimpften Kindern noch drastischer gestiegen.
- Keuchhusten tritt hauptsächlich bei geimpften Kindern, Jugendlichen und Erwachsenen auf.
- Impfkampagnen zur Bekämpfung des Keuchhustens sind mitunter zum Scheitern verurteilt, wenn die durch den Impfstoff verliehene Immunität nur vorübergehend ist und die Übertragungsquote von Keuchhusteninfektionen bei geimpften Menschen größer ist als bei nicht geimpften Bevölkerungen. Beides scheint zutreffend zu sein.

114.

GEGEN KEUCHHUSTEN GEIMPFTE PAVIANE WURDEN ZU ÜBERTRÄGERN UND VERBREITETEN DIE KRANKHEIT

„Unsere Ergebnisse legen nahe, dass neben der potenziell reduzierten Wirksamkeit und der nachlassenden Immunität des azellulären Keuchhustenimpfstoffs auch sein Unvermögen, die Kolonisierung und Übertragung zu verhindern, eine plausible Erklärung für das Wiederauftreten von Keuchhusten liefert."

Warfel JM, Zimmerman LI, et al. Acellular pertussis vaccines protect against disease but fail to prevent infection and transmission in a nonhuman primate model. *Proc Natl Acad Sci* 2014 Jan 14; 111(2): 787–92.

- In Ländern mit hohen Impfquoten ist Keuchhusten immer noch stark verbreitet.
- In dieser Studie wurden Pavianbabys im Alter von 2, 4 und 6 Monaten gegen Keuchhusten geimpft und einen Monat später der Krankheit ausgesetzt. Sie waren nicht vor einer Besiedlung mit *B. pertussis* und einer asymptomatischen Infektion geschützt.
- 24 Stunden nachdem die geimpften Paviane Keuchhusten ausgesetzt und in Käfige gesperrt wurden, setzte man in jeden Käfig nicht geimpfte Paviane, die von den geimpften Affen mit der Krankheit infiziert wurden.
- Paviane, die einen azellulären Keuchhustenimpfstoff bekamen, wiesen einen hohen Anteil an Bakterien in ihren Atemwegen auf und waren noch mehrere Wochen nach der Infektion ansteckend – auch wenn sie keine offensichtlichen Symptome der Krankheit zeigten.
- Der azelluläre Keuchhustenimpfstoff löst eine Immunantwort aus, die einer natürlichen Infektion unterlegen ist. Er vermag es nicht, die Infektion und die Übertragung von Keuchhusten zu verhindern.
- Die durch die Impfung herbeigeführten Antikörperspiegel korrelieren nicht mit dem Schutz.
- Diese Studie liefert Hinweise darauf, dass gegen Keuchhusten geimpfte Personen asymptomatische Träger sind und mitunter erheblich zur Verbreitung der Krankheit beitragen.
- Die Untersuchung deutet an, dass a) eine Herdenimmunität mit den derzeitigen azellulären Keuchhustenimpfstoffen nicht möglich ist und b) das Cocooning – die Impfung von Personen, die Kontakt zu Säuglingen haben – wahrscheinlich keine Vorteile für Säuglinge bietet, insbesondere dann, wenn geimpfte Personen, die keine Symptome zeigen, die Krankheit dennoch verbreiten können.

115.

MENSCHEN, DIE GEGEN KEUCHHUSTEN GEIMPFT SIND, KÖNNEN DIE KRANKHEIT DENNOCH VERBREITEN, WODURCH DIE HERDENIMMUNITÄT UND DIE AUSROTTUNG DIESES HUSTENS ZU UNERREICHBAREN ZIELEN WERDEN

„Wir kommen zu dem Schluss, dass die asymptomatische Übertragung durch Personen, die mit azellulären Impfstoffen gegen Keuchhusten geimpft wurden, auf voll empfängliche Personen die einfachmöglichste Erklärung liefert für das Wiederauftreten von B. pertussis *in den USA und Großbritannien, für die Veränderungen der altersspezifischen Anfallsraten sowie für die Zunahme der genetischen Variante von* B. pertussis *und das mehrfach nachgewiesene Versagen des Cocooning nicht geimpfter Säuglinge.*“

Althouse BM, Scarpino SV. Asymptomatic transmission and the resurgence of *Bordetella pertussis*. BMC Med 2015 Jun 24; 13(1): 146.

- Die Inzidenzrate des Keuchhustens ist gestiegen. Dafür werden üblicherweise drei Gründe genannt: 1) die nachlassende Immunität nach der Impfung, 2) die Anpassung von *B. pertussis* und 3) niedrige Impfquoten.
- Die Autoren dieser Studie liefern Hinweise auf einen vierten Grund, der das Wiederauftreten des Keuchhustens erklärt: die asymptomatische oder subklinische Übertragung von *B. pertussis*. Geimpfte Personen, die keine Anzeichen der Krankheit zeigen, können andere Menschen anstecken.
- Die für diese Arbeit verantwortlichen Autoren untersuchten epidemiologische und genetische Daten über Keuchhusten und erstellten anschließend mathematische Modelle der Übertragung von *B. pertussis*, um sich über die gesundheitlichen Folgen einer asymptomatischen Ausbreitung der Krankheit im Klaren zu sein.
- Mit zunehmender Quote der azellulären Keuchhustenimpfungen steigt auch die Anzahl der asymptomatischen Infektionen um fast das 30-Fache.

- Das Versagen des Cocooning – die Impfung von Familienmitgliedern zum Schutz von Neugeborenen und Säuglingen – ist ein überzeugender Beweis für die asymptomatische Übertragung der Krankheit von geimpften Personen auf anfällige Personen.
- Diese Untersuchung liefert eine wissenschaftliche Erklärung für die genetischen Muster von *B. pertussis*, für das Scheitern des postnatalen Cocooning sowie für das Wiederauftreten des Keuchhustens und die Gründe, warum die Herdenimmunität und die Auslöschung der Krankheit möglicherweise nicht zu verwirklichen sind.

ENTSTEHUNG DER KRANKHEITSERREGER UND
UNVOLLSTÄNDIGE IMPFSTOFFE

■ ■ ■

Ein idealer Impfstoff böte einen perfekten Schutz, der ein ganzes Leben lang anhält; allerdings sind alle Impfstoffe unvollständig und verleihen keine komplette Immunität. Einige Impfstoffe sind beispielsweise so konzipiert, dass sie die Wahrscheinlichkeit einer Infektion zwar verringern, aber nicht gänzlich eliminieren. Studien bestätigen, dass Impfstoffe, die die Wachstumsrate von Krankheitserregern in ihrem Wirt verringern sollen, für Bedingungen sorgen, die die Virulenz der Erreger tatsächlich erhöhen und die Ausrottung der Krankheit verhindern.

Krankheitsverursachende Organismen streben danach, ihre Wirte maximal zu infizieren, ohne sie zu töten. Sie entwickeln sich, um die Virulenz in nicht immunen (d. h. in nicht geimpften oder anfälligen) Bevölkerungen zu verringern und die Virulenz zu erhöhen, wenn die Wirtspopulation geimpft wird oder eine Resistenz entwickelt; unvollständige Impfstoffe haben also nicht unmittelbare Folgen. Sie veranlassen den Zielerreger zu einer unbeabsichtigten Anpassung und Entwicklung, was zu unerwünschten Krankheitsauswirkungen bei Einzelpersonen und ganzen Wirtspopulationen führt.

Die Studien in diesem Kapitel liefern starke Hinweise darauf, dass unvollständige Impfstoffe die Entwicklung von virulenten Erregerstämmen fördern, die zu schwerwiegenden und tödlichen Infektionen führen. Eine Herdenimmunität wird möglicherweise niemals erreicht, da hohe Impfquoten die Erregerfamilie dazu zwingen, das Aussterben zu verhindern, indem sie ihre feindliche Natur noch verschärfen, um sich an ihre neue Umgebung anzupassen. Wird eine echte, für einen Herdeneffekt mindestens notwendige Herdenimmunität erreicht, entsteht ein starker Selektionsdruck, der die Entstehung von mutierten Stämmen begünstigt. Dieses Anpassungsverhalten ist günstig für die Erregerfamilie, wirkt sich jedoch nachteilig auf die Ziele der Impfkampagnen aus und beeinträchtigt die allgemeine oder langfristige Krankheitslast sowohl bei geimpften als auch bei nicht geimpften Personen.

116.

UNVOLLSTÄNDIGE IMPFSTOFFE FÖRDERN DIE ENTSTEHUNG VIRULENTERER KRANKHEITSSTÄMME

„Wir erforschen die möglichen Folgen unvollständiger Impfstoffe. Die Verwendung dieser Impfstoffe kann die Entwicklung der Parasitenvirulenz vorantreiben."

Gandon S, Mackinnon MJ, et al. Imperfect vaccination: some epidemiological and evolutionary consequences. *Proc Biol Sci* 2003 Jun 7; 270 (1520): 1129–36.

- Impfstoffe können so konzipiert werden, dass sie a) die Wahrscheinlichkeit einer Infektion mit einem krankheitsauslösenden Erreger verringern oder b) die Wachstumsrate des im menschlichen Wirt vorhandenen Erregers einschränken.
- Unterschiedliche Impfstrategien haben keine unmittelbaren Konsequenzen für die Evolution – Anpassung – des Erregers und für die Auswirkungen, die die Impfung auf die *gesamte* oder *langfristige* Krankheitsbelastung hat.
- Impfstoffe, die die Wachstumsrate der Parasiten in ihrem Wirt verringern sollen, sorgen für Bedingungen, die die Parasitenvirulenz tatsächlich erhöhen und die Ausmerzung der Krankheit verhindern.
- Insbesondere hohe Impfquoten können negative Folgen für die Wirtspopulation haben, indem sie die feindliche Natur des Parasiten verstärken, was die Verbreitung der Krankheit mitunter erhöht und ihre Beseitigung verhindert.
- Die Evolution zwingt die Parasitenfamilie dazu, das Aussterben zu vermeiden, indem sie sich an eine neue Umgebung, nämlich an die geimpften Wirte, anpasst.
- Selbst wenn sich die Parasiten nicht anpassen, können durchschnittliche Impfquoten bei einer Wirtspopulation immer noch nachteilige Folgen haben, wenn sich das Risiko einer schweren Erkrankung mit dem Alter des Wirts erhöht.

117.

IMPFSTOFFE, DIE EINE UNVOLLSTÄNDIGE IMMUNITÄT BIETEN, FÖRDERN DIE ANPASSUNG VIRULENTERER ERREGERSTÄMME UND TÖDLICHER INFEKTIONEN

„Impfstoffe, die die Wachstumsrate von Krankheitserregern und/oder die Toxizität reduzieren sollen, vermindern die Selektion gegenüber virulenten Erregern. Die anschließende Anpassung führt zu einem höheren Grad an intrinsischer Virulenz und damit zu schwereren Erkrankungen bei nicht geimpften Personen. Diese Entwicklung kann alle Vorteile für die Gesamtbevölkerung zunichtemachen, sodass die Sterblichkeitsrate davon unbeeinflusst bleibt oder mit zunehmender Impfquote sogar steigt."

Gandon S, Mackinnon MJ, et al. Imperfect vaccines and the evolution of pathogen virulence. *Nature* 2001 Dec 13; 414(6865): 751–56.

• Diese Arbeit untersuchte unvollständige Impfstoffe und ihr Potenzial, die Entwicklung der Virulenz von Krankheitserregern zu fördern und die Anzahl der Todesfälle unter den Wirten zu erhöhen.
• Impfstoffe, die keine vollständige Immunität bieten, müssen vor dem Hintergrund dieser Ergebnisse neu bewertet werden.

118.

Ganusov VV, Antia R. Imperfect vaccines and the evolution of pathogens causing acute infections in vertebrates. *Evolution* 2006 May; 60(5): 957–69.

„Wir stellen fest, dass Impfstoffe gegen das Wachstum oder die Übertragung von Krankheitserregern zu einer erhöhten Wachstumsrate derselben innerhalb des Wirts führt. Die Infektion nicht geimpfter Wirte mit solchen entstandenen Erregern führt zu einer hohen Wirtsmortalität."

- In dieser Arbeit wurden Impfstoffe analysiert, die keine vollständige Immunität bieten, um festzustellen, ob sie die Anpassung von mehr oder weniger virulenten Erregerstämmen fördern.
- Unvollständige Impfstoffe fördern die Anpassung von virulenten Erregerstämmen, die zu tödlichen Infektionen führen.

119.

DIE POPULATIONSWEITE, IMPFSTOFFBEDINGTE IMMUNITÄT FÖRDERT DIE ANPASSUNG NEUER UND VIRULENTERER ERREGERSTÄMME

„Durch Experimente wurde getestet, ob der Immundruck die Anpassung virulenterer Krankheitserreger durch die Entwicklung von Parasitenreihen in immunisierten und nicht immunisierten (nicht geimpften) Mäusen fördert. Wir fanden heraus, dass Parasitenreihen, die sich in immunisierten Mäusen entwickelten, sowohl für nicht immunisierte als auch für immunisierte Mäuse virulenter wurden als Reihen, die sich in nicht immunisierten Mäusen entwickelten."

Mackinnon MJ, Read AF. Immunity promotes virulence evolution in a malaria model. *PLoS Biol* 2004; 2(9): e230.

- Krankheitserreger versuchen, ihre Wirte maximal zu infizieren, ohne sie zu töten. Sie entwickeln sich, um die Virulenz in anfälligen (nicht immunen) Populationen zu reduzieren und die Ansteckungskraft zu erhöhen, wenn die Wirtspopulation geimpft wird oder Resistenzen entwickelt.
- Erreger in Wirtspopulationen mit starker Immunität entwickeln virulentere Stämme als Erreger, die in nicht oder weniger immunen Wirtspopulationen vorkommen.
- Die Immunität gegen Krankheiten kann die natürliche Auswahl stimulieren, indem ständig aggressivere Parasiten entstehen, die die Immunabwehr umgehen. Diese neuartigen Stämme hätten nur bei geimpften Wirten einen Selektionsvorteil.

120.

„*Eine Schlussfolgerung dieser evolutionären Sichtweise der Virulenz ist, dass man davon ausgeht, dass Parasitenpopulationen als Reaktion auf medizinische Interventionen wie Impfstoffe und Medikamente neue Grade der Ansteckungskraft entwickeln.*"

Mackinnon MJ, Read AF. Virulence in malaria: an evolutionary viewpoint. *Philos Trans R Soc Lond B Biol Sci* 2004 Jun 29; 359(1446): 965–86.

- Anti-Toxin- und Anti-Wachstums-Impfstoffe verringern die Wahrscheinlichkeit, dass der Parasit seinen Wirt tötet, was wiederum die Parasitenpopulation dazu anregt, virulentere Stämme zu entwickeln.
- Durch Impfstoffe hervorgerufene Stämme wirken sich auf immune und nicht immune Menschen aus.

121.

EINE HERDENIMMUNITÄT WIRD MÖGLICHERWEISE NIE ERREICHT, DA HOHE IMPFQUOTEN DIE ENTWICKLUNG GRAVIERENDERER KRANKHEITSVERURSACHENDER ORGANISMEN FÖRDERN

„*Eine teilweise effektive Immunantwort – die ausreicht, um selektiven Druck auszuüben, aber nicht wirksam genug ist, um virale Mutanten zu unterdrücken – ist die effektivste treibende Kraft der Antigenvariante.*"

Rodpothong P, Auewarakul P. Viral evolution and transmission effectiveness. *World J Virol* 2012 Oct 12; 1(5): 131–34.

- Theoretisch wird, wenn genügend Menschen geimpft werden, eine Herdenimmunität erreicht und die Infektionskette unterbrochen. Im wirklichen Leben kann eine echte Herdenimmunität innerhalb normaler heterogener Populationen wahrscheinlich nie realisiert werden.

- Sollte es zu einer echten Herdenimmunität kommen, würde ein starker Selektionsdruck entstehen, der die Evolution mutierter Virenstämme begünstigt.

122.

André JB, Gandon S. Vaccination, within-host dynamics, and virulence evolution. *Evolution* 2006 Jan; 60(1): 13–23.

„Wir beweisen, dass Impfungen möglicherweise die Anpassung sich schneller replizierender und damit virulenter Stämme fördern. Außerdem zeigen wir, dass eine durchschnittliche Impfquote zur Koexistenz von zwei verschiedenen parasitären Strategien führen kann (ein an nicht immunisierte bzw. unbedarfte Wirte angepasster Stamm mit niedriger Virulenz und ein allgemeinerer Stamm mit großer Ansteckungskraft, der sowohl an nicht immunisierte als auch immunisierte Wirte angepasst ist).“

- In diesem Artikel wurde untersucht, wie Impfungen die Entstehung gravierenderer Krankheiten fördern.
- Unterschiedliche Impfstrategien unter verschiedenen epidemiologischen Bedingungen verändern erheblich den Krankheitsverlauf von Individuen und ganzen Wirtspopulationen.

123.

IMPFSTOFFE VERÄNDERN DIE UMGEBUNG, IN DER PARASITEN LEBEN UND FÖRDERN DIE ENTWICKLUNG VIRULENTERER STÄMME

„Für die Evolutionsökologen wäre es nicht überraschend, dass die großen epidemiologischen Störungen, die durch Impfungen verursacht werden, auch zu erheblichen Veränderungen in der Art und Weise führen, wie sich die natürliche Auswahl auf Parasitenpopulationen

auswirkt. Da es oft erhebliche genetische Variationen in der Reaktivität der Antigene unter den Parasitenstämmen gibt, werden bei der Impfung diejenigen Stämme ausgewählt, die der durch den Impfstoff induzierten immunologischen Antwort der Wirte ausweichen können."

Gandon S, Day T. The evolutionary epidemiology of vaccination. *J R Soc Interface* 2007 Oct 22; 4(16): 803–17.

- Die Wirtsumgebung, in der die Parasiten leben, wird durch Impfstoffe erheblich verändert.
- Die Virulenz der Krankheiten entsteht aufgrund von Beschränkungen für krankheitsverursachende Organismen. Impfstoffe, die das Wachstum der Parasiten hemmen, veranlassen sie dazu, sich an ihre neue Umgebung anzupassen, wobei sie aktiver und stärker werden.
- Nach Beginn eines Impfprogramms treten die meisten Infektionen in der nicht geimpften Bevölkerung auf. Da diese Gruppe weniger infektionsanfällige Wirte hat – und der Parasit seinen Wirt nicht töten will –, wird eine geringere Virulenz gewählt. Die geimpfte Population weist dagegen eine stärkere Immunität auf, sodass Neuinfektionen in dieser Gruppe nur dann auftreten, wenn Stämme, die übertragbarer und virulenter sind, ausgewählt werden.

124.

Magori K, Park AW. The evolutionary consequences of alternative types of imperfect vaccines. *J Math Biol* 2014 Mar; 68(4): 969–87.

„Das Auftauchen und die Verbreitung von mutierten Krankheitserregern, die sich den Auswirkungen prophylaktischer Maßnahmen, einschließlich Impfstoffen, entziehen, stellen eine Bedrohung für uns dar, Infektionskrankheiten weltweit zu bändigen."

- Unvollständige Impfstoffe begünstigen selektiv die Entstehung mutierter Erregerstämme und bestätigen damit einen Zusammenhang zwischen epidemiologischer und evolutionärer Dynamik.

125.

KRANKHEITSERREGER ENTWICKELN SICH, UM IN IMMUNPOPULATIONEN VIRULENTER ZU WERDEN, WODURCH DIE VORTEILE DER IMPFUNG GESCHMÄLERT WERDEN

„Die Wirtsimmunität erhöht die Selektion für immer aggressivere Stämme. Daher können Impfstoffe, die die Replikation von Krankheitserregern verringern, die selektiven Prozesse für virulentere Erreger verstärken, die Vorteile der Impfung zunichtemachen und nicht geimpfte Personen einem größeren Risiko aussetzen."

Mackinnon MJ, Gandon S, Read AF. Virulence evolution in response to vaccination: the case of malaria. *Vaccine* 2008 Jul 18;26 Suppl 3:C42–52.

- Krankheitserreger können in einer anormalen Wirtsumgebung eine stärkere Virulenz entwickeln, was nach einem bevölkerungsweiten Impfprogramm auftreten kann.
- In dieser Arbeit haben Wissenschaftler Gruppen von Mäusen mit Parasitenklonen infiziert, um die Relation zwischen Übertragbarkeit, Beharrlichkeit und Virulenz der Infektion zu quantifizieren.
- Erreger mit idealer Leistungsfähigkeit sind solche mit einer mittleren Virulenz.
- Die Vorteile einer höheren Übertragbarkeit und Beständigkeit treten nur auf, wenn der Wirt überlebt. Zu virulente Krankheitserreger töten ihre Wirte und stoppen so die Übertragung von Infektionen.
- Der evolutionär erfolgreichste Erreger maximiert die Dauer der Infektion und sein Vermögen, neue Wirte zu infizieren, während er die Virulenz gerade so weit unterdrückt, dass sein Wirt am Leben bleibt.
- In geimpften Populationen, in denen die Wirte immun sind, können sich Erregervarianten mit größerer Virulenz entwickeln, da der Tod des Wirts weniger wahrscheinlich ist. In nicht geimpften Populationen ist der Tod des Wirts wahrscheinlicher, daher werden virulente Stämme an der Entstehung gehindert.
- Die evolutionären Konsequenzen, die mit der weitverbreiteten Verwendung von Impfstoffen verbunden sind, bei denen

Krankheitserreger durch immunisierte Wirte übertragen werden können, müssen sorgfältig abgewogen werden.

126.

UNVOLLSTÄNDIGE IMPFSTOFFE KÖNNEN EIN WIEDERAUFTRETEN DER KRANKHEIT AUSLÖSEN

„Die Bekämpfung einiger Kinderkrankheiten hat sich selbst in Ländern mit hoher Impfquote als schwierig erwiesen; dies ist eventuell auf die Verwendung unvollständiger Impfstoffe zurückzuführen."

Magpantay FMG, Riolo MA, et al. Epidemiological consequences of imperfect vaccines for immunizing infections. *Siam J Appl Math* 2014; 74(6): 1810–30.

- Kein Impfstoff bietet lebenslangen perfekten Schutz; sie alle versagen auf irgendeine Weise.
- In diesem Artikel wurden drei verschiedene Arten unvollständiger Impfstoffe systematisch analysiert – hinsichtlich der Durchlässigkeit, dem Alles-oder-nichts-Prinzip und bezüglich des abnehmenden Schutzes –, um ihre verschiedenen Arten des Versagens, die Auswirkungen auf die Herdenimmunität und die Bekämpfung der Krankheit auf Bevölkerungsebene zu bewerten.
- Unvollständige Impfstoffe können a) die Wahrscheinlichkeit einer Infektion nach der Exposition verringern, b) einem bestimmten Prozentsatz der geimpften Personen keinen Schutz gewähren oder c) einen Schutz bieten, der irgendwann abnimmt.
- Mathematische Simulationen weisen darauf hin, dass einige unvollständige Impfstoffe einen „Flitterwochen"-Zeitrahmen haben, d.h. einen temporären Zeitabschnitt mit geringem Krankheitsaufkommen nach Beginn der Impfkampagnen.
- Auf die Flitterwochen-Perioden folgen verschiedene Arten des Impfstoffversagens – bemessen nach Grad, Einnahme oder Dauer –, was Jahre oder Jahrzehnte später zu einem Wiederauftreten der Krankheit auf Bevölkerungsebene führt.

HAEMOPHILUS INFLUENZAE

■ ■ ■

mpfstoffe, die auf einige, aber nicht alle Bakterienstämme einer Krankheit abzielen, können die Entstehung anderer Stämme auslösen, die
stärker hervortreten, wenn sie die früheren Stämme ersetzen. Häufig
sind die neuen Stämme virulenter und können Altersgruppen infizieren,
die normalerweise nicht von der Krankheit betroffen sind. Dies geschah
nach Impfprogrammen gegen *Haemophilus influenzae* Typ b (Hib) und Pneumokokken.

Haemophilus influenzae (steht in keinem Zusammenhang mit der
Grippe) ist eine schwere bakterielle Erkrankung, die Mittelohrentzündun-
gen, Atemwegsinfektionen, Entzündungen im Rachenraum und Meningitis
verursachen kann. Es gibt mehrere verschiedene Bakterienstämme von
Haemophilus influenzae, einschließlich der Typen a, b, c, d, e, f und anderer
nicht typisierbarer Stämme. Im Jahr 1991 wurde ein Impfstoff gegen Hib
für US-amerikanische Kinder empfohlen, da dieser Stamm die häufigste
Ursache für bakterielle Meningitis war. (Die anderen Stämme verursachten
selten invasive Krankheiten.) Kurz darauf wurde der Hib-Impfstoff in vielen
anderen Ländern der Welt eingeführt.

Die Studien in diesem Abschnitt liefern den Nachweis, dass Massen-
impfungen gegen *Haemophilus influenzae* Typ b die durch den b-Stamm
(Hib) verursachten Fälle von *Haemophilus influenzae* verringerten, aber die
Anzahl der tödlichen Infektionen durch den a-Stamm (Hia) und andere
Nicht-b-Stämme erhöhten. Nach jahrelangen Impfungen gegen Hib hat
das Auftreten von *Haemophilus influenzae* durch Nicht-b-Stämme weltweite
Besorgnis ausgelöst. Invasive Nicht-b-Stämme von *Haemophilus influenzae*
sind virulenter und verursachen schwere Erkrankungen bei Kindern. Auch

Erwachsene und ältere Menschen sind nach Hib-Impfungen für Kinder anfälliger für die invasive Haemophilus-Influenzae-Krankheit geworden. Bakterienstämme, die ältere Menschen infizieren, sind besonders schwerwiegend, was zu einem deutlichen Anstieg der Hospitalisierungen und Todesfälle geführt hat.

127.

MASSENIMPFPROGRAMME GEGEN *HAEMOPHILUS INFLUENZAE* TYP B (HIB) SORGTEN FÜR EINE ZUNAHME DER TÖDLICHEN INFEKTIONEN DURCH *HAEMOPHILUS INFLUENZAE* TYP A (HIA)

„Seit der Einführung des konjugierten Impfstoffs gegen Haemophilus influenzae Typ b (Hib) ist die Infektion mit Haemophilus influenzae Typ a (Hia) zu einer bedeutenden invasiven bakteriellen Erkrankung geworden."

Bruce MG, Zulz T, et al. *Haemophilus influenzae* serotype an invasive disease, Alaska, USA, 1983–2011. *Emerg Infect Dis* 2013; 19(6): 932–37.

- Die Infektion mit *Haemophilus influenzae* Typ a (Hia) tritt vor allem bei Kindern unter 2 Jahren auf und ist eine schwere Erkrankung, die zu Meningitis, Krankenhausaufenthalten und Tod führt.
- In Alaska wurden 84 % der Kinder, die mit *Haemophilus influenzae* Typ a (Hia) infiziert waren, ins Krankenhaus eingeliefert, die Sterblichkeitsrate lag bei 9 %.

128.

Ribeiro GS, Reis JN, et al. Prevention of *Haemophilus influenzae* type b (Hib) meningitis and emergence of serotype replacement with type a strains after introduction of Hib immunization in Brazil. *J Infect Dis* 2003 Jan 1; 187(1): 109–16.

„Die Impfung gegen Haemophilus influenzae Typ b trug zu einem erhöhten Risiko für Haemophilus influenzae Typ a Meningitis bei."

- Massenimpfungen gegen *Haemophilus influenzae* Typ b verringerten die durch den b-Stamm (Hib) verursachten Fälle von *Haemophilus influenzae*, wohingegen die durch den a-Stamm (Hia) verursachten Fälle zunahmen.
- Die Häufigkeit von Meningitis, verursacht von *Haemophilus influenzae* Typ a (Hia), stieg innerhalb eines Jahres nach Beginn eines Impfprogramms gegen *Haemophilus influenzae* Typ b (Hib) um das Achtfache an.

129.

HIB-IMPFUNG VERRINGERTE FÄLLE VON *HAEMOPHILUS INFLUENZAE*, VERURSACHT DURCH DEN B-STAMM, VERMEHRTE JEDOCH FÄLLE DURCH ANDERE STÄMME

„Die Impfung gegen Hib hat die Epidemiologie der invasiven Infektionen durch Haemophilus influenzae *verändert."*

Adam HJ, Richardson SE, et al. Changing epidemiology of invasive *Haemophilus influenzae* in Ontario, Canada: evidence for herd effects and strain replacement due to Hib vaccination. *Vaccine* 2010 May 28; 28(24): 4073–78

- Die Impfung gegen *Haemophilus influenzae* Typ b reduzierte zwar die Fälle von Hib, erhöhte aber die Fälle von *Haemophilus influenzae*, die durch nicht typisierbare und f-Stämme verursacht wurden.
- Vor der Impfung von Säuglingen gegen Hib wurden 65 % aller Fälle von *Haemophilus influenzae* durch den b-Stamm ausgelöst. Nach der Hib-Impfung werden jetzt 84 % aller Fälle durch den f-Stamm und andere Nicht-b-Stämme verursacht.

130.

Sadeghi-Aval P, Tsang RS, et al. Emergence of non-serotype b encapsulated *Haemophilus influenzae* as a cause of pediatric meningitis in northwestern Ontario. *Can J Infect Dis Med Microbiol* 2013 Spring; 24(1): 13–16.

„Vor der Einführung der konjugierten Hib-Impfstoffe war Hib die Hauptursache für invasive bakterielle Erkrankungen bei Kindern unter 5 Jahren. In der Ära nach der Einführung der Hib-Impfstoffe sind b-Stämme ohne Serotyp die wichtigste Ursache für invasive Haemophilus-influenzae-Krankheiten geworden. Die Verlagerung hin zu virulenteren b-Stämmen ohne Serotyp kann eine Folge des Kapselwechsels oder -ersatzes sein."

- Nach jahrelanger Impfung gegen Hib löst das Auftreten von *Haemophilus influenzae* aufgrund von Nicht-b-Stämmen weltweite Besorgnis aus.
- Invasive Nicht-b-Stämme von *Haemophilus influenzae* sind virulenter und verursachen schwere Erkrankungen bei Kindern.

131.

HIB-IMPFPROGRAMME FÜR KINDER ERHÖHTEN DIE FÄLLE VON INVASIVEN INFEKTIONEN MIT *HAEMOPHILUS INFLUENZAE* BEI ERWACHSENEN

„Obwohl die Anzahl der Infektionen mit Haemophilus influenzae *Typ b (Hib) bei Erwachsenen nach der Einführung von Hib-Impfstoffen für Kinder zurückging, ... stieg die Gesamtzahl der invasiven Infektionen mit* Haemophilus influenzae *aufgrund eines starken Anstiegs der Infektionen durch nicht gekapselte Haemophilus-influenzae-Stämme."*

Sarangi J, Cartwright K, et al. Invasive *Haemophilus influenzae* disease in adults. *Epidemiol Infect* 2000 Jun; 124(3): 441–47.

- Nachdem ein nationales Impfprogramm für Kinder gegen *Haemophilus influenzae* Typ b (Hib) eingeführt wurde, stieg die Gesamtzahl der invasiven Infektionen mit *Haemophilus influenzae* bei Erwachsenen an.

132.

Rubach MP, Bender JM, et al. Increasing incidence of invasive *Haemophilus influenzae* disease in adults, Utah, USA. *Emerg Infect Dis* Sep 2011; 17(9): 1645–50.

„Da die Verbreitung von Hib [durch Impfung] zurückgegangen ist, scheinen andere eingekapselte Serotypen als Hauptursachen für invasive Krankheiten aufgetaucht zu sein, einschließlich Hif in Illinois und Hia in Brasilien, Manitoba und im Nordwesten Ontarios."

- Erwachsene sind nach Hib-Impfungen bei Kindern anfälliger für die invasive Haemophilus-influenzae-Krankheit geworden.
- Die meisten Fälle von *Haemophilus influenzae* werden heute durch die Zunahme von Stämmen, die nicht Typ b zugehörig sind, verursacht; sie treten in der älteren Bevölkerung auf und haben eine hohe Sterblichkeitsrate zur Folge.
- Die vermehrten Fälle vom virulenten Bakterium *Haemophilus influenzae* (nicht von Typ b) bei Erwachsenen könnten durch den Verlust der Kreuzimmunität, die durch die natürliche Exposition gegenüber Hib oder durch Veränderungen in den Organismen hervorgerufen wurde, verursacht werden.

133.

HIB-IMPFSTOFFE FÜR KINDER VERURSACHTEN VERMEHRT FÄLLE VON SCHWEREN INFEKTIONEN, DIE NICHT DEM BAKTERIUM *HAEMOPHILUS INFLUENZAE* TYP B GESCHULDET WAREN, IN ANDEREN ALTERSGRUPPEN

„Die klinische Belastung durch die invasive, nicht vom Typ b stammende Haemophilus-influenzae-Krankheit, gemessen an den Krankenhaustagen pro 100.000 Risikopersonen und an dem Jahr, stieg während des gesamten Studienzeitraums deutlich an."

Resman F, Ristovski M, et al. Invasive disease caused by *Haemophilus influenzae* in Sweden 1997–2009; evidence of increasing incidence and clinical burden of non-type b strains. *Clin Microbiol Infect* 2011 Nov; 17(11): 1638–45.

- Nach der Kinderimpfung gegen *Haemophilus influenzae* Typ b (Hib) stellten die Forscher eine statistisch bedeutsame Zunahme der Fälle von invasiven Haemophilus-influenzae-Erkrankungen bei älteren Menschen fest, die durch *Haemophilus influenzae* Typ f (Hif) und nicht typisierbare Stämme verursacht wurden.
- Die neuen Stämme sind schwerwiegend. Mehr als ein Drittel der Hif-Fälle und ein Fünftel der nicht typisierbaren Fälle erforderten eine intensivmedizinische Behandlung.

134.

„Die invasive Haemophilus-influenzae-Infektion in einer gegen Hib geimpften Population ... betraf sowohl nicht typisierbare als auch eingekapselte Stämme. Erwachsene waren anfällig für invasive Krankheiten aufgrund von nicht typisierbaren Stämmen und solchen mit Serotyp b und f, wohingegen bei Kindern die meisten Krankheiten auf Bakterien des Serotyps a zurückzuführen waren."

Shuel M, Hoang L, et al. Invasive *Haemophilus influenzae* in British Columbia: non-Hib and non-typeable strains causing disease in children and adults. *Int J Infect Dis* 2011 Mar; 15(3): e167173.

- Nach Hib-Impfungen bei Kindern traten vermehrt Fälle von *Haemophilus influenzae* bei Kindern und Erwachsenen auf, die nicht auf den Hib-Erreger zurückzuführen waren und bei denen es sich um nicht typisierbare Fälle handelte.
- Nicht typisierbare Stämme von *Haemophilus influenzae* sind resistent gegen Antibiotika.

135.

HIB-IMPFSTOFFE FÜR KINDER VERURSACHTEN
BEI ÄLTEREN MENSCHEN MEHR TÖDLICHE FÄLLE
VON INFEKTIONEN OHNE DEN HIB-ERREGER

„Die epidemiologischen Merkmale der invasiven Infektion mit H. influenzae haben sich von einer Krankheit, die vorwiegend Kinder betrifft und vom Typ b dominiert wird, zu einer Krankheit gewandelt, von der hauptsächlich Erwachsene betroffen sind und die von nicht typisierbaren Stämmen beherrscht wird."

Dworkin MS, Park L, Borchardt SM. The changing epidemiology of invasive *Haemophilus influenzae* disease, especially in persons > or = 65 years old. *Clin Infect Dis* 2007 Mar 15; 44(6): 810–16.

- Nach Hib-Impfungen bei Kindern nahmen die Fälle von *Haemophilus influenzae*, die nicht durch Typ b (Typen a, c, d, e, f und nicht typisierbare Stämme) verursacht wurden, bei Erwachsenen und älteren Menschen beträchtlich zu.
- Im Jahr 2004 war bei älteren Menschen die Wahrscheinlichkeit, an *Haemophilus influenzae* zu erkranken, fast viermal höher als neun Jahre zuvor (QV = 3,6). Die Sterblichkeitsrate betrug 21 %.

136.

Zanella RC, Bokermann S, et al. Changes in serotype distribution of *Haemophilus influenzae* meningitis isolates identified through laboratory-based surveillance following routine childhood vaccination against *H. influenzae* type b in Brazil. *Vaccine* 2011 Nov 8; 29(48): 8937–42.

„Nach der routinemäßigen Impfung von Kindern gegen Haemophilus influenzae *Typ b (Hib) ... berichteten passive Laborüberwachungen über eine steigende Anzahl von Serotypen, die nicht zum Typ b gehörten, und nicht typisierbaren Haemophilus-influenzae-Erregern aufgrund von Meningitisfällen."*

- Vor der Impfung gegen Hib wurden 98 % aller Fälle von Haemophilus-influenzae-Meningitis durch den b-Stamm verursacht. Nach der Impfung machten nicht typisierbare Serotypen und solche, die nicht vom Typ b waren, 41 % aller Fälle aus.
- Die Inzidenzrate der nicht typisierbaren Haemophilus-influenzae-Meningitis nahm in mehreren Altersklassen zu.

PNEUMOKOKKEN

■ ■ ■

Die Infektion mit Pneumokokken, oder *Streptococcus pneumoniae*, ist eine schwere bakterielle Erkrankung, die Ohrinfektionen, Blutinfektionen, Lungenentzündungen und Meningitis verursachen kann. Der Pneumokokken-Erreger besteht aus etwa 90 verschiedenen Stämmen. Im Jahr 2000 wurde ein Impfstoff, der gegen sieben dieser Stämme (PCV7)[1] gerichtet ist, für US-amerikanische Säuglinge zugelassen und empfohlen. Allerdings tragen die Stämme von *Streptococcus pneumoniae* einen starken Konkurrenzkampf untereinander aus, was erklärt, warum die Stämme, die nicht im Impfstoff enthalten sind, schnell diejenigen ersetzten, auf die der Impfstoff abzielte. So wurde 2010 ein neuer Impfstoff gegen 13 Pneumokokken-Stämme (PCV13)[2] in den USA, Großbritannien und Kanada eingeführt. Heute werden Pneumokokken-Impfstoffe in vielen Ländern der Welt eingesetzt.

Die Studien in diesem Abschnitt liefern den Nachweis, dass der Pneumokokken-Impfstoff die durch einige Stämme verursachten Fälle von Pneumokokken-Erkrankungen reduziert, aber die durch andere Stämme verursachten Fälle erhöht hat. Die Quote der Pneumokokken-Erkrankungen ging nach der allgemeinen Kinderimpfung gegen die Krankheit zunächst zurück, stieg jedoch an, als die nicht im Impfstoff enthaltenen Stämme der Pneumokokken die angegriffenen Stämme ersetzten, sodass sich die Wirkung des Impfstoffs als unzureichend erwies. Einige der neu entstandenen Stämme sind hoch virulent und resistent gegen Antibiotika. Die

---

[1] Bekannt unter Prevenar®, mittlerweile nicht mehr im Handel.
[2] Bekannt unter dem Handelsnamen Prevenar 13®.

Kinderimpfung erhöhte zudem das Risiko einer invasiven Pneumokokken-Erkrankung bei Erwachsenen. Die impfstoffbedingten, lebensbedrohlichen Pneumokokken-Stämme sind heute ein weltweites Problem.

137.

DER PNEUMOKOKKEN-IMPFSTOFF (PCV7) VERRINGERTE FÄLLE VON PNEUMOKOKKEN-ERKRANKUNGEN, DIE DURCH BESTIMMTE STÄMME VERURSACHT WURDEN, ERHÖHTE JEDOCH DIE ANZAHL DER FÄLLE, FÜR DIE ANDERE STÄMME VERANTWORTLICH WAREN

„Die Einführung des 7-valenten Pneumokokken-Konjugatimpfstoffs (PCV7) im Jahr 2000 in den USA hatte beträchtlichen Einfluss auf das verringerte Auftreten schwerer und invasiver Pneumokokken-Erkrankungen in allen Altersgruppen, insbesondere bei Kindern unter 2 Jahren. Das Aufkommen von nicht im Impfstoff enthaltenen Pneumokokken-Serotypen (z. B. 19A, 3, 15 und 33), die die verimpften Serotypen ersetzten, haben zu einem höheren Auftreten gravierender und invasiver Infektionen geführt."

Tan TQ. Serious and invasive pediatric pneumococcal disease: epidemiology and vaccine impact in the USA. *Expert Rev Anti Infect Ther* 2010 Feb; 8(2): 117–25.

- Trotz jahrelanger Impfungen gegen *Streptococcus pneumoniae* sind schwere und invasive Pneumokokken-Infektionen weiterhin weltweit für Erkrankungen und Todesfälle verantwortlich.

138.

Mehtälä J, Antonio M, et al. Competition between *Streptococcus pneumoniae* strains: implications for vaccine-induced replacement in colonization and disease. *Epidemiology* 2013 Jul; 24(4): 522–29.

„Bei einer Besiedlung mit Pneumokokken und einer anschließenden Erkrankung stellt die durch Impfstoffe verursachte Verdrängung durch Serotypen, die nicht im Impfstoff enthalten sind, eine Gefahr für die langfristige Wirksamkeit der Pneumokokken-Impfung dar."

- Erregerstämme von *Streptococcus pneumoniae* (Pneumokokken-Erkrankung) stehen in starker Konkurrenz zueinander, was erklärt, warum die Stämme, die nicht im Impfstoff enthalten sind, schnell die Stämme ersetzten, auf die der Impfstoff abzielte.

139.

DER IMPFSTOFF (PCV7) REDUZIERTE ZWAR FÄLLE VON INVASIVEN PNEUMOKOKKEN-ERKRANKUNGEN BEI KINDERN, ERHÖHTE JEDOCH DEUTLICH DIE FÄLLE BEI ERWACHSENEN

„Eine stärkere Verringerung der Krankheitsfälle [nach der allgemeinen Pneumokokken-Impfung] wurde durch eine Zunahme der ersetzenden bzw. verdrängenden Serotypen, insbesondere in der Altersgruppe der über 65-Jährigen, ausgeglichen."

Sahni V, Naus M, et al. The epidemiology of invasive pneumococcal disease in British Columbia following implementation of an infant immunization program: increases in herd immunity and replacement disease. *Can J Public Health* 2012 Jan–Feb; 103(1): 29–33.

- Kurz nachdem ein Massenimpfungsprogramm gegen Pneumokokken in British Columbia initiiert wurde, führte der Impfstoff zu dem *Replacement*-Effekt der Serotypen.
- Stämme *von Streptococcus pneumoniae*, auf die der Impfstoff nicht abzielte, verdrängten Stämme, gegen die der Impfstoff gerichtet war, und verursachten neue Fälle von Pneumokokken-Erkrankungen bei älteren Menschen.

140.

Norton NB, Stanek RJ, et al. Routine pneumococcal vaccination of children provokes new patterns of serotypes causing invasive pneumococcal disease in adults and children. *Am J Med Sci* 2013 Feb; 345(2): 112–20.

„Sechs bis zehn Jahre nach Beginn der Pneumokokken-Impfung ging die invasive Pneumokokken-Erkrankung (IPD) bei Kindern deutlich zurück, wohingegen die IPD bei Erwachsenen erheblich zunahm."

- Die Impfung von Säuglingen gegen *Streptococcus pneumoniae* bewirkte eine große Verlagerung der prävalenten Stämme, die für die Entstehung von Pneumokokken-Erkrankungen verantwortlich sind.
- Bei Erwachsenen besteht ein besonderes Risiko für eine invasive Pneumokokken-Erkrankung, die impfstoffbedingt durch einen Serotypenshift verursacht wird, indem verimpfte Serotypen durch andere ersetzt werden.

141.

DER IMPFSTOFF (PCV7) LIESS HOCH VIRULENTE, ANTIBIOTIKARESISTENTE PNEUMOKOKKEN-STÄMME ENTSTEHEN

„Diese Studie zeigt bei Kleinkindern einen schnellen, fast vollständigen Ersatz von kolonisierenden Pneumokokken-Stämmen, die mit dem Konjugatimpfstoff (PCV7) verabreicht werden, durch Stämme, die PCV7 nicht abdeckt. Einige bisher übliche Risikofaktoren für die Übertragung haben sich geändert, was darauf hindeutet, dass die Veränderungen des Serotyps unser bisheriges Wissen über die Pneumokokken-Übertragung infrage stellen könnten."

Huang SS, Hinrichsen VL, et al. Continued impact of pneumococcal conjugate vaccine on carriage in young children. *Pediatrics* 2009 Jul; 124(1): e1–11.

- Inzidenzraten invasiver Pneumokokken-Erkrankungen gingen nach der allgemeinen Kinderimpfung gegen die Krankheit zunächst zurück, stiegen jedoch an, als Stämme, die nicht im Impfstoff enthalten waren, die vom Impfstoff anvisierten Stämme schnell ersetzten.
- Es gibt Hinweise darauf, dass antibiotikaresistente Stämme von invasiven Pneumokokken-Erkrankungen durch die Rekombination von Impfstoffen, die Bakterienstämme enthalten, und solchen, die keine Stämme enthalten, entstanden sind.

142.

Dagan R. Serotype replacement in perspective. *Vaccine* 2009 Aug 21; 27 Suppl 3: C22–24.

„Seit der Einführung des 7-valenten Pneumokokken-Konjugatimpfstoffs (PCV7) wurde ein Anstieg der Inzidenz invasiver Pneumokokken-Erkrankungen beobachtet, die durch nicht im Impfstoff enthaltene Serotypen – Serotypen-Replacement – verursacht werden."

- Die nicht im Impfstoff enthaltenen Stämme zielen auf Kinder mit medizinischen Grunderkrankungen sowie auf ältere Menschen ab.
- Der Stamm 19A, der sich als zunehmend antibiotikaresistent erweist, stellt eine wachsende Bedrohung sowohl für geimpfte als auch für nicht geimpfte Menschen dar.

143.

DER ERSATZ DER BAKTERIENSTÄMME AUSGELÖST DURCH DIE PNEUMOKOKKEN-IMPFUNG IST EIN WELTWEITES PROBLEM

„Unsere Daten ergaben ein unerwartetes Muster beim Austausch der Pneumokokken-Serotypen nach der Impfung mit PCV7. Die kontinuierliche Überwachung der Pneumokokken-Übertragung ist wichtig für Entscheidungen, die in Japan über die Zukunft der nationalen Impfrichtlinien getroffen werden."

Oikawa J, Ishiwada N, et al. Changes in nasopharyngeal carriage of *Streptococcus pneumoniae* ... in Japan. *J Infect Chemother* 2014 Feb; 20(2): 146–49.

• Die sieben Pneumokokken-Stämme, auf die der Impfstoff abzielt, sind praktisch verschwunden, aber die Gesamtrate der Pneumokokken hat sich durch den Ersatz der Stämme nicht verändert.

144.

Alexandre C, Dubos F, et al. Rebound in the incidence of pneumococcal meningitis in northern France: effect of serotype replacement. *Acta Paediatr* 2010 Nov; 99(11): 1686–90.

„Die Inzidenz von Pneumokokken-Meningitis bei Säuglingen hat sich in Nordfrankreich während des Pneumokokken-Impfprogramms mit Konjugatimpfstoffen mit dem Auftauchen von Pneumokokken-Serotypen, die nicht im Impfstoff enthalten waren, wieder erhöht."

145.

Melegaro A, Choi YH, et al. Dynamic models of pneumococcal carriage and the impact of the heptavalent pneumococcal conjugate vaccine on invasive pneumococcal disease. *BMC Infect Dis* 2010 Apr 8; 10: 90.

„Diese Analyse legt nahe, dass ein Impfprogramm gegen Pneumokokken mit Konjugatimpfstoffen die darin enthaltenen Serotypen davon abhalten würde zu zirkulieren. Eine vermehrte Übertragung von Serotypen, die nicht im Impfstoff vorkommen, und die damit verbundene Zunahme invasiver Krankheiten könnte jedoch die Vorteile verringern, aufheben oder überwiegen."

146.

PCV13 VERDRÄNGTE PCV7 AUFGRUND DES SCHNELLEN STAMM-REPLACEMENT; ALLERDINGS IST NICHT DAVON AUSZUGEHEN, DASS DIES EINEN GROßEN EINFLUSS AUF DIE VERRINGERUNG DER GESAMTLAST DURCH PNEUMOKOKKEN-ERKRANKUNGEN HAT

„Die Einführung des 13-valenten Pneumokokken-Konjugatimpfstoffs (PCV13) hatte keinen Einfluss auf die Gesamtrate der Kolonisierung mit Pneumokokken."

Lee GM, Kleinman K, et al. Impact of 13-valent pneumococcal conjugate vaccination on *Streptococcus pneumoniae* carriage in young children in Massachusetts. *J Pediatric Infect Dis* Soc 2014 Mar; 3(1): 23–32.

- Im April 2010 ersetzte der Pneumokokken-Impfstoff (PCV13) zur Bekämpfung von 13 Stämmen den bisherigen Pneumokokken-Impfstoff (PCV7), der nur gegen 7 Stämme gerichtet war.
- Bei gesunden Kindern im Alter von 6 bis 23 Monaten wurde die Anzahl der Pneumokokken-Stämme, auf die PCV13 abzielte, reduziert, wohingegen die Anzahl der nicht im Impfstoff enthaltenen Stämme bei allen Kindern zunahm.
- Der Impfstoff zeigte bei älteren Kindern keine Wirkung, und einige der nicht im Impfstoff vorkommenden Stämme sind gegen Antibiotika resistent.

147.

Bottomley C, Roca A, et al. A mathematical model of serotype replacement in pneumococcal carriage following vaccination. *J R Soc Interface* 2013 Oct 16; 10(89): 20130786.

„Die derzeit verwendeten Pneumokokken-Konjugatimpfstoffe schützen nur gegen einige Serotypen des Bakteriums und es gibt nun starke

Hinweise darauf, dass die nicht im Impfstoff enthaltenen Serotypen in den meisten geimpften Populationen häufiger vorkommen."

- Es gibt Anzeichen dafür, dass eine allgemeine Impfung mit PCV13 – dem Impfstoff gegen 13 Stämme von *Streptococcus pneumoniae* – die Gesamtprävalenz der Pneumokokken-Erkrankungen kaum verringern wird, da der Reduktion der Stämme, auf die der Impfstoff abzielt, durch eine Zunahme der Stämme, die der Impfstoff nicht abdeckt, entgegengewirkt wird.

148.

MAN NIMMT AN, DASS PCV13 WIE AUCH PCV7 WEITERHIN EINEN RASCHEN ERSATZ DER STÄMME BEWIRKT, SODASS SICH DER NEUE PNEUMOKOKKEN-IMPFSTOFF ALS UNZUREICHEND ERWEIST

„Da es in den nächsten Jahren mehr Impfungen mit PCV13 geben wird, gehen wir davon aus, dass die Gesamtrate der Kolonisierung vorübergehend sinkt, es aber möglicherweise auch zu einer Verdrängung von Serotypen kommt, die PCV13 nicht enthält."

Wroe PC, Lee GM, et al. Pneumococcal carriage and antibiotic resistance in young children before 13-valent conjugate vaccine. *Pediatr Infect Dis J* 2012 March; 31(3): 249–54.

- Sieben Jahre nach der Einführung von PCV7 wurden alle Stämme, auf die der Impfstoff abzielte, schnell und fast vollständig durch Stämme ersetzt bzw. verdrängt, gegen die der Impfstoff nicht gerichtet war.
- Obwohl PCV7 zunächst einen Rückgang der vom Impfstoff angegriffenen Pneumokokken-Stämme verursachte, erreichte die gesamte Übertragungsrate der Pneumokokken aufgrund des Ersatzes durch Stämme, die nicht im Impfstoff enthalten sind, schnell wieder das Niveau vor der PCV7- Einführung.

- Die nicht im Impfstoff vorkommenden Stämme, die die anvisierten Impf-stämme ersetzten, erweisen sich als zunehmend antibiotikaresistent.

149.

> Ricketson LJ, Wood ML, et al. Trends in asymptomatic nasopharyngeal colonization with *Streptococcus pneumoniae* after introduction of the 13-valent pneumococcal conjugate vaccine in Calgary, Canada. *Pediatr Infect Dis J* 2014 Jul; 33(7): 724–30.

„Die bakterielle Besiedlung der Schleimhäute des Nasen-Rachen-Raums hat sich seit der Einführung von Konjugatimpfstoffen grund-legend verändert ... Bis 2012 haben die nicht im Impfstoff enthaltenen Serotypen diejenigen, die verimpft wurden, fast vollständig ersetzt. Die Auswirkungen auf die klinische Erkrankung bleiben abzuwarten.“

- Nur zwei Jahre nach der Einführung von PCV13 waren 94 % aller Pneumokokken-Stämme bei gesunden Kindern Serotypen, die nicht vom Impfstoff abgedeckt wurden.

150.

IMPFSTOFFE GEGEN PNEUMOKOKKEN-ERKRANKUNGEN – PCV7 UND PCV13 – HABEN EIN WELTWEITES WETTRÜSTEN GEGEN SCHWERE UND INVASIVE PNEUMOKOKKEN-STÄMME AUSGELÖST

„Die Impfung gegen nur einige Serotypen kann zur Ausrottung der verimpften Typen und zur Verdrängung durch andere führen.“

> Flasche S, Edmunds WJ, et al. The impact of specific and non-specific immunity on the ecology of *Streptococcus pneumoniae* and the implica-tions for vaccination. *Proc Biol Sci* 2013 Oct 2; 280(1771): 20131939.

- Die Familie der Pneumokokken-Erreger besteht aus mehr als 90 verschiedenen Stämmen.
- Eine Verdrängung der Stämme ist unvermeidlich, wenn Impfstoffe nur auf einige der vielen miteinander konkurrierenden Stämme abzielen.
- Nicht im Impfstoff enthaltene Stämme haben diejenigen ersetzt, gegen die der Pneumokokkenimpfstoff der ersten Generation (PCV7) gerichtet war, sodass weltweit neue Impfstoffe (PCV10, 13, 15 etc.) gegen zusätzliche Stämme eingesetzt werden, was einer Art Wettrüsten gegen mehrere Stämme gleichkommt.

151.

Tan TQ. Pediatric invasive pneumococcal disease in the United States in the era of pneumococcal conjugate vaccines. *Clin Microbiol Rev* 2012 July; 25(3): 409–19.

„Die Zulassung (im Jahr 2000) und die anschließende weitverbreitete Anwendung eines 7-valenten Pneumokokken-Konjugatimpfstoffs (PCV7) wirkte sich beträchtlich auf das verringerte Auftreten schwerer invasiver Pneumokokken-Erkrankungen in allen Altersgruppen aus, insbesondere bei Kindern unter 2 Jahren. Allerdings hat die Verbreitung von ersetzenden Serotypen, die nicht von PCV7 abgedeckt werden, insbesondere der Serotyp 19A, zu einem vermehrten Auftreten schwerer und invasiver Infektionen geführt."

- Man geht davon aus, dass der Konjugatimpfstoff PCV13 wie auch PCV7 zur Verdrängung von Stämmen führt.

HUMANES PAPILLOMAVIRUS

■ ■ ■

Das Humane Papillomavirus (HPV) ist ein sexuell übertragbares Virus, das durch Genitalkontakt, meist durch Geschlechtsverkehr, verbreitet wird. Es gibt mehr als 100 Subtypen von HPV. Einige Formen des Virus können ein abnormales Zellwachstum an der Gebärmutterhalsschleimhaut – eine zervikale Dysplasie – verursachen, die sich Jahre später in Krebs verwandeln kann. In den meisten Fällen sind die Infektionen jedoch harmlos und verschwinden ohne Behandlung; das körpereigene Abwehrsystem eliminiert das Virus. Bei Frauen treten häufig keine Anzeichen, Symptome oder gesundheitlichen Probleme auf.

Im Jahr 2006 genehmigte die Food and Drug Administration (FDA) einen neuen HPV-Impfstoff für 9- bis 26-jährige Mädchen und Frauen. Er wurde entwickelt, um gegen vier der mehr als 100 verschiedenen HPV-Stämme zu schützen. Ein weiterer HPV-Impfstoff, der von einem britischen Hersteller produziert wird, ist ebenfalls in vielen Teilen der Welt erhältlich.

Die in diesem Kapitel vorgestellten Beweise zeigen, dass die klinischen Studien und Marketingtaktiken des HPV-Impfstoffherstellers möglicherweise nicht zuverlässig sind. Der HPV-Impfstoff wurde mit schwerwiegenden unerwünschten Ereignissen in Verbindung gebracht, unter anderem mit Autoimmunerkrankungen, Multipler Sklerose (MS), Amyotropher Lateralsklerose (ALS), dem Guillain-Barré-Syndrom (GBS), Lähmungen, Krämpfen, dem chronischen Erschöpfungssyndrom, Anaphylaxie, Lungenembolien und Tod. Fehlfunktionen des autonomen Nervensystems, kognitive Störungen, Gang- und Menstruationsstörungen sowie eine Eierstockinsuffizienz wurden ebenfalls nach HPV-Impfungen berichtet.

Junge Mädchen im Teenageralter laufen nicht Gefahr, dass Gebärmutterhalskrebs die Todesursache für sie ist. Sie riskieren jedoch, dass sie nach der Injektion der HPV-Impfstoffe durch Autoimmun- oder degenerative

Erkrankungen dauerhaft beeinträchtigt sind oder sogar sterben. Tatsächlich kann der HPV-Impfstoff die Erkrankung mit Gebärmutterhalskrebs bei jungen Frauen mit bereits bestehenden HPV-Infektionen verstärken. Darüber hinaus ist es unwahrscheinlich, dass der Impfstoff die ohnehin schon niedrigen Gebärmutterhalskrebsraten in Ländern mit routinemäßigem Pap-Test wesentlich reduziert.

152.

KLINISCHE STUDIEN ZEIGEN KEINE HINWEISE DARAUF, DASS EINE HPV-IMPFUNG GEBÄRMUTTERHALSKREBS VERHINDERN KANN; SCHWERWIEGENDE NEBENWIRKUNGEN TRETEN HÄUFIG AUF

„Die derzeitige weltweite HPV-Impfpraxis mit einem der beiden HPV-Impfstoffe scheint weder durch langfristige gesundheitliche Vorteile gerechtfertigt noch wirtschaftlich tragfähig zu sein, noch gibt es Hinweise darauf, dass eine HPV-Impfung (selbst wenn sie gegen Gebärmutterhalskrebs wirksam wäre) die Rate an Gebärmutterhalskrebs über das hinaus reduzieren würde, was der Pap-Test bereits erreicht hat."

Tomljenovic L, Shaw CA. Human papillomavirus (HPV) vaccine policy and evidence-based medicine: are they at odds? *Ann Med* 2013 Mar; 45(2): 182–93.

- Es gibt keine deutlichen Hinweise darauf, dass eine HPV-Impfung Gebärmutterhalskrebs verhindert. Die langfristigen Vorteile der HPV-Impfung beruhen auf Annahmen, nicht auf zuverlässigen Forschungsdaten.
- Der HPV-Impfstoff wurde mit schwerwiegenden Reaktionen in Verbindung gebracht, einschließlich Multipler Sklerose, Autoimmunerkrankungen, ALS, Lähmungen, Krämpfen, GBS, dem chronischen Erschöpfungssyndrom, Anaphylaxie, Lungenembolien und sogar mit Tod.
- Der HPV-Impfstoff kann tatsächlich Gebärmutterhalskrebs bei jungen Frauen mit bereits bestehenden HPV-16/18-Infektionen

verstärken, doch die FDA verlangt vor der Impfung keine Vorabuntersuchung für diese Infektionen.

- In westlichen Ländern ist Gebärmutterhalskrebs selten. Die Sterblichkeitsrate infolge der Krankheit ist viel niedriger als die Quote der gemeldeten Nebenwirkungen – einschließlich der Todesfälle – durch die HPV-Impfung.

- Der Pap-Abstrich in den Industrieländern hat in den vergangenen 50 Jahren zu einem 70-prozentigen Rückgang von Gebärmutterhalskrebs beigetragen. Es ist unwahrscheinlich, dass die HPV-Impfung die bereits niedrigen Gebärmutterhalskrebsraten in Ländern mit routinemäßigem Pap-Test deutlich reduziert.

- Gesundheitsbehörden haben nicht nachgewiesen, dass eine HPV-Impfung sicher ist und Gebärmutterhalskrebs verhindern kann. Es gibt keine wissenschaftlich fundierte Begründung für die HPV-Impfung, und möglicherweise wurden ethische Richtlinien für eine Einwilligungserklärung verletzt.

153.

STUDIEN ZU HPV-IMPFSTOFFEN WEISEN MÄNGEL AUF, WAS ZU UNZUVERLÄSSIGEN DATEN BEZÜGLICH DER UNBEDENKLICHKEIT UND DER WIRKSAMKEIT FÜHRT

„Entgegen den Behauptungen der Impfstoffhersteller sowie den nachdrücklichen Empfehlungen von Gesundheitsbehörden weltweit gibt es derzeit keine Hinweise darauf, dass eine Impfung mit Gardasil oder Cervarix einen nennenswerten Einfluss auf das reduzierte Auftreten von Gebärmutterhalskrebs hätte, zumindest nicht in Ländern mit regelmäßigen Vorsorgeprogrammen.“

Tomljenovic L, Spinosa JP, Shaw CA. Human papillomavirus (HPV) vaccines as an option for preventing cervical malignancies: (how) effective and safe? *Curr Pharm Des* 2013 Mar; 19(8): 1466–87.

- Die erklärten Vorteile der HPV-Impfung beruhen auf unbewiesenen Annahmen und widersprechen den Tatsachen. Die Studien zur Gefahrlosigkeit und Wirksamkeit von HPV-Impfstoffen waren schlecht konzipiert und unzureichend.

- Die FDA gab ihre Zulassung für den HPV-Impfstoff auf der Grundlage von Unbedenklichkeits- und Wirksamkeitsstudien, die vom Impfstoffhersteller konzipiert, gesponsert und durchgeführt wurden.

- HPV-Impfstoffe wurden mit mehr als 60 % aller lebensbedrohlichen Nebenwirkungen (einschließlich Todesfälle) in Verbindung gebracht, über die nach der Impfung berichtet wurden, sowie mit 82 % aller gemeldeten dauerhaften Behinderungen bei Frauen unter 30 Jahren.

- Der HPV-Impfstoff hat eine negative Wirksamkeit und kann die Erkrankung mit Gebärmutterhalskrebs bei Frauen, die bereits den HPV-Stämmen, gegen die der Impfstoff gerichtet ist, ausgesetzt waren, verschlimmern.

- Junge Mädchen im Teenageralter laufen nicht Gefahr, an Gebärmutterhalskrebs zu sterben. Sie riskieren nach den HPV-Impfungen jedoch, dass Autoimmun- oder degenerative Erkrankungen sie dauerhaft behindern oder sogar ein tödliches Ende nehmen.

- Klinische Studien konnten nicht bestätigen, dass der HPV-Impfstoff auch nur einen einzigen Fall von Gebärmutterhalskrebs oder den Tod durch diesen Krebs verhindert hat.

- Gebärmutterhalskrebs wird sich bei den meisten Frauen auch bei HPV-Infektionen mit Hochrisikotypen nicht entwickeln.

- Der Pap-Test ist effektiv. Ungefähr 90 % der Todesfälle durch Gebärmutterhalskrebs treten in Entwicklungsländern ohne routinemäßige Pap-Test-Programme auf.

154.

DER HPV-IMPFSTOFF KANN LUPUS UND ANDERE AUTOIMMUNERKRANKUNGEN VERURSACHEN

„Die vorliegende Studie liefert epidemiologische Beweise für einen deutlichen Zusammenhang zwischen der Verabreichung des HPV4-Impfstoffs und schwerwiegenden autoimmunen Nebenwirkungen."

Geier DA, Geier MR. A case-control study of quadrivalent human papillomavirus vaccine-associated autoimmune adverse events. *Clin Rheumatol* 2015 Jul; 34(7): 1225–31.

- Forscher führten eine epidemiologische Fall-Kontroll-Studie unter Verwendung der VAERS-Datenbank[3] durch, um herauszufinden, ob der HPV-Impfstoff ernsthafte autoimmune Nebenwirkungen hervorrufen kann. Insgesamt wurden 22.011 Berichte über unerwünschte Ereignisse bei Frauen im Alter von 18 bis 39 Jahren analysiert.
- Bei Frauen, bei denen systemischer Lupus erythematodes, eine schwere Autoimmunerkrankung, diagnostiziert wurde, war die Wahrscheinlichkeit, dass sie den HPV-Impfstoff (QV = 5,3) erhielten, fünfmal höher als bei der Kontrollgruppe.
- Frauen, bei denen Alopezie (QV = 8,3), Gastroenteritis (QV = 4,6), Vaskulitis (QV = 4,0) sowie Erkrankungen des Zentralnervensystems (QV = 1,8) diagnostiziert wurden, hatten vermutlich ebenfalls häufiger den HPV-Impfstoff erhalten als die Kontrollgruppe.
- Bei Frauen, bei denen das Guillain-Barré-Syndrom, Thrombozytopenie, Bindehautentzündung oder Durchfall diagnostiziert wurden, war die Wahrscheinlichkeit, den HPV-Impfstoff erhalten zu haben, nicht höher als bei den Kontrollpersonen.
- Vaskulitis, Gastroenteritis und systemischer Lupus erythematodes wiesen die höchsten Prozentsätze an lebensbedrohlichen Folgen auf. Erkrankungen des zentralen Nervensystems, Vaskulitis und Arthritis hatten die höchsten Prozentsätze an bleibenden Behinderungen.
- Der Mittelwert für den Beginn der Symptome nach der HPV-Impfung betrug 6 Tage für Vaskulitis, 19 Tage für Lupus und 55 Tage für Arthritis.
- Die Ergebnisse dieser Studie stimmen mit der bekannten biologischen Plausibilität von Impfstoffen überein, die bei einigen Menschen schwerwiegende autoimmune Nebenwirkungen hervorrufen.

---

[3] Datenbank des Berichterstattungssystems zu Nebenwirkungen von Impfstoffen.

155.

DER HPV-IMPFSTOFF LÖST MÖGLICHERWEISE AUTOIMMUNERKRANKUNGEN WIE LUPUS UND EINE TÖDLICHE ZEREBRALE VASKULITIS AUS

„Auf der Grundlage der aktuellen Daten ist ein kausaler Zusammenhang zwischen der HPV-Impfung und dem Auftreten oder der Wiederkehr des systemischen Lupus erythematodes nachvollziehbar."

Gatto M, Agmon-Levin N, et al. Human papillomavirus vaccine and systemic lupus erythematosus. *Clin Rheumatol* 2013 Sep; 32(9): 1301–7.

• Untersucht wurde die Krankengeschichte von sechs Frauen, die nach einer HPV-Impfung Autoimmunsymptome entwickelten, die mit dem systemischen Lupus erythematodes (SLE) kompatibel sind.
• Ärzte müssen sich darüber im Klaren sein, dass eine Autoimmunerkrankung nach einer HPV-Impfung auftreten bzw. sich verschlimmern kann.
• Risikofaktoren, die mit der Autoimmunität nach der Impfung in Zusammenhang stehen, z. B. die genetische Anfälligkeit, müssen ermittelt werden.

156.

Tomljenovic L, Shaw CA. Death after quadrivalent human papillomavirus (HPV) vaccination: causal or coincidental? *Pharmaceut Reg Affairs* 2012; S12: 001.

„Unsere Studie legt nahe, dass HPV-Impfstoffe, die die Antigene HPV-16L1 enthalten, ein inhärentes Risiko für die Auslösung potenziell tödlicher autoimmuner Gefäßerkrankungen darstellen."

• Die Wissenschaftler analysierten Gehirnproben von zwei jungen Frauen, die nach der HPV-Impfung gestorben waren. Eine immunhistochemische Analyse ergab Hinweise auf eine autoimmune Vaskulitis, die möglicherweise durch die Antikörper HPV-16L1 ausgelöst wird, die sich an die Wand der Hirngefäße binden.

*   Eine HPV-Impfung kann tödliche autoimmune und neurologische Ereignisse auslösen; Ärzte sollten sich dieses Zusammenhangs bewusst sein.

157.

DER HPV-IMPFSTOFF KANN CHRONISCHE SCHMERZEN, ERSCHÖPFUNG UND SCHÄDEN AM NERVENSYSTEM AUSLÖSEN

„Kliniker sollten sich über den möglichen Zusammenhang zwischen HPV-Impfungen und der Entwicklung schwer zu diagnostizierender schmerzhafter dysautonomer Syndrome im Klaren sein."

Martínez-Lavín M. Hypothesis: Human papillomavirus vaccination syndrome – small fiber neuropathy and dysautonomia could be its underlying pathogenesis. *Clin Rheumatol* 2015 Jul; 34(7): 1165–69.

*   Unerwünschte Reaktionen nach einer HPV-Impfung scheinen im Vergleich zu anderen Impfungen häufiger aufzutreten.
*   Zu den Symptomen, über die nach einer HPV-Impfung häufig berichtet wird, gehören chronische Schmerzen mit Parästhesie, Kopfschmerzen, Erschöpfung, Fibromyalgie und eine orthostatische Intoleranz (Schwindel, Herzklopfen und kognitive Beeinträchtigung beim Aufstehen).
*   Diese Schwächen sind schwer zu diagnostizieren, obwohl sie möglicherweise mit Funktionsstörungen des sympathischen Nervensystems zusammenhängen.

158.

Brinth LS, Pors K, et al. Orthostatic intolerance and postural tachycardia syndrome as suspected adverse effects of vaccination against human papilloma virus. *Vaccine* 2015 May 21; 33(22): 2602–5.

- Die Forscher untersuchten 35 Patientinnen, die nach der HPV-Impfung Symptome hatten, die mit einer autonomen Funktionsstörung übereinstimmten, und sie beschrieben ihre gemeinsamen Symptome.
- Alle Patientinnen wiesen eine orthostatische Intoleranz auf. Weitere Symptome waren chronische Kopfschmerzen, Erschöpfung, kognitive Funktionsstörungen, neuropathische Schmerzen und das posturale orthostatische Tachykardiesyndrom (POTS).
- Die meisten Patientinnen waren vor der HPV-Impfung körperlich sehr aktiv.

159.

NACH HPV-IMPFUNGEN WURDEN IMMER WIEDER SCHÄDEN AM AUTONOMEN NERVENSYSTEM BERICHTET, DIE ZU MUSKELSCHWÄCHE, ERSCHÖPFUNG, SCHMERZEN UND MENSTRUATIONSPROBLEMEN FÜHRTEN

„Wir vermuten, dass die pathogene Veränderung [nach der HPV-Impfung] im autonomen Nervensystem angesiedelt ist."

Brinth L, Theibel AC, et al. Suspected side effects to the quadrivalent human papilloma vaccine. *Dan Med J* 2015 Apr; 62(4): A5064.

- Nachdem Dänemark ein HPV-Impfprogramm initiiert hatte, manifestierten sich bei einigen geimpften Personen Symptome, die auf eine Fehlfunktion des autonomen Nervensystems hindeuten.
- Die Forscher untersuchten 53 Patientinnen mit Verdacht auf neurologische Nebenwirkungen des HPV-Impfstoffs und beschrieben ihre häufigsten Symptome.
- Zu den Symptomen gehörten Kopfschmerzen, eine orthostatische Intoleranz, Synkopen, Erschöpfung, kognitive Funktionsstörungen, Schlaflosigkeit, Lichtempfindlichkeit, Bauchschmerzen, neuropathische Schmerzen, Brustschmerzen, Zittern, Zuckungen, Muskelschwäche, Gehschwierigkeiten, unregelmäßige Perioden, Mundtrockenheit und Hyperventilation.

- Alle Patientinnen berichteten innerhalb von zwei Monaten nach Erhalt eines HPV-Impfstoffs über das Auftreten von Symptomen. Die mittlere Zeit zwischen der Impfung und dem Einsetzen der Symptome betrug elf Tage.
- Die Symptome bei den Patientinnen stimmten in hohem Maße überein. Eine massenhafte psychogene Erkrankung ist eine eher unwahrscheinliche Erklärung.
- Vor dem Ausbruch der Symptome waren die Patientinnen in dieser Studie körperlich sehr aktiv. Nach dem Auftreten der Symptome konnten 98 % ihre täglichen Aktivitäten nicht fortsetzen und 75 % mussten die Schule oder ihre Arbeit für mindestens zwei Monate unterbrechen.
- Patientinnen mit bekannten chronischen Erkrankungen vor der Impfung wurden von der Analyse ausgeschlossen.

160.

DER HPV-IMPFSTOFF KANN NERVENSCHÄDEN, GLIEDERSCHMERZEN, MENSTRUATIONSBESCHWERDEN, CHRONISCHE ERSCHÖPFUNG UND ANDERE UNERWÜNSCHTE REAKTIONEN AUSLÖSEN

„Eine relativ hohe Inzidenz chronischer Gliederschmerzen, die häufig durch heftige, zitternde, unwillkürliche Bewegungen noch verschlimmert werden, wurde bei japanischen Mädchen nach der HPV-Impfung festgestellt."

Kinoshita T, Abe RT, et al. Peripheral sympathetic nerve dysfunction in adolescent Japanese girls following immunization with the human papillomavirus vaccine. *Intern Med* 2014; 53(19): 2185–200.

- Untersucht wurden 40 Teenagerinnen, um die Ursachen für verschiedene neurologische Erkrankungen, die nach der HPV-Impfung auftraten, herauszufinden.
- Zu den Symptomen gehörten Kopfschmerzen, Schwindel, Erschöpfung, Gliederschmerzen, Gliederschwäche, kalte Beine, Menstruationsstörungen, Schwierigkeiten beim Aufstehen (orthostatische

Intoleranz), Ohnmacht, Zittern, Gangstörungen, anhaltende Asthenie, verminderte Gedächtnisleistungen, Konzentrationsschwächen und Lernschwierigkeiten.

• Die intradermalen Nervenfasern zeigten eine abnorme Pathologie in den nicht myelinisierten Fasern.

161.

Brinth LS, Pors K, et al. Is chronic fatigue syndrome/myalgic encephalomyelitis a relevant diagnosis in patients with suspected side effects to human papilloma virus vaccine? *Int J Vaccines Vaccin* 2015; 1(1): 00003.

„Wir fanden heraus, dass 87 % und 90 % der Patienten die diagnostischen Kriterien für das chronische Erschöpfungssyndrom/Myalgische Enzephalomyelitis (ME) erfüllten ... und vermuten, dass das chronische Erschöpfungssyndrom/ME die angemessene Diagnose für Patienten mit schweren und anhaltenden vermuteten Nebenwirkungen des 4-valenten HPV-Impfstoffs sein könnte."

• Die Forscher untersuchten 39 Patientinnen, die nach der HPV-Impfung Symptome aufwiesen, die mit einer autonomen Dysfunktion kompatibel waren, und fanden heraus, dass die meisten die Kriterien für das chronische Erschöpfungssyndrom/ME erfüllten.

162.

EINIGE MÄDCHEN ENTWICKELN NACH DER HPV-IMPFUNG EINE VORZEITIGE OVARIALINSUFFIZIENZ, DIE MÖGLICHERWEISE DIE SCHWANGERSCHAFT BEEINTRÄCHTIGT

„Die Richtlinien der Einwilligungserklärung, der Gesundheitszustand der Allgemeinheit und das Vertrauen in den Impfstoff erfordern eine sorgfältige, strenge und unabhängige Recherche, damit die Eierstöcke nach der HPV-Impfung nicht in Mitleidenschaft gezogen werden."

Little DT, Ward HR. Adolescent premature ovarian insufficiency following human papillomavirus vaccination: a case series seen in general practice. *Journal of Investigative Medicine High Impact Case Reports* 2014 Oct–Dec; 2(4).

• Die derzeitige Forschung zur Unbedenklichkeit von HPV-Impfstoffen ist unzureichend, um zu garantieren, dass die Eierstöcke nicht angegriffen werden.
• Dieser Aufsatz beschreibt die Fallbeispiele von drei australischen Teenagerinnen, die nach einer HPV-Impfung eine vorzeitige Ovarialinsuffizienz entwickelten.
• Die Diagnose einer idiopathischen vorzeitigen Eierstockschwäche bei drei Teenagerinnen nach einer HPV-Impfung hat potenzielle Auswirkungen auf die zukünftige Geburten- und Fortpflanzungsgesundheit von jungen Frauen, denen der Impfstoff verabreicht werden sollte.
• Eine vorzeitige Eierstockschwäche kann das Risiko einer Herzinsuffizienz erhöhen.
• Die meisten Frauen mit vorzeitiger Ovarialinsuffizienz zeigen als Ausgangssymptom einen veränderten Menstruationszyklus.
• Veränderte Ovulations- und Menstruationsmuster beschleunigen den Verlust der Knochendichte, was das Risiko für Handgelenks- und Hüftfrakturen im späteren Leben erhöht.
• Kohortenstudien über das Menstruationsmuster bei HPV-geimpften und nicht geimpften Mädchen sind unerlässlich und sollten unabhängig von kommerziellen Interessen durchgeführt werden.

163.

DER HPV-IMPFSTOFF KANN DER AUSLÖSER VON AUTOIMMUNITÄT UND EIERSTOCKINSUFFIZIENZ SEIN

„Wir haben hier den Nachweis erbracht, dass der HPV-Impfstoff eventuell einen lebensbehindernden Autoimmunzustand auslöst. Die zunehmende Zahl ähnlicher Berichte über eine mit dem HPV-Impfstoff verbundene Autoimmunität nach der Impfung und die Unsicherheit über die langfristigen klinischen Vorteile der HPV-Impfung sind eine Frage

der öffentlichen Gesundheit, die weitere strenge Untersuchungen nötig macht."

> Colafrancesco S, Perricone C, et al. Human papilloma virus vaccine and primary ovarian failure: another facet of the autoimmune/inflammatory syndrome induced by adjuvants. *Am J Reprod Immunol* 2013 Oct; 70(4): 309–16.

- Analysiert wurde die Krankengeschichte von drei jungen Frauen, die nach der HPV-Impfung eine sekundäre Amenorrhoe – den Verlust oder die Unterdrückung des normalen Menstruationsflusses – entwickelten.
- Bei diesen jungen Frauen traten nach der HPV-Impfung auch Übelkeit, Kopfschmerzen, Schlafstörungen, Arthralgie und verschiedene kognitive und psychiatrische Störungen auf.
- Blutuntersuchungen nach der Impfung deuten darauf hin, dass der HPV-Impfstoff eine Autoimmunreaktion ausgelöst hat.
- Autoimmunerkrankungen nach der Impfung sind ein wesentlicher Aspekt des durch Adjuvantien induzierten Autoimmun-/Entzündungssyndroms (ASIA). Mehrere Impfstoffe, einschließlich HPV, wurden als mögliche Ursachen identifiziert.
- Aufgrund der klinischen Merkmale wurde bei den jungen Frauen eine primäre Eierstockinsuffizienz festgestellt, was auch die Kriterien für das ASIA-Syndrom erfüllte.

164.

KLINISCHE VERSUCHE UND MARKETINGSTRATEGIEN DES HPV-IMPFSTOFFHERSTELLERS SIND NICHT UNBEDINGT VERTRAUENSWÜRDIG

„Das schlechte Design bestehender Studien über die Sicherheit und Wirksamkeit von Impfstoffen mag darauf zurückzuführen sein, dass die Pharmaindustrie in den vergangenen zwei Jahrzehnten eine beispiellose Kontrolle über die Bewertung ihrer eigenen Produkte erlangt hat."

Tomljenovic L, Shaw CA. Too fast or not too fast: the FDA's approval of Merck's HPV vaccine Gardasil. *J Law Med Ethics* 2012 Fall; 40(3): 673–81.

- Der HPV-Impfstoffhersteller nimmt trotz offensichtlicher Interessenkonflikte aggressiv Einfluss auf die Gesundheitspolitik.
- Werbekampagnen für HPV-Impfstoffe fördern eher die Angst als eine durch Beweise untermauerte Entscheidungsfindung. Ärzte müssen einen evidenzbasierten Ansatz verfolgen, um ihren Patienten eine objektive Bewertung der Impfstoffsicherheit zu ermöglichen.
- Zwangstaktiken wie Impfstoffmandate, die sich ausschließlich auf die eigenen Daten der Impfstoffhersteller stützen, sind inakzeptabel.
- Der HPV-Impfstoff ist weder sicherer noch wirksamer als der Pap-Test.

165.

Mello MM, Abiola S, Colgrove J. Pharmaceutical companies' role in state vaccination policymaking: the case of human papillomavirus vaccination. *Am J Public Health* 2012 May; 102(5): 893–98.

- Die Forscher befragten 73 wichtige Informanten in 6 Staaten, um zu untersuchen, wie der HPV-Impfstoffhersteller die Gesundheitspolitiker beeinflusst hat.
- Der Hersteller von HPV-Impfstoffen setzte sich aggressiv (und intransparent) dafür ein, dass der Gesetzgeber seinen Impfstoff für den Schuleintritt vorschreibt, entwarf die Gesetze, stellte die wissenschaftliche Forschung bereit und versorgte den Gesetzgeber mit finanziellen Hilfen.

166.

VERÖFFENTLICHTE KOMMENTARE BESTÄTIGEN,
DASS DIE BEHAUPTUNGEN ÜBER DIE GEFAHRLOSIGKEIT
UND WIRKSAMKEIT VON HPV-IMPFSTOFFEN
DEN FAKTEN WIDERSPRECHEN

„Während für zwölfjährige Jugendliche absolut keine Gefahr besteht, an Gebärmutterhalskrebs zu sterben, sind sie jedoch durch einen Impfstoff, der bisher keinen einzigen Fall von Gebärmutterhalskrebs, geschweige denn den Tod durch diesen Krebs, verhindert hat, mit einem Sterberisiko und einem lebenslangen, behindernden autoimmunen oder neurodegenerativen Zustand konfrontiert."

Tomljenovic L, Shaw CA. No autoimmune safety signal after vaccination with quadrivalent HPV vaccine Gardasil? *J Intern Med* 2012 Nov; 272(5): 514–15. [Letter.]

- Es ist unwahrscheinlich, dass der HPV-Impfstoff die Quote für Gebärmutterhalskrebs über das hinaus reduziert, was der Pap-Test bereits erreicht hat, und er bietet keine therapeutischen Vorteile.
- Zahlreiche Beweise bestätigen, dass HPV-Impfstoffe eventuell schwerwiegende unerwünschte Ereignisse verursachen, darunter handlungsunfähig machende Autoimmunerkrankungen und Tod.

167.

Tomljenovic L, Wilyman J, et al. HPV vaccines and cancer prevention, science versus activism. *Infect Agent Cancer* 2013 Feb 1; 8:6. [Letter.]

„Eine sorgfältige Analyse der HPV-Impfstoffdaten vor und nach der Zulassung zeigt, dass Wirksamkeits- und Sicherheitsansprüche im Widerspruch zu faktischen Beweisen stehen und weitgehend auf einer erheblichen Fehlinterpretation der verfügbaren Daten basieren."

168.

Tomljenovic L, Shaw CA. Who profits from uncritical acceptance of biased estimates of vaccine efficacy and safety? *Am J Public Health* 2012 Sep; 102(9): e13–4. [Letter.]

„Die sorgfältige Prüfung der klinischen Studien mit Gardasil zeigt, dass ihr Design sowie die Berichterstattung und Interpretation der Daten weitgehend unzulänglich waren."

MASERN UND MMR

■ ■ ■

Masern sind eine ansteckende Krankheit, die am ganzen Körper für Ausschlag sorgt; sie wird durch einen Virus verursacht, der die Atemwege, die Haut und die Augen befällt. Vor den 1960er Jahren haben sich die meisten Kinder mit Masern angesteckt. In den Industrieländern waren Komplikationen durch die Krankheit eher unwahrscheinlich; zuvor gesunde Kinder erholten sich in der Regel ohne Zwischenfälle. Allerdings können Masern in Bevölkerungsgruppen, die dem Virus neu ausgesetzt sind, sowie für unterernährte Kinder in Entwicklungsländern gefährlich sein.

In den 1960er Jahren wurde ein Masernimpfstoff eingeführt und in den 1980er Jahren wurde er mit Impfstoffen gegen Mumps und Röteln zu einer einzigen MMR-Impfung kombiniert. Obwohl die Anzahl der Masernfälle nach der Einführung des Impfstoffs zurückging, haben die Wissenschaftler inzwischen erkannt, dass Infektionen im Kindesalter eine nützliche Funktion haben und für die normale Entwicklung des Immunsystems mitunter notwendig sind. So hat beispielsweise eine große japanische Kohortenstudie von Kubota und Kollegen ergeben, dass eine Vorgeschichte von Masern und Mumps in der Kindheit einen großen Schutz vor tödlichen Herzinfarkten und Schlaganfällen im Erwachsenenalter bietet. (Eine andere Studie von Personen und Kollegen, die im nächsten Kapitel zusammengefasst wird, ergab einen ähnlichen Befund bei Infektionen mit Windpocken.)

Wissenschaftlern ist auch bewusst, dass Personen, die gegen Masern geimpft sind, sich möglicherweise trotzdem die Krankheit zuziehen. Tatsächlich beweist eine Arbeit von Rosen und Kollegen, dass Masern von einem durchgeimpften Menschen auf andere vollständig geimpfte Personen übertragen werden können. Andere Studien in diesem Kapitel bestätigen, dass der Verlust der Unempfindlichkeit gegen Masern nach einer

MMR-Impfung und die Virusfreisetzung in den Atemwegen die Ausbreitung der Krankheit ermöglichen kann, wodurch die Aussicht auf eine dauerhafte und langfristige bevölkerungsweite Immunität beeinträchtigt wird.

Obwohl einige Untersuchungen keinen Zusammenhang zwischen dem MMR-Impfstoff und Autismus gefunden haben, liefern drei Studien in diesem Kapitel Theorien und Beweise, die eine mögliche Verbindung zwischen MMR-Impfungen, Autoimmunreaktionen und Autismus beschreiben. Andere Arbeiten bestätigen, dass Kinder während der Hochrisikoperioden nach der MMR-Impfung wahrscheinlich wesentlich eher in eine Notaufnahme oder in ein Krankenhaus eingeliefert werden müssen. Weitere Studien zu Masern und MMR-Impfungen finden Sie in den Kapiteln zu Allergien, Krampfanfällen, Thrombozytopenie, Krebs und natürlichen Infektionen sowie zu Vitamin A oder schlagen Sie im Register nach.

169.

MASERN UND MUMPS IN DER KINDHEIT SCHÜTZEN VOR TÖDLICHEN HERZINFARKTEN UND SCHLAGANFÄLLEN IM ERWACHSENENALTER

„Masern- und Mumpsinfektionen waren mit einem verringerten Risiko für Todesfälle durch Herz-Kreislauf-Erkrankungen verbunden."

Kubota Y, Iso H, et al. Association of measles and mumps with cardiovascular disease: the Japan Collaborative Cohort (JACC) study. *Atherosclerosis* 2015 Jun 18; 241(2): 682–86.

- Untersucht wurde, ob eine Vorgeschichte von Masern und Mumps in der Kindheit das Risiko, später an einer Herz-Kreislauf-Erkrankung zu sterben, verändert.
- 43.689 Männer und 60.147 Frauen im Alter von 40 bis 79 Jahren füllten einen Fragebogen zum Lebensstil aus, der auch Fragen zur Vorgeschichte von Masern und Mumps erhielt. Sie wurden mehrere Jahre lang beobachtet, um ihre Sterblichkeitsrate an arteriosklerotischen Herz-Kreislauf-Erkrankungen zu bestimmen.

- Männer, die in der Kindheit an Masern erkrankten, waren weniger gefährdet, an einer Herz-Kreislauf-Erkrankung zu sterben, als Männer, die weder mit Masern noch mit Mumps infiziert waren (Hazard-Ratio[4], HR = 0,92). Männer mit Mumps waren sehr gut vor dem Tod durch einen Schlaganfall geschützt (HR = 0,52).
- Männer, die in der Kindheit sowohl Masern als auch Mumps hatten, sterben vermutlich seltener an Herzinfarkt (HR = 0,71).
- Frauen, die im Kindesalter sowohl an Masern als auch an Mumps erkrankten, sterben wohl seltener an einer Herz-Kreislauf-Erkrankung als Frauen, die keine Infektion hatten (HR = 0,83). Sie sind auch sehr gut vor dem Tod durch einen Schlaganfall geschützt (HR = 0,84).
- Eine Vorgeschichte mit Masern und Mumps senkt das Risiko für Herz-Kreislauf-Erkrankungen.
- Die Ergebnisse dieser Studie lassen sich womöglich durch die „Hygiene-Hypothese" erklären, die besagt, dass Infektionen, die man sich in der Kindheit zuzieht, für die normale Entwicklung des Immunsystems notwendig sind. Das Immunsystem reguliert die T-Helferzellen TH1 und TH2, die Entzündungen an der Arterienwand steuern und die zu Arteriosklerose führen.

170.

MASERN KÖNNEN VON DURCHGEIMPFTEN MENSCHEN AUF ANDERE VOLLSTÄNDIG GEIMPFTE PERSONEN ÜBERTRAGEN WERDEN

„Dies ist der erste Bericht, in dem nachgewiesen wurde, dass eine Person mit einem bestätigten sekundären Impfstoffversagen trotz Erhalt von zwei Dosen des MMR-Impfstoffs die Krankheit auf andere Personen übertragen kann."

Rosen JB, Rota JS, et al. Outbreak of measles among persons with prior evidence of immunity, New York City, 2011. *Clin Infect Dis* 2014 May; 58(9): 1205–10.

[4] Auf Deutsch etwa der „Risikoquotient".

- Wissenschaftlern ist klar, dass Menschen, die gegen Masern geimpft sind, trotzdem daran erkranken können. Ursprünglich glaubten sie jedoch, dass nur Personen, die nicht geimpft waren, die Masern auf andere übertragen.
- Dieser Artikel liefert den Beweis dafür, dass Masern von einer durchgeimpften Person mitunter auf andere vollständig geimpfte Menschen übertragen werden.
- Eine 22-jährige Frau, die nachweislich zwei Dosen eines Masernimpfstoffs erhalten hatte, übertrug Masern auf vier Personen, die angeblich immun waren. Zwei der Personen waren vollständig gegen Masern geimpft; die beiden anderen präsentierten Unterlagen, die einen älteren Schutz vor Masernantikörpern bestätigten.
- Die geimpfte Frau, die Masern auf andere Menschen übertrug, hatte nach der Infektion einen niedrigen neutralisierenden Antikörpertiter, was eine biologisch plausible Erklärung dafür liefert, dass sie die Krankheit verbreiten kann.
- Es wird erwartet, dass die Konzentration der Masernantikörper im Laufe der Zeit abnimmt. Allerdings könnte das Ausbleiben einer asymptomatischen natürlichen Auffrischung, die früher bei frei zirkulierenden Masern stattfand, die bevölkerungsweite Immunität gegen die Krankheit beeinträchtigen.
- Eine allgemein verbreitete Masernimpfung sorgte dafür, dass weniger Menschen dem Masernvirus ausgesetzt waren. Dies verringerte aber auch die Chancen, die Immunität bei geimpften Menschen aufzufrischen, was zu einer reduzierten Konzentration der Antikörper, dem Verlust der Immunität gegenüber Masern führen kann und es geimpften Personen leichter macht, die Krankheit zu übertragen.

171.

EIN FEHLSCHLAGEN DES MASERNIMPFSTOFFS LÄSST DIE KRANKHEIT AUSBRECHEN

„Dieser Ausbruch wirft wichtige Fragen bezüglich des relativen Anteils des Impfstoffversagens im Vergleich zum Impfversagen auf."

De Serres G, Markowski F, et al. Largest measles epidemic in North America in a decade – Quebec, Canada, 2011: contribution of susceptibility, serendipity, and superspreading events. *J Infect Dis* 2013 Mar 15; 207(6): 990–98.

- Im Jahr 2011 gab es in Quebec, Kanada, eine große Masernepidemie. Die passive Überwachung ermittelte 725 Fälle, von denen 678 bei einem Masernausbruch auftraten. Dieser Artikel analysiert die Einzelheiten dieses Ausbruchs.
- Zum Zeitpunkt des Ausbruchs gab es hohe Impfquoten gegen Masern: 97 % der Kinder hatten bis zum Alter von 28 Monaten 1 Dosis und 90 % 2 Dosen erhalten. Als die Kinder in die Schule kamen, waren die Quoten sogar noch höher.
- Die Person, die den großen Masernausbruch auslöste – der Indexpatient – wurde in der Kindheit geimpft.
- Während des Ausbruchs erkrankten 21 Kinder an Masern und 4 wurden ins Krankenhaus eingeliefert, aber keines hatte eine Lungenentzündung oder ernsthafte Komplikationen.
- Bei einem Krankheitsausbruch in der Schule, wo der Impfstatus bekannt war, traten 49 % aller Masernfälle bei Kindern auf, die 2 Dosen des Masernimpfstoffs erhalten hatten. (Etwa die Hälfte aller Fälle waren auf das Versagen des Impfstoffs zurückzuführen.)
- Bei der passiven Überwachung wurde die Anzahl der Masernfälle, die bei durchgeimpften Personen auftraten, äußerst lückenhaft erfasst.
- Der Ausbruch endete schließlich ohne aggressive Interventionen, um die Übertragung zu stoppen.
- Die nachlassende Immunität bei Jugendlichen, die 2 Dosen eines Masernimpfstoffs erhielten, deutet darauf hin, dass eine Ausrottung der Masern selbst bei einer Impfquote von 100 % nicht möglich ist.

172.

DER VERLUST DER IMMUNITÄT NACH EINER MMR-IMPFUNG UND DIE VIRUSFREISETZUNG KÖNNTEN DIE KRANKHEIT VERBREITEN UND DIE HERDENIMMUNITÄT VERHINDERN

„Wenn Wildviren über Individuen mit subklinischen Infektionen verbreitet werden, ist es zweifelhaft, ob eine Populationsimmunität (Herdenimmunität), die zur Eliminierung der drei Krankheiten notwendig ist, in großen Populationen erreicht werden kann."

Trier H, Rønne T. Duration of immunity and occurrence of secondary vaccine failure following vaccination against measles, mumps and rubella. *Ugeskr Laeger* 1992 Jul 13; 154(29): 2008–13. [Danish.]

- In diesem Artikel wird der Immunitätsverlust gegen Masern, Mumps und Röteln beschrieben, der in der Zeit nach der MMR-Impfung auftritt und subklinische (asymptomatische) Infektionen ermöglicht, die die drei Krankheiten eventuell auf andere Menschen übertragen.

173.

Morfin F, Beguin A, et al. Detection of measles vaccine in the throat of a vaccinated child. *Vaccine* 2002 Feb 22; 20(11–12): 1541–43.

„In dem hier vorgestellten Fall wurde das Impfstoffvirus im Rachen isoliert, was zeigt, dass die subkutane Injektion eines abgeschwächten Masernstamms zu einer respiratorischen Ausstoßung dieses Virus führen kann."

- Das durch die Masernimpfung ausgelöste Fieber steht in Zusammenhang mit der Replikation und der Ausscheidung des Virus im Lebendimpfstoff.

174.

Kaic B, Gjenero-Margan I, et al. Spotlight on measles 2010: excretion of vaccine strain measles virus in urine and pharyngeal secretions of a child with vaccine associated febrile rash illness, Croatia, March 2010. *Euro Surveill* 2010 Sep 2; 15(35).

- Das Masernvirus im Impfstoff wird aus dem Rachen ausgeschieden, und nur die molekulare Genotypisierung kann zwischen einer Wildtyp- und einer Impfstoff-bezogenen Erkrankung unterscheiden.

175.

DER MMR-IMPFSTOFF STEHT MÖGLICHERWEISE MIT HIRNAUTOIMMUNITÄT UND AUTISMUS IN ZUSAMMENHANG

„Über 90 % der MMR-Antikörper, die im Blut autistischer Kinder vorkamen, wirkten sich auch positiv auf MBP-Autoantikörper aus, was auf einen großen Zusammenhang zwischen MMR und der Autoimmunität des Zentralnervensystems bei Autismus hindeutet. Ausgehend von diesen Erkenntnissen vermuten wir, dass eine unangemessene Antikörperreaktion auf MMR, insbesondere auf die Masernkomponente, mit der Pathogenese des Autismus zusammenhängen könnte.“

Singh VK, Lin SX, et al. Abnormal measles-mumps-rubella antibodies and CNS autoimmunity in children with autism. *J Biomed Sci* 2002 Jul–Aug; 9(4): 359–64.

- Viele autistische Kinder haben einen erhöhten Spiegel an Antikörpern gegen das Masernvirus, aber nicht gegen andere Viren.
- Analysiert wurden MMR-Antikörper und MBP-Autoantikörper (Basisches Myelinprotein) im Blut von 125 autistischen und 92 nichtautistischen Kindern (die Kontrollgruppe).

- MMR-Antikörper wurden bei 60 % und MBP-Autoantikörper bei 56 % der autistischen Kinder gefunden. In der Vergleichsgruppe wurden keine Antikörper nachgewiesen.
- Eine abnorme Antikörperreaktion auf die MMR-Impfung kann mit Autismus verbunden sein.
- Die Autoren dieser Studie glauben, dass viele Autismusfälle auf neurologische Symptome aufgrund einer atypischen Masernvirusinfektion nach einer MMR-Impfung zurückzuführen sind.
- Diese Studie liefert Hinweise auf einen Zusammenhang zwischen der MMR-Impfung (insbesondere der Masernkomponente), der Autoimmunität des zentralen Nervensystems und dem Auftreten von Autismus.
- Impfstoffe werden gesunden Menschen, hauptsächlich Kindern, verabreicht. Daher muss die Unbedenklichkeit der Impfstoffe garantiert sein.

176.

MMR UND ANDERE IMPFSTOFFE, DIE MIT HUMANEN FETALEN ZELLEN HERGESTELLT WERDEN, KÖNNEN MIT EINER ZUNEHMENDEN ANZAHL VON AUTISMUSFÄLLEN IN VERBINDUNG GEBRACHT WERDEN

„Das vermehrte Aufkommen autistischer Störungen steht in direktem Zusammenhang mit Impfstoffen, die unter Verwendung humaner fetaler Zellen hergestellt werden."

Deisher TA, Doan NV, et al. Impact of environmental factors on the prevalence of autistic disorder after 1979. *J Public Health Epidemiol* 2014 Sep; 6(9): 271–86.

- Einige Impfstoffe werden mithilfe humaner fetaler Zelllinien hergestellt. Menschliche fetale DNA-Fragmente können Autoimmunreaktionen auslösen; DNA-Fragmente und Retroviren rufen möglicherweise genetische Mutationen hervor.
- Es sollte untersucht werden, ob menschliche fetale und retrovirale Verunreinigungen in Impfstoffen für Kinder mit Autismus in Verbindung gebracht werden.

- Diese große Kohortenstudie schloss alle Kinder ein, die nach 1969 in den USA, Westaustralien, Großbritannien und Dänemark geboren wurden, deren Impfaufzeichnungen öffentlich zugänglich waren und bei denen später eine autistische Störung festgestellt wurde.
- Die wechselnden Geburtsjahre – also die Zeitpunkte, an denen die Inzidenz von Autismus erheblich anstieg – stimmten mit der Einführung von Impfstoffen überein, die mit menschlichen fetalen Zellen hergestellt wurden: MMR, Varizellen und Hepatitis A.
- Es bestand ein wesentlicher Zusammenhang zwischen der Anzahl der gegen Windpocken (R^2 = 0,88) und Hepatitis A (R^2 = 0,68) geimpften Kinder – die mit humanen Zelllinien hergestellt wurden, die fetale DNA und retrovirale Kontaminationen enthielten – und der Anzahl der Kinder, bei denen eine autistische Störung diagnostiziert wurde.
- Die steigende Anzahl von Impfstoffen, die mit humanen fetalen Zelllinien hergestellt wurden, setzt Säuglinge und Kinder menschlicher DNA und retroviralen Kontaminanten aus, die mit zunehmenden Fällen von Autismus in Verbindung stehen.
- Das höhere Alter des Vaters des Kindes und die Bearbeitungen des Diagnostic and Statistical Manual (DSM) der American Psychiatric Association sind nicht die primären Auslöser für das vermehrte Auftreten von Autismus.

177.

DER MMR-IMPFSTOFF ENTHÄLT MENSCHLICHE FETALE DNA-FRAGMENTE, DIE EVENTUELL MIT AUTISMUS UND GENETISCHEN MUTATIONEN VERBUNDEN SIND

„Diese Arbeit ist eine der ersten Labor- und ökologischen Studien, die die Beziehung zwischen Impfstoffen, die mit humanen fetalen Zelllinien hergestellt werden, zellulären DNA-Schäden und der weltweiten Autismusepidemie untersucht hat."

Deisher TA, Doan NV, et al. Epidemiologic and molecular relationship between vaccine manufacture and autism spectrum disorder prevalence. *Issues Law Med* 2015 Spring; 30(1): 47–70.

- Diese Untersuchung nutzte statistische Methoden, Laborverfahren, Molekularbiologie und Genomanalyse, um die Auswirkungen der Kinderimpfung mit Impfstoffen, die menschliche fetale DNA-Reste enthalten, auf die öffentliche Gesundheit zu bewerten.
- Einige Impfstoffe, wie MMR und Hepatitis A, werden mit humanen fetalen Zelllinien hergestellt. Diese erzeugen Endprodukte, die Reste menschlicher fetaler DNA-Fragmente und retroviraler HERV-K-Kontaminanten enthalten, die womöglich Autoimmunreaktionen sowie eine Insertionsmutagenese verursachen.
- Die restliche DNA kann an den Zellkern einer Zelle abgegeben werden. Das Potenzial für exogene DNA, in den Zellkern zu gelangen und sich in dessen Genom zu integrieren, ist ein fest etablierter biologischer Prozess.
- Fetale DNA-Fragmente in MMR- und Hepatitis-A-Impfstoffen liegen wesentlich über dem von den FDA-Richtlinien festgelegten Grenzwert der Rest-DNA.
- Ökologische Daten weisen auf eine mögliche Verbindung zwischen Impfstoffen, die mit humaner fetaler DNA hergestellt werden, und der Autismusepidemie hin.
- In Norwegen, Schweden und Großbritannien besteht ein Zusammenhang zwischen reduzierten MMR-Impfquoten und einer geringeren Verbreitung von Autismus-Spektrum-Störungen.
- Impfstoffe können in tierischen oder pflanzlichen Zelllinien hergestellt werden, um die Gefahren einer menschlichen Rest-DNA und von retroviralen Kontaminationen zu vermeiden.

178.

KINDER, DIE KÜRZLICH GEGEN MMR GEIMPFT WURDEN, MÜSSEN WESENTLICH HÄUFIGER IN DIE NOTAUFNAHME

„Es besteht ein erhöhtes Risiko, dass etwa 1 bis 2 Wochen nach der Impfung im 12. und 18. Monat die Kinder in der Notaufnahme behandelt werden müssen."

Wilson K, Hawken S, et al. Adverse events following 12 and 18 month vaccinations: a population-based, self-controlled case series analysis. *PLoS ONE* 2011; 6(12): e27897.

- Analysiert wurden die Gesundheitsdaten von 413.957 Kindern, um das Risiko schwerer unerwünschter Ereignisse im Alter von 12 und 18 Monaten nach Erhalt der empfohlenen Impfstoffe zu bestimmen.
- Die Häufigkeit von Notaufnahmen oder Krankenhausaufenthalten 1 bis 17 Tage nach der Impfung (Risikozeitraum) wurde mit der Häufigkeitsrate 20 bis 28 Tage nach der Impfung (Kontrollzeitraum) verglichen.
- Die Wahrscheinlichkeit, dass Kinder in den Risikozeiträumen nach der Impfung mit 12 Monaten (relative Inzidenz, RI = 2,04 am 9. Tag) und 18 Monaten (RI = 1,34 am 12. Tag) in eine Notaufnahme oder ein Krankenhaus eingewiesen wurden, war deutlich höher als in den Kontrollabschnitten.
- Auf 100.000 Kinder, die im Alter von 12 Monaten geimpft wurden, kamen 598 weitere Kinder in die Notaufnahme (1 Kind auf 167 geimpfte Kinder).
- Bei Notaufnahmen während des Risikozeitraums war bei mehreren Erkrankungen mit größerer Wahrscheinlichkeit eher medizinische Hilfe vonnöten als bei Notaufnahmen während der Kontrollzeiträume.
- Kinder wurden von der Analyse ausgeschlossen, wenn sie während des Beobachtungsabschnitts (bis zu 28 Tage nach der ersten Impfung) eine zweite Impfung verabreicht bekamen oder falls sie starben.
- Obwohl die Anzahl der Notaufnahmen oder Hospitalisierungen in den Tagen vor der Impfung wesentlich geringer war als in den Risiko- oder Kontrollzeiträumen nach der Impfung, wurde keine statistische Analyse veröffentlicht.

179.

KLEINKINDER HABEN EIN ERHÖHTES RISIKO, NACH EINER MMR-IMPFUNG EINE NOTFALLBEHANDLUNG ZU BENÖTIGEN; MÄDCHEN SOGAR EIN NOCH GRÖSSERES RISIKO

„Unsere Ergebnisse deuten darauf hin, dass Mädchen möglicherweise eine erhöhte Reaktogenität auf den MMR-Impfstoff haben."

Wilson K, Ducharme R, et al. Increased emergency room visits or hospital admissions in females after 12-month MMR vaccination, but no difference after vaccinations given at a younger age. *Vaccine* 2014 Feb 26; 32(10): 1153–59.

- Analysiert wurden die Gesundheitsdaten von 548.422 Kindern, um festzustellen, ob das Geschlecht des Kindes einen Einfluss auf die Häufigkeit von Notaufnahme- und/oder Krankenhausaufenthalten nach Impfungen im Kindesalter hat.
- Jungen und Mädchen im Alter von 12 Monaten benötigten 4 bis 12 Tage nach Erhalt der MMR-Impfung (Risikozeitraum) mit 35-prozentiger höherer Wahrscheinlichkeit eine Notfallversorgung als 20 bis 28 Tage nach der Impfung (Kontrollzeitraum).
- Obwohl die Jungen und Mädchen 4 bis 12 Tage nach der zwölfmonatigen MMR-Impfung ein erheblich erhöhtes Risiko für Notaufnahmen und/oder Hospitalisierungen im Vergleich zum Kontrollzeitraum hatten (relative Inzidenz, RI = 1,35), war das Risiko bei den Mädchen sogar noch höher (relatives Inzidenzverhältnis, RIR = 1,08).
- Pro 100.000 geimpfte Kinder im Alter von 12 Monaten sind bei Mädchen im Vergleich zu Jungen 192 zusätzliche unerwünschte Ereignisse oder Notaufnahmebehandlungen zu erwarten.
- Sowohl bei den Jungen als auch bei den Mädchen waren die Hauptgründe für Notaufnahme- und/oder Krankenhausaufenthalte nach ihren zwölfmonatigen Impfungen Otitis media (Mittelohrentzündung), akute Infektionen der oberen Atemwege, Virusinfektionen und nichtinfektiöse Gastroenteritis und Colitis.
- Einige mögliche Gründe dafür, dass Mädchen ein größeres Risiko für Behandlungsschäden nach der MMR-Impfung haben als Jungen, sind a) ein geringeres Geburtsgewicht, b) weniger maternale Antikörper gegen Masern, c) ein größerer Vitamin-A-Mangel und d) allgemeine physiologische Unterschiede.

WINDPOCKEN UND GÜRTELROSE

■ ■ ■

W indpocken oder Varizellen sind eine ansteckende Krankheit, die durch das Varizella-Zoster-Virus verursacht wird. Vor der Einführung von Windpockenimpfstoffen empfahlen Ärzte, Kinder der Krankheit auszusetzen, da diese im Kindesalter in der Regel gutartig ist; Komplikationen machen sich erst zunehmend bemerkbar, wenn Windpocken bei Jugendlichen oder Erwachsenen auftreten. Herpes Zoster oder Gürtelrose ist eine Reaktivierung des Varizellenvirus. Wenn sich Menschen nach einer Infektion mit Windpocken wieder erholen, schlummert das Virus weiterhin im Körper. Später, wenn die Immunität geschwächt ist, kann das Virus als Gürtelrose wieder aktiv werden und eine schmerzhafte Bläschenbildung und eine postherpetische Neuralgie verursachen – schwere und schwächende Nervenschmerzen, die Wochen, Monate oder Jahre anhalten können.

Die erste Studie in diesem Kapitel fand heraus, dass Windpocken in der Kindheit in großem Maße vor koronarer Herzerkrankung im Erwachsenenalter schützen. Jede weitere ansteckende Krankheit, die in der Kindheit auftritt, z. B. Masern, Mumps oder Röteln, erhöht die Schutzwirkung gegen akute koronare Ereignisse um 14 %. Andere Untersuchungen liefern Hinweise darauf, dass die Immunität gegen Gürtelrose durch regelmäßig wiederkehrende Expositionen gegenüber dem verbreiteten Varizellenvirus gestärkt wird. In der Zeit vor der Impfstoffherstellung wurde durch häufige Kontakte mit Personen, die an Windpocken erkrankt waren, der eigene Antikörperschutz gegen Gürtelrose aufgefrischt. Nationale Impfprogramme gegen Windpocken sorgten jedoch für weniger Krankheitsfälle, was die Möglichkeit, die Immunität zu stärken, einschränkte und die Inzidenzrate von Herpes Zoster erhöhte. Entsprechende Impfprogramme reduzierten die Fälle von Windpocken, erhöhten aber die Anzahl der an Gürtelrose erkrankten Menschen. Die medizinischen Kosten, Schmerzen und Leiden in Zusammenhang mit Gürtelrose sind in der Regel viel höher als bei Windpocken. Um dieses Problem anzugehen, wurde ein Impfstoff gegen Gürtelrose eingeführt.

Studien zeigen auch, dass der Windpockenimpfstoff immer weniger wirksam ist, da zunehmend mehr Menschen geimpft werden. Daher sind Auffrischungsdosen erforderlich, die jedoch weder kostengünstig sind noch so guten Schutz bieten wie die immunologische Auffrischung, die in der Zeit vor der Impfung auf natürliche Weise in der Allgemeinheit stattfand. Einige Kinder, die gegen Windpocken geimpft wurden, erkranken immer noch daran, und gegen Windpocken geimpfte Kinder entwickeln auch eine Gürtelrose. Einige geimpfte Kinder bekommen Gürtelrose durch das im Impfstoff enthaltene Virus, während andere sich durch den wilden (natürlichen) Varizellenstamm anstecken. Darüber hinaus sind die Impfstoffe gegen Windpocken und Herpes Zoster mit schwerwiegenden Nebenwirkungen verbunden. Beispielsweise traten nach Angaben des Herstellers für den Gürtelroseimpfstoff bei Personen, die damit geimpft wurden, häufiger eine kongestive Herzinsuffizienz und ein Lungenödem auf als bei Personen, die ein Placebo erhielten. Eine kürzlich von Lai und Eiben durchgeführte Studie ergab, dass der Impfstoff gegen Gürtelrose das Risiko für eine Arthritis erhöht.

180.

WINDPOCKEN IN DER KINDHEIT SCHÜTZEN VOR KORONAREN HERZERKRANKUNGEN WIE ANGINA PECTORIS UND HERZINFARKT

„Ansteckende Kinderkrankheiten zeigten eine schützende Wirkung gegen koronare Herzkrankheiten. Das Risiko für akute Koronarereignisse nahm mit zunehmender Anzahl ansteckender Kinderkrankheiten deutlich ab."

Pesonen E, Andsberg E, et al. Dual role of infections as risk factors for coronary heart disease. *Atherosclerosis* 2007 Jun; 192(2): 370–75.

- Die „Hygiene-Hypothese" lässt vermuten, dass die Exposition gegenüber Infektionen in der Kindheit für die normale Entwicklung des Immunsystems wichtig ist.
- In dieser Studie wurden 335 erwachsene Patienten, die an instabiler Angina pectoris und Myokardinfarkt (Herzinfarkt) leiden, mit 355 Kontrollen verglichen, um zu untersuchen, ob eine Vorgeschichte mit ansteckenden Krankheiten in der Kindheit das Risiko akuter koronarer Ereignisse beeinflusst.
- Erwachsene, die als Kinder an Windpocken erkrankten, waren in hohem Maße vor akuten Koronarereignissen geschützt (QV = 0,67).
- Jede zusätzliche ansteckende Krankheit, die in der Kindheit auftrat, z. B. Masern, Mumps oder Röteln, erhöhte die Schutzwirkung gegen akute Koronarereignisse um 14 %.
- Die Untersuchung ergab auch, dass Infektionen mit Enteroviren, Herpes-simplex-Viren und mit Chlamydia-pneumoniae-Bakterien das Risiko für koronare Herzerkrankungen erhöhen.

181.

DAS ALLGEMEINE IMPFPROGRAMM GEGEN WINDPOCKEN IST WEDER EFFEKTIV NOCH KOSTENGÜNSTIG UND HAT ZU EINEM DRASTISCHEN ANSTIEG DER GÜRTELROSEINFEKTIONEN GEFÜHRT

„Anstatt, wie versprochen, die Windpocken bei Kindern auszurotten, hat sich die routinemäßige Impfung gegen diese Viren als extrem kostspielig erwiesen und einen kontinuierlichen Krankheits und Behandlungskreislauf mit sich gebracht."

Goldman GS, King PG. Review of the United States universal varicella vaccination program: Herpes zoster incidence rates, cost effectiveness, and vaccine efficacy based primarily on the Antelope Valley Varicella Active Surveillance Project data. *Vaccine* 2013 Mar 25; 31(13): 1680–94.

- Die CDC sponserte und förderte Studien, die positive Ergebnisse der Varizellenimpfung aufwiesen. Die Behörde versucht jedoch, die

Veröffentlichung kritischer Befunde des Impfprogramms gegen Windpocken zu verhindern.

- Die CDC veröffentlichte und finanzierte Studien über die Inzidenz von Herpes Zoster (Gürtelrose), die sich durch ernsthafte methodische Einschränkungen auszeichneten.
- Gravierende Behandlungsschäden nach einer Varizellenimpfung tragen dazu bei, die Vorteile der Impfung wettzumachen.
- Mit steigender Impfquote gegen Varizellen verliert der Impfstoff seine Wirksamkeit gegen Windpocken und die Fälle von Gürtelrose nehmen zu. Dies ist darauf zurückzuführen, dass es weniger Gelegenheiten gibt, die Immunität durch natürliche, sogenannte exogene Schübe aufzufrischen. Diese setzen dann ein, wenn man mit Personen konfrontiert wird, die das natürliche Varizellenvirus freisetzen.
- Kosten-Nutzen-Analysen der Varizellenimpfung, die zur Begründung der Einführung eines nationalen Impfprogramms herangezogen wurden, berücksichtigten nicht a) die Bedeutung der von außen wirkenden Auffrischung, b) die Morbidität infolge schwerwiegender Nebenwirkungen der Varizellenimpfung und c) die Erkrankungsrate durch zunehmende Fälle von Herpes Zoster bei Erwachsenen.
- Das Impfprogramm gegen Varizellen hat sich weder als effektiv noch als kosteneffizient erwiesen.

182.

DAS IMPFPROGRAMM GEGEN WINDPOCKEN IST WEDER EFFEKTIV NOCH KOSTENGÜNSTIG

„Im Rahmen der allgemeinen Varizellenimpfung hat sich die exogene Auffrischung infolge des Impfstoffs abgeschwächt. Wir schätzen, dass die Varizellenimpfung bei Erwachsenen unter 50 Jahren über eine Zeitspanne von 50 Jahren 14,6 Millionen zusätzliche Herpes-Zoster-Fälle mit einer Kostenbelastung von 4,1 Milliarden US-Dollar bzw. 80 Millionen US-Dollar pro Jahr zur Folge hat.“

Goldman GS. Cost-benefit analysis of universal varicella vaccination in the U.S. taking into account the closely related herpes-zoster epidemiology. *Vaccine* 2005 May 9; 23(25): 3349–55.

- Studien, die zu dem Schluss kommen, dass das Varizellen-Impfprogramm kosteneffektiv ist, lassen seine nachteiligen Auswirkungen auf die Inzidenz von Herpes-Zoster-Fällen außer Acht.

183.

Goldman GS. The case against universal varicella vaccination. *Int J Toxicol* 2006 Sep–Oct; 25(5): 313–17.

„In der wissenschaftlichen Literatur zur Unbedenklichkeit des Varizellenimpfstoffs und der damit einhergehenden Kosten-Nutzen-Analyse wird oft von optimistischen Bewertungen berichtet, die auf idealen Annahmen beruhen. Bei einer umsichtigen Bewertung des allgemeinen Impfprogramms gegen Varizellen müssen die schwerwiegenden Folgen und die damit verbundenen Kosten berücksichtigt werden."

184.

Goldman GS, King PG. Vaccination to prevent varicella: Goldman and King's response to Myers' interpretation of Varicella Active Surveillance Project data. *Hum Exp Toxicol* 2014 Aug; 33(8): 886–93.

„Wenn man die Kosten der Auffrischungsdosis für Varizellen und die vermehrten Rückfälle mit Gürtelrose miteinbezieht, ist das allgemeine Impfprogramm weder wirksam noch preisgünstig."

185.

DIE KINDERIMPFUNG GEGEN WINDPOCKEN ERHÖHT DAS RISIKO FÜR GÜRTELROSE BEI JUGENDLICHEN UND ERWACHSENEN

„Wir konnten die zunehmende Inzidenz von Herpes Zoster (Gürtelrose) beobachten, während das Auftreten von Varizelleninfektionen (Windpocken) rückläufig war."

Wu PY, Wu HD, et al. Varicella vaccination alters the chronological trends of herpes zoster and varicella. *PloS One* 2013 Oct 30; 8(10): e77709.

- Historisch betrachtet verursachte das Varizellenvirus vor allem bei Kindern Windpocken, blieb dann viele Jahre lang latent, bis die zelluläre Immunität abnahm. Im Erwachsenenalter wurde das Virus schließlich als Herpes Zoster reaktiviert.
- Analysiert wurden die Krankenversicherungsansprüche von 1 Million Menschen in Taiwan, um die Tendenzen bei Fällen von Windpocken und Gürtelrose vor und nach der Einführung eines nationalen Impfprogramms gegen Windpocken zu ermitteln.
- Da immer mehr Kinder gegen Windpocken geimpft wurden – und das Varizellenvirus in der Gesellschaft nicht mehr weitverbreitet war –, nahm die Häufigkeit von Herpes Zoster zu.
- Nachdem Kinder gegen Windpocken geimpft wurden, vermehrten sich die Fälle von Gürtelrose bei Jugendlichen und Erwachsenen.
- Haben Erwachsene regelmäßigen Kontakt zu Kindern, die mit Windpocken infiziert sind, bekommen sie eine von außen wirkende (exogene) Auffrischung für ihre Immunität, was die Wahrscheinlichkeit einer sich entwickelnden Gürtelrose verringert.
- Nationale Impfprogramme gegen Varizellen vermindern das Vorkommen des in der Umwelt verbreiteten Windpockenvirus und schränken damit die Möglichkeiten zur Auffrischung der Immunität ein, was die Anzahl der Fälle mit Gürtelrose erhöht.
- Von Herpes Zoster sind tendenziell mehr Frauen als Männer betroffen.

186.

DIE EXPOSITION VON ERWACHSENEN GEGENÜBER KINDERN MIT WINDPOCKEN SCHÜTZT VOR GÜRTELROSE

„Die Ergebnisse dieser Studie lassen vermuten, dass die Kinderimpfung gegen Varizellen zu einer länger anhaltenden und erhöhten Inzidenz von Herpes Zoster bei nicht geimpften Erwachsenen führen könnte, da sie weniger exogenen Varizella-Zoster-Viren ausgesetzt sind."

Thomas SL, Wheeler JG, Hall AJ. Contacts with varicella or with children and protection against herpes zoster in adults: a case-control study. Lancet 2002 Aug 31; 360(9334): 678–82.

- Herpes Zoster (Gürtelrose) tritt häufig bei älteren Erwachsenen auf. Zu den Komplikationen gehören eine große Morbosität und starke Schmerzen (postherpetische Neuralgie).
- Erwachsene, die als Kinder Windpocken hatten, entwickeln durch den Kontakt mit Kindern, die mit dem Varizellenvirus infiziert sind, bisweilen eine Immunität gegen Gürtelrose. Umgekehrt könnten Impfprogramme für Kinder, die das Auftreten von Windpocken verringern, die Inzidenz von Gürtelrose bei Erwachsenen erhöhen.
- Diese Arbeit sollte die Theorie überprüfen, ob der enge Kontakt mit kranken Kindern oder dem Varizellenvirus Schutz vor Gürtelrose bietet.
- Erwachsene, die in sozialer Hinsicht viel mit Kindergruppen zusammen waren und haufig mit kranken Kindern in Kontakt kamen, waren vor Gürtelrose geschützt.
- Erwachsene, die funf oder mehr Kontakte mit Personen hatten, von denen bekannt war, dass sie eine Varizelleninfektion hatten, waren im Vergleich zu Erwachsenen ohne solche Kontakte sehr gut vor Gürtelrose geschützt (QV = 0,29).
- Eine Kinderbetreuung außer Haus, die mehr als fünf Jahre dauerte, bot guten Schutz gegen Herpes Zoster (QV = 0,06). Der Kontakt mit nur wenigen, zu Hause lebenden Kindern bot ebenfalls einen starken Schutz gegen Gürtelrose (QV = 0,34).

- Der Kontakt mit vielen gesunden Kindern oder Fällen von Herpes Zoster hatte keine schützende Wirkung zur Folge.
- Diese Studie bestätigte, dass Erwachsene (welche zuvor mit Windpocken infiziert waren), die regelmäßig den Varizellen anderer Personen ausgesetzt sind, gut vor Gürtelrose geschützt sind.

187.

DAS IMPFPROGRAMM ZUR BEKÄMPFUNG VON WINDPOCKEN HAT ZWAR DIE ANZAHL DER ERKRANKUNGEN VERRINGERT, ABER DIE FÄLLE VON GÜRTELROSE ERHÖHT UND DAS ALTER DER INFIZIERTEN PERSONEN GESENKT

„Während die Durchimpfung gegen Varizellen bei Kindern zunahm, sank die Inzidenz von Windpocken, und das Auftreten von Herpes Zoster nahm zu."

Yih WK, Brooks DR, et al. The incidence of varicella and herpes zoster in Massachusetts as measured by the Behavioral Risk Factor Surveillance System (BRFSS) during a period of increasing varicella vaccine coverage, 1998–2003. *BMC Public Health* 2005 Jun 16; 5: 68.

- Untersucht wurden die Auswirkungen einer weitverbreiteten Varizellenimpfung in Massachusetts auf die Epidemiologie von Windpocken und Gürtelrose.
- Zwischen 1998 und 2003 stieg die Durchimpfungsrate bei Kindern im Alter von 19 bis 35 Monaten von 48 % auf 89 %. In diesem Zeitraum gingen die Fälle von Windpocken in allen Altersgruppen um 79 % zurück.
- Zwischen 1999 und 2003 stieg die Impfquote gegen Windpocken bei Kindern im Alter von 19 bis 35 Monaten von 66 % auf 89 %. Die Fälle von Gürtelrose in allen Altersklassen (einschließlich älterer Menschen) nahmen um 90 % zu – eine sehr bemerkenswerte Entwicklung. Die Fälle von Gürtelrose in der Altersgruppe der 25- bis 44-Jährigen nahmen um beträchtliche 161 % zu.

188.

Davies EC, Langston DP, et al. Herpes zoster ophthalmicus: declining age at presentation. *Br J Ophthalmol* 2015 Jul 15. [Epub ahead of print.]

„Unsere Untersuchung legt den Schluss nahe, dass die Kinderimpfung gegen Varizellen eine mögliche Erklärung für die gestiegene Anzahl der Fälle und eine Senkung des Durchschnittsalters bei neu diagnostizierten Patienten mit Herpes Zoster Ophthalmicus bleibt.“

- In dieser Studie wurden 913 Patienten in einem US-amerikanischen Krankenhaus untersucht, bei denen Herpes Zoster Ophthalmicus (HZO), eine schwere und schmerzhafte Gürtelrose des Auges, diagnostiziert wurde. Die Anzahl der Fälle in diesem Krankenhaus stieg von 71 im Jahr 2007 auf 195 im Jahr 2013. Das Durchschnittsalter der HZO-Patienten nahm in diesem Zeitraum deutlich ab.

189.

DAS „ERFOLGREICHE" IMPFPROGRAMM GEGEN WINDPOCKEN BEI KINDERN FÜHRT ZU EINEM VERMEHRTEN AUFTRETEN DER GÜRTELROSE BEI ERWACHSENEN

„Ein hundertprozentiger wirksamer Windpockenimpfstoff, der an Einjährige verabreicht wird, würde 31 Jahre später zu einem 1,75-fachen Anstieg von Herpes Zoster führen. Diese Zunahme wird voraussichtlich vor allem in jüngeren Altersklassen auftreten, als man derzeit annimmt.“

Ogunjimi B, Willem L, et al. Integrating between-host transmission and within-host immunity to analyze the impact of varicella vaccination on zoster. *Elife* 2015 Jul 11; 4: e07116.

- Forscher entwickelten ein mathematisches Modell, um die Auswirkungen der Varizellenimpfung auf die Nettozunahme der Inzidenz von Herpes Zoster zu simulieren.

190.

Jardine A, Conaty SJ, et al. Herpes zoster in Australia: evidence of increase in incidence in adults attributable to varicella immunization? *Epidemiol Infect* 2011 May; 139(5): 658–65.

- Die Fälle von Herpes Zoster nahmen bei australischen Erwachsenen nach einem landesweiten Impfprogramm für Kinder gegen Windpocken jährlich zwischen 2 % und 6 % zu.

191.

Goldman GS. Universal varicella vaccination: efficacy trends and effect on herpes zoster. *Int J Toxicol* 2005 Jul–Aug; 24(4): 205–13.

- Der Windpockenimpfstoff verliert an Wirksamkeit, je mehr Menschen geimpft werden, was die Verabreichung von Auffrischungsdosen erforderlich macht. Diese sind jedoch weder kostengünstig noch bieten sie so viel Schutz wie die immunologische Auffrischung, die während der Zeit vor der Impfung auf natürliche Weise erfolgte.
- Der „Erfolg" des Windpockenimpfstoffs bei der Reduzierung der Krankheitsfälle führt zu vermehrten Fällen von Herpes Zoster.

192.

DIE ZAHL DER KRANKENHAUSAUFENTHALTE AUFGRUND SCHWERER GÜRTELROSEFÄLLE UND DIE JÄHRLICHEN KRANKENHAUSKOSTEN FÜR DIE ERFORDERLICHE PFLEGE SIND NACH DER EINFÜHRUNG DES WINDPOCKENIMPFSTOFFS DEUTLICH GESTIEGEN

„Der Rückgang der Krankenhauseinweisungen und die Gebühren für Entlassungen in Zusammenhang mit Varizellen waren geringer als die zunehmenden Hospitalisierungen und die Gebühren für Entlassungen infolge von Herpes Zoster."

Patel MS, Gebremariam A, Davis MM. Herpes zoster-related hospitalizations and expenditures before and after introduction of the varicella vaccine in the United States. *Infect Control Hosp Epidemiol* 2008 Dec; 29(12): 1157–63.

- Der Varizellenimpfstoff gegen Windpocken wurde im Jahr 1995 für US-amerikanische Kinder eingeführt und empfohlen.
- Diese Studie sollte die Anzahl der Hospitalisierungen aufgrund schwerer Fälle von Gürtelrose (gemessen an Herpes-Zoster-bedingten Krankenhausentlassungen) in den Jahren von 1993 bis 2004 ermitteln, d. h. vor und nach der Einführung und Förderung der Varizellenimpfung in den USA.
- Die durchschnittlichen jährlichen Krankenhauskosten der Krankenkassen für Herpes-Zoster-bedingte Hospitalisierungen wurden ebenfalls berechnet.
- Die bereinigte Anzahl von Herpes-Zoster-Fällen gemessen an der Bevölkerung hat sich von 1993 (vor der Einführung des Windpockenimpfstoffs) bis 2000 (die ersten Jahre nach der Einführung des Impfstoffs gegen Windpocken) nicht wesentlich verändert.
- Im Jahr 2001 stieg die Anzahl der Hospitalisierungen wegen Herpes Zoster und lag bis 2004 deutlich über denen der Vorjahre.
- Bis 2004 erhöhten sich die Kosten für Krankenhausaufenthalte aufgrund von Gürtelrosefällen um mehr als 700 Millionen Dollar pro Jahr.
- Auf Erwachsene ab 60 Jahren entfielen im Jahr 2004 74 % der Krankenhauskosten wegen Herpes Zoster.

193.

WISSENSCHAFTLER WAREN SICH BEWUSST, DASS DIE IMPFUNG VON KINDERN GEGEN WINDPOCKEN EINE GÜRTELROSE-EPIDEMIE BEI ERWACHSENEN AUSLÖSEN WÜRDE

„Es wird erwartet, dass die Massenimpfung gegen Varizellen eine große Herpes-Zoster-Epidemie auslösen wird, von der mehr als 50 % der Personen betroffen sind, die bei der Einführung der Impfung 10 bis 44 Jahre alt waren."

Brisson M, Gay NJ, et al. Exposure to varicella boosts immunity to herpes-zoster: implications for mass vaccination against chickenpox. *Vaccine* 2002 Jun 7; 20(19–20): 2500–7.

• Diese Untersuchung ergab, dass Erwachsene, die Kindern mit Windpocken ausgesetzt sind, eine schützende Immunität gegen Gürtelrose entwickeln. Diese Auffrischung der zellvermittelten Immunität hält voraussichtlich etwa 20 Jahre an.
• Die Ausrottung der Windpocken in einem Land von der Größe der USA könnte 21 Millionen neue Fälle von Gürtelrose verursachen, die 5.000 Todesfälle zur Folge hätte.

194.

Edmunds WJ, Brisson M, et al. Varicella vaccination: a double-edged sword? *Commun Dis Public Health* 2002 Sep; 5(3): 185–86.

„Der in den USA beeindruckende Rückgang der Windpockenhäufigkeit könnte ein zweischneidiges Schwert sein, das eine entsprechend große Zunahme von Herpes Zoster in den nächsten Jahrzehnten ahnen lässt, sofern nicht andere Schritte unternommen werden, um dies zu verhindern."

- Je erfolgreicher eine Impfkampagne gegen Windpocken zum reduzierten Auftreten der Krankheit ist, desto größer ist die Zunahme der Fälle mit Herpes Zoster.
- Nach einem Impfprogramm für Kinder gegen Windpocken hält eine Gürtelrose-Epidemie bei Erwachsenen voraussichtlich 30 bis 50 Jahre an.
- Die mit jedem Einzelfall von Gürtelrose verbundene Morbidität ist zehnmal schlimmer als bei jedem einzelnen Windpockenfall. Dies wird „schwerwiegende Folgen für die öffentliche Gesundheit haben und die Vorteile einer verringerten Inzidenz von Varizellen zunichtemachen."

195.

ES IST ETHISCH NICHT VERTRETBAR, DASS SICH DIE ANZAHL DER GÜRTELROSEFÄLLE BEI ERWACHSENEN UND ÄLTEREN MENSCHEN ERHÖHT, INDEM DIE FÄLLE VON WINDPOCKEN BEI KINDERN REDUZIERT WERDEN

„Die Einführung eines Impfprogramms könnte die Gesundheit einer Bevölkerungsgruppe (Kinder) auf Kosten einer anderen (Erwachsene und ältere Menschen) begünstigen."

Luyten J, Ogunjimi B, Beutels P. Varicella-zoster virus vaccination under the exogenous boosting hypothesis: Two ethical perspectives. *Vaccine* 2014 Oct 25; 32(52): 7175–78.

- Dieser Artikel befasst sich mit dem ethischen Dilemma der Kinderimpfung zur Vorbeugung von Windpocken, die die Möglichkeiten für exogene Immunitätsauffrischungen verringert, die jedoch zum Schutz von Erwachsenen und älteren Menschen vor Gürtelrose unerlässlich sind.

196.

Kelly HA, Grant KA, et al. Decreased varicella and increased herpes zoster incidence at a sentinel medical deputising service in a setting of increasing varicella vaccine coverage in Victoria, Australia, 1998 to 2012. *Euro Surveill* 2014 Oct 16; 19(41): pii=20926.

„Von 1998 bis 2012 hat sich das altersstandardisierte Inzidenzrisiko für Varizellen, das nach medizinischen Beratungen [des National Home Doctor Service] geschätzt wurde, halbiert, während sich das altersstandardisierte Inzidenzrisiko für Herpes Zoster fast verdoppelt hat. Beide Veränderungen waren statistisch von Bedeutung."

- Analysiert wurden die Auswirkungen, die ein landesweites Impfprogramm gegen Windpocken und Herpes Zoster (Gürtelrose) bei Kindern auf die Inzidenz von Windpocken und Gürtelrose hatte.
- Obwohl die Fälle von Windpocken nach der Einführung eines nationalen Impfprogramms gegen diese Krankheit bei Kindern durch die Gesundheitsbehörden in Victoria, Australien, deutlich zurückgingen, erkrankten wesentlich mehr Menschen an Gürtelrose.
- Die Häufigkeitsrate der Gürtelrose im australischen Victoria verdoppelte sich bei Menschen unter 50 Jahren und verdreifachte sich bei Erwachsenen im Alter von 50 bis 59 Jahren innerhalb weniger Jahre nach der Einführung eines nationalen Impfprogramms für Kinder gegen Windpocken.

197.

KINDER, DIE GEGEN WINDPOCKEN GEIMPFT SIND, BEKOMMEN GÜRTELROSE VON DEM IM IMPFSTOFF ENTHALTENEN VIRUS

„Die Impfung von Kindern gegen Varizellen hat die Inzidenz von Windpocken verringert, aber Herpes Zoster durch Impfviren hervorgerufen."

Chun C, Weinmann S, et al. Laboratory characteristics of suspected herpes zoster in vaccinated children. *Pediatr Infect Dis J* 2011 Aug; 30(8): 719–21.

- Wissenschaftler haben im Labor bestätigt, dass einige geimpfte Kinder infolge des im Impfstoff enthaltenen Virus an Gürtelrose erkranken.

198.

Weinmann S, Chun C, et al. Incidence and clinical characteristics of herpes zoster among children in the varicella vaccine era, 2005–2009. *J Infect Dis* 2013 Dec 1; 208(11): 1859–68.

„Nach einer Varizellenimpfung kann Herpes Zoster durch den Impfstoffstamm verursacht werden."

- Kinder, die zum Schutz vor Windpocken gegen Varizellen geimpft sind, erkranken an Herpes Zoster (Gürtelrose).
- Einige der geimpften Kinder bekommen Herpes Zoster durch den natürlichen Varizellenstamm. Andere geimpfte Kinder entwickeln Herpes Zoster aus dem Impfstoffstamm des Varizellenvirus.
- Der Impfstoff- und der Wildstamm der Varizellen könnten sich genetisch rekombinieren, um – im Labor bestätigte – Fälle von Herpes Zoster bei Kindern hervorzurufen, die gegen Windpocken geimpft wurden.

199.

DER WINDPOCKENIMPFSTOFF IN SÜDKOREA IST RELATIV UNWIRKSAM UND VERURSACHT VERMEHRT FÄLLE DIESER KRANKHEIT

„Die hohe Verabreichung des Impfstoffs, die fehlende Verschiebung des Alters nach oben beim Erkrankungsgipfel und der hohe Anteil an Durchbruchskrankheiten, wobei sich das Krankheitsbild bei den geimpften Patienten kaum verbessert hat, deuten darauf hin, dass die

Windpockenimpfung in Südkorea zur Prävention der Krankheit unwirksam war."

> Oh SH, Choi EH, et al. Varicella and varicella vaccination in South Korea. *Clin Vaccine Immunol* 2014 May (21(5): 762–68.

- Die Gesundheitsbehörden führten eine Fallstudie, eine Fall-Kontroll-Studie sowie Untersuchungen zur Immunogenität und zur Unbedenklichkeit durch, um die Auswirkung der Windpockenimpfung in Südkorea zu bewerten.
- Trotz einer 97-prozentigen Impfquote gegen Varizellen im Jahr 2011 stieg die Anzahl der Windpockenfälle, die den Korea Centers for Disease Control and Prevention (KCDC) gemeldet wurden, von 22,6 Fällen pro 100.000 Einwohner im Jahr 2006 auf 71,6 Fälle pro 100.000 Einwohner im Jahr 2011.
- Die Fall-Kontroll-Studie liefert den Beweis, dass der Impfstoff gegen Windpocken in Südkorea relativ unwirksam ist.
- Ein hoher Anteil der Kinder, die gegen Windpocken geimpft wurden, erkrankte dennoch an der Krankheit. Die mediane Dauer von der Impfung im Alter von 13 Monaten bis zum Ausbruch der Windpocken betrug 3 Jahre.
- Geimpfte Kinder mit Windpocken zeigten keine milderen klinischen Symptome als nicht geimpfte Kinder mit der Krankheit.
- Bei 12 % der geimpften Kinder traten systemische Nebenwirkungen auf.

200.

DER IMPFSTOFF GEGEN GÜRTELROSE KANN SCHWERWIEGENDE BEHANDLUNGSSCHÄDEN VERURSACHEN UND SEINE LANGFRISTIGE WIRKSAMKEIT IST NICHT BEKANNT

„Wie lange der Schutz nach der Impfung mit Zostavax® nach vier Jahren noch anhält, weiß man nicht."

> Merck & Co., Inc. Zostavax® (Zoster vaccine live), prescribing information. Initial U.S. approval: 2006; revised Feb 2014.

- Der Hersteller des Gürtelroseimpfstoffs fasste die klinischen Studien über die Unbedenklichkeit und die Wirksamkeit, die für die Lizenzierung seines Impfstoffs herangezogen wurden, zusammen.
- Eine Teilstudie der größten Untersuchung über den Gürtelroseimpfstoff ergab, dass gravierende Arzneimittelschäden bei Erwachsenen, die den Impfstoff gegen Gürtelrose erhielten, wesentlich häufiger auftraten als bei denen, die ein Placebo verabreicht bekamen (RR = 1,53).
- Erwachsene ab 80 Jahren mit injiziertem Gürtelroseimpfstoff wiesen zweimal so viele Behandlungsschäden auf als diejenigen, die den Impfstoff nicht erhielten (RR = 2,19).
- Schwerwiegende kardiovaskuläre Ereignisse wie eine kongestive Herzinsuffizienz und ein Lungenödem traten bei Personen, die gegen Gürtelrose geimpft wurden, häufiger auf als bei denen aus der Placebogruppe. Auch Atemwegsinfektionen und Hautkrankheiten waren bei den geimpften Personen häufiger zu verzeichnen als in der Kontrollgruppe.
- Nach der Zulassung des Impfstoffs wurden weitere unerwünschte Reaktionen gemeldet, darunter Herpes Zoster in Zusammenhang mit dem Impfstamm sowie Arthralgie, Myalgie und anaphylaktische Reaktionen. Ein sensorischer Verlust und Herpes Zoster Ophthalmicus traten auch häufiger bei Erwachsenen auf, die nach der Impfung an Gürtelrose erkrankten.
- Der Impfstoff gilt bei Erwachsenen ab 60 Jahren als zu 51 % wirksam. Die geimpften Personen wurden jedoch, während sich die Gürtelrose entwickelte, nur 31 Tage lang beobachtet, wobei der Medianwert nur 3,1 Jahre betrug.
- Bei älteren Menschen ab 80 Jahren konnte der Gürtelroseimpfstoff nicht bestätigen, dass er statistisch gesehen wirksamer ist als ein Placebo.

201.

DER IMPFSTOFF GEGEN GÜRTELROSE ERHÖHT IN HOHEM MASSE DAS RISIKO, AN ARTHRITIS, ALOPEZIE UND ANDEREN SCHWERWIEGENDEN BEHANDLUNGSSCHÄDEN ZU ERKRANKEN

„Im Vergleich zu den nicht geimpften Personen war bei Patienten mit Zoster-Impfung die Wahrscheinlichkeit, an Arthritis bzw. Alopezie zu erkranken, 2,2- respektive 2,7-mal so hoch."

Lai YC, Yew YW. Severe autoimmune adverse events post herpes zoster vaccine: a case-control study of adverse events in a national database. *J Drugs Dermatol* 2015 Jul 1; 14(7): 681–84.

- In dieser Studie wurde die VAERS-Datenbank genutzt, um zu untersuchen, ob der Impfstoff gegen Herpes Zoster mit schweren autoimmunen Behandlungsschäden verbunden ist.
- Patienten, die einen Herpes-Zoster-Impfstoff erhielten, waren im Vergleich zur nicht geimpften Kontrollgruppe mehr als doppelt so häufig gefährdet, Arthritis (QV = 2,2) oder Alopezie (QV = 2,7) zu entwickeln.

202.

Fried, RE. Herpes zoster. *N Engl J Med* 2013 Oct 13; 369:1765–66. [Letter.]

„Die Rate schwerer Arzneimittelschäden infolge des Impfstoffs gegen Herpes Zoster stieg bei Personen ab 60 Jahren [im Vergleich zur Kontrollgruppe] um 36 %. Die Wirksamkeit und die Unbedenklichkeit des Herpes-Zoster-Impfstoffs bei älteren Menschen sind fraglich."

- Bei Personen ab 80 Jahren erweist sich der Impfstoff zur Bekämpfung von Herpes Zoster als unwirksam, um diese Erkrankung oder postherpetische Neuralgien zu verhindern; die Rate der gravierenden Behandlungsschäden beträgt mehr als das Doppelte.

203.

EIN NEUER IMPFSTOFF GEGEN GÜRTELROSE ENTHÄLT AS01B – EIN ADJUVANS MIT UNBEKANNTER LANGZEITWIRKUNG

„Die Verschlimmerung oder Auslösung immunvermittelter Krankheiten bei empfänglichen Personen ist für Impfstoffe, die neue Adjuvantien wie AS01B enthalten, aufgrund ihrer immunstimulierenden Wirkung ein hypothetisches Problem."

Lal H, Cunningham AL, et al. Efficacy of an adjuvanted herpes zoster subunit vaccine in older adults. *NEJM* 2015 May 28; 372: 2087–96.

- In einer klinischen Phase-III-Studie für einen neuen Herpes-Zoster-Impfstoff (genannt HZ/su) wurden dessen Unbedenklichkeit und Wirksamkeit bei Erwachsenen ab 50 Jahren untersucht.
- Bei 84 % der geimpften Personen traten innerhalb von 7 Tagen Impfstoffreaktionen auf.
- Unerwünschte Reaktionen, die normale Alltagsaktivitäten verhinderten, traten bei 17 % der geimpften Probanden auf, verglichen mit 3,2 % in der Placebogruppe.
- Systemische Reaktionen, darunter Myalgie, Erschöpfung, Kopfschmerzen, Schüttelfrost, Fieber und gastrointestinale Symptome, wiesen 66 % der geimpften Personen auf.
- Systemische Reaktionen, die normale Alltagsaktivitäten verhinderten, waren nach der zweiten Dosis häufiger zu verzeichnen.
- Ein neues Adjuvans in diesem Impfstoff (AS01B) hat unbekannte Langzeitwirkungen und kann zu einigen der systemischen Nebenwirkungen beitragen.
- Die Wirksamkeit des Impfstoffs gegen Herpes Zoster betrug 97 % bei Erwachsenen ab 50 Jahren, mit einer durchschnittlichen Nachbeobachtungszeit von 3,2 Jahren.

POLIO, HEPATITIS B UND ROTAVIRUS

■ ■ ■

Die Studien in diesem Kapitel liefern Beweise für potenzielle Risiken in Zusammenhang mit Impfstoffen gegen Polio (Kinderlähmung), Hepatitis B und Rotaviren. In Indien folgte auf eine aggressive Impfkampagne gegen Polio eine Epidemie der „akuten schlaffen Lähmung ohne Polio" (NPAFP), die klinisch zwar nicht von einer Kinderlähmung zu unterscheiden, aber zweimal so tödlich ist. Einige Studien haben ein erhöhtes Risiko für Multiple Sklerose, chronische Arthritis und das Guillain-Barré-Syndrom (GBS) nach einer Hepatitis-B-Impfung festgestellt. Die Ergebnisse anderer Studien weisen darauf hin, dass der Impfstoff gegen Rotaviren das Risiko einer Invagination (lebensbedrohliche Darmschäden) und des Kawasaki-Syndroms (eine schwere Autoimmunerkrankung) erhöhen kann.

204.

TAUSENDE VON KINDERN WAREN NACH EINER IMPFKAMPAGNE GEGEN POLIO GELÄHMT

„Während Indien seit einem Jahr poliofrei ist, hat die Zahl der akuten schlaffen Lähmungen ohne Polio (NPAFP) enorm zugenommen. Im Jahr 2011 gab es zusätzlich 47.500 neue Fälle von NPAFP. Klinisch nicht von der Poliolähmung zu unterscheiden, aber doppelt so tödlich, stand die Inzidenz der NPAFP im gleichen Verhältnis zu den oral verabreichten Dosen gegen Polio."

Vashisht N, Puliyel J. Polio programme: let us declare victory and move on. *Indian J Med Ethics* 2012 Apr–Jun; 9(2): 114–7.

- Dieser Artikel untersuchte die medizinische Ethik einer Ausrottungs-kampagne gegen Kinderlähmung in Indien, die mehr als 2,5 Milliar-den Dollar kostete und auf die ein exponentieller Anstieg der Fälle von akuter schlaffer Lähmung ohne Polio (NPAFP) folgte.
- In Regionen, in denen Kinder mehrfach geimpft werden, ist die Rate der akuten schlaffen Lähmung ohne Polio bis zu 35-mal höher als die internationalen Normen.
- Die Rate der NPAFP im jeweiligen Jahr stimmt mit den kumulativen Dosen des oralen Polioimpfstoffs überein, die in den vergangenen drei Jahren verabreicht wurden.
- Kinder, die von einer NPAFP betroffen sind, haben ein doppelt so hohes Sterberisiko wie Kinder mit einer Polio-Wildvirusinfektion (über 43 % der Fälle hatten eine Restlähmung nach 60 Tagen oder starben).
- Die beträchtliche Zunahme der akuten schlaffen Lähmung ohne Polio nach Indiens aggressiver Ausrottungskampagne gegen Kinderläh-mung wurde nicht öffentlich untersucht.
- Stammverschiebungen von enteropathogenen Erregern, die durch die Überimpfung mit dem oralen Polioimpfstoff hervorgerufen wer-den, könnten ein Faktor für die hohen Quoten von NPAFP sein.
- Es ist nicht möglich, Polio gänzlich auszurotten, da die Sequenz ihres Genoms bekannt ist und die Wissenschaftler sie jederzeit wieder auf-leben lassen können.
- Die indische Kampagne zur Ausrottung der Kinderlähmung war auf-grund des Ausmaßes des menschlichen Leidens und aus finanzieller Sicht sehr kostspielig.

205.

DER HEPATITIS-B-IMPFSTOFF ERHÖHT DAS RISIKO FÜR MULTIPLE SKLEROSE UND ANDERE SCHWERE AUTOIMMUNERKRANKUNGEN

„Die Wahrscheinlichkeit, dass Erwachsene dem Hepatitis-B-Virus aus-gesetzt werden, ist weitgehend vom Lebensstil abhängig. Erwachsene sollten ihre Einwilligung nach erfolgter Aufklärung geben sowie die Risiken und die Vorteile von Hepatitis-B-Impfstoffen abwägen, um zu entscheiden, ob sie geimpft werden sollen oder nicht."

Geier DA, Geier MR. A case-control study of serious autoimmune adverse events following hepatitis B immunization. *Autoimmunity* 2005 Jun; 38(4): 295–301.

- Forscher berechneten das Risiko schwerer unerwünschter Autoimmunereignisse, die nach Verabreichung der Hepatitis-B-Impfung der VAERS-Datenbank in den USA gemeldet wurden, im Vergleich zu einer Kontrollgruppe, die stattdessen einen tetanushaltigen Impfstoff erhielt.
- Erwachsene, die gegen Hepatitis-B geimpft wurden, entwickelten mit fünffach höherer Wahrscheinlichkeit als die Kontrollgruppe eine Multiple Sklerose (QV = 5,2).
- Die gegen Hepatitis B geimpfte Gruppe hatte auch ein deutliches erhöhtes Risiko für rheumatoide Arthritis (QV = 18), Sehnervenentzündung (QV = 14), Lupus (QV = 9,1), Alopezie (QV = 7,2), Vaskulitis (QV = 2,6) und Thrombozytopenie (QV = 2,3).

206.

Le Houézec D. Evolution of multiple sclerosis in France since the beginning of hepatitis B vaccination. *Immunol Res* 2014 Dec; 60(2–3): 219–25.

„Die Zahlen in Frankreich zeigen ein eindeutiges statistisches Signal zugunsten eines kausalen Zusammenhangs zwischen dem Hepatitis-B-Impfstoff und Multipler Sklerose."

- In Frankreich stiegen die Fälle von Multipler Sklerose in den Jahren nach einer landesweiten forcierten Kampagne zur Erhöhung der Impfquoten von Hepatitis-B um 65 %. Dieser Artikel stellte eine bezeichnende Übereinstimmung zwischen der Anzahl der verabreichten Hepatitis-B-Impfdosen und der Anzahl der Multiple-Sklerose-Fälle 1 bis 2 Jahre später fest.

207.

DER HEPATITIS-B-IMPFSTOFF VERDREIFACHT DAS RISIKO, AN MULTIPLER SKLEROSE ZU ERKRANKEN

„Diese Ergebnisse stimmen mit der Hypothese überein, dass eine Immunisierung mit dem rekombinanten Hepatitis-B-Impfstoff mit einem erhöhten Risiko für Multiple Sklerose verbunden ist."

> Hernán MA, Jick SS, et al. Recombinant hepatitis B vaccine and the risk of multiple sclerosis: A prospective study. *Neurology* 2004 Sep 14; 63(5): 838–42.

- Einige frühere Studien, die einen eventuellen Zusammenhang zwischen dem Hepatitis-B-Impfstoff und einem erhöhten Risiko für Multiple Sklerose sahen, wiesen erhebliche methodische Einschränkungen auf.
- In dieser Arbeit wurde die Forschungsdatenbank für Allgemeinmedizin[5], die umfassende Krankenberichte aus der klinischen Praxis in Großbritannien enthält, genutzt, um 163 Patienten mit Multipler Sklerose mit 1.604 zufällig ausgewählten Vergleichspersonen zu vergleichen.
- Bei Patienten mit Multipler Sklerose war die Wahrscheinlichkeit, dass sie innerhalb von 3 Jahren vor dem Auftreten der ersten Symptome gegen Hepatitis B geimpft wurden, dreimal höher als bei nicht geimpften Personen aus der Kontrollgruppe (QV = 3,1).
- Es bestand kein erhöhtes Risiko für Multiple Sklerose in Verbindung mit Tetanus- und Grippeimpfungen.

208.

> Mikaeloff Y, Caridade G, et al. Hepatitis B vaccine and the risk of CNS inflammatory demyelination in childhood. *Neurology* 2009 Mar 10; 72(10): 873–80.

---

[5] General Practice Research Database, kurz GPRD.

„Der Impfstoff Engerix B (gegen Hepatitis B) scheint dieses Risiko, insbesondere bei bestätigter Multipler Sklerose, langfristig zu erhöhen."

• Bei Kindern mit Multipler Sklerose war die Wahrscheinlichkeit, den Impfstoff der Marke Engerix B (QV = 2,77) erhalten zu haben, wesentlich höher.

209.

IMPFSTOFFE GEGEN HEPATITIS B UND RÖTELN FÜHREN EVENTUELL ZU CHRONISCHER ARTHRITIS

„Diese Studie zeigte, dass Impfstoffe gegen Röteln und Hepatitis-B für Erwachsene statistisch gesehen mit chronischer Arthritis in Zusammenhang standen, die mindestens ein Jahr lang anhielt."

Geier DA, Geier MR. A one year follow-up of chronic arthritis following rubella and hepatitis B vaccination based upon analysis of the Vaccine Adverse Events Reporting System (VAERS) database. *Clin Exp Rheumatol* 2002 Nov–Dec; 20(6): 767–71.

• Die US-amerikanische VAERS-Datenbank (Berichterstattungssystem zu Nebenwirkungen von Impfstoffen) wurde auf mögliche Zusammenhänge zwischen Röteln- und Hepatitis-B-Impfstoffen für Erwachsene und chronischer Arthritis analysiert.
• Das Risiko, an chronischer Arthritis zu erkranken, war bei Erwachsenen, die einen Röteln-Impfstoff (RR = 33) oder einen Hepatitis-B-Impfstoff (RR = 6,1) erhielten, wesentlich höher als bei Erwachsenen, die zu Kontrollzwecken einen Tetanusimpfstoff verabreicht bekamen.
• Chronische Arthritis trat vor allem bei Frauen etwa 11 Tage nach der Rötelnimpfung und 16 Tage nach der Hepatitis-B-Impfung auf.
• Bei Impfstoffreaktionen gegen chronische Arthritis können Autoimmunprozesse auftreten.

210.

Pope JE, Stevens A, et al. The development of rheumatoid arthritis after recombinant hepatitis B vaccination. *J Rheumatol* 1998; 25(9): 1687–93.

„Der rekombinante Hepatitis-B-Impfstoff löst möglicherweise rheumatoide Arthritis bei ... genetisch anfälligen Personen aus."

• Untersucht wurden 11 Personen, die nach der Hepatitis-B-Impfung an rheumatoider Arthritis erkrankten. In allen Fällen hielt die Erkrankung länger als 6 Monate an und bis auf 2 Fälle war die entzündliche Arthritis 4 Jahre später immer noch vorhanden.

211.

DAS GUILLAIN-BARRÉ-SYNDROM (EINE NEUROMUSKULÄRE ERKRANKUNG, DIE LÄHMEND UND TÖDLICH SEIN KANN) TRITT NACH EINER HEPATITIS-B- ODER GRIPPEIMPFUNG AUF

„Unsere Ergebnisse lassen vermuten, dass andere Impfstoffe als der gegen Grippe mit dem Guillain-Barré-Syndrom (GBS) in Verbindung gebracht werden können. Das impfstoffbedingte GBS führt bei einem Fünftel der Betroffenen zum Tod oder zu einer Behinderung."

Souayah N, Nasar A, et al. Guillain-Barré syndrome after vaccination in United States: data from the Centers for Disease Control and Prevention/Food and Drug Administration Vaccine Adverse Event Reporting System (1990–2005). *J Clin Neuromuscul Dis* 2009 Sept; 11(1): 1–6.

• Das Guillain-Barré-Syndrom (GBS) ist eine Immunstörung, die die Myelinscheiden des Nervensystems schädigt sowie Muskelschwäche und Lähmung verursacht.
• In dieser Studie wurde das Berichterstattungssystem zu Nebenwirkungen von Impfstoffen (VAERS) analysiert, um die Inzidenzraten

und die Merkmale des GBS in den USA nach Verabreichung der Impfungen zu bestimmen.

- Zwischen 1990 und 2005 wurden in den USA nach der Impfung 1.000 Fälle von GBS gemeldet.
- Bei 77 % der Fälle trat GBS innerhalb von 6 Wochen nach der Impfung auf.
- Das impfstoffbedingte GBS führte bei 20 % der Fälle zu einer Behinderung oder zum Tod.
- In 63 % der Fälle trat das GBS nach einer Grippeimpfung auf, in 9 % der Fälle nach einer Hepatitis-B-Impfung und in 27 % der Fälle nach der Verabreichung anderer Einzelimpfstoffe oder Impfstoffkombinationen.

212.

DER IMPFSTOFF GEGEN ROTAVIREN ERHÖHT MÖGLICHERWEISE DAS RISIKO FÜR LEBENSBEDROHLICHE DARMSCHÄDEN UND DAS KAWASAKI-SYNDROM

„Die vorliegende Studie bringt die Impfung mit RotaTeq mit unerwünschten Ereignissen bei Darminvaginationen in Verbindung."

Geier DA, King PG, et al. The temporal relationship between RotaTeq immunization and intussusception adverse events in the Vaccine Adverse Event Reporting System (VAERS). *Med Sci Monit* 2012 Feb; 18(2): PH12–17.

- Analysiert wurde das Berichterstattungssystem zu Nebenwirkungen von Impfstoffen (VAERS), um festzustellen, ob der Impfstoff gegen Rotaviren mit einem erhöhten Risiko einer Invagination (schwere und schmerzhafte Darmschäden, die rektale Blutungen verursachen können und eine sofortige ärztliche Behandlung erfordern) verbunden ist.
- Behandlungsschäden, die nach der Impfung gegen Rotaviren auftraten, wurden im Vergleich zu den gesamten an das VAERS gemeldeten Nebenwirkungen mit höherer Wahrscheinlichkeit als schwerwiegend, dauerhaft behindernd oder krankenhausbedürftig bzw. als lebensbedrohlich bei einer Invagination eingestuft.

• Das Auftreten von unerwünschten Ereignissen bei einer Invagination war 3 bis 7 Tage nach der Impfung – ein biologisch plausibler Zeitraum – eher wahrscheinlich als in anderen Zeiträumen nach der Impfung (RR = 2,7).

213.

Geier DA, King PG, et al. RotaTeq vaccine adverse events and policy considerations. *Med Sci Monit* March 2008; 14(3): PH9–16.

„Diese Beobachtungen ... werfen ernste Fragen bezüglich der Verwendung von RotaTeq in den USA auf."

• Kurz nach der Einführung des Impfstoffs gegen Rotaviren wurden dem VAERS 160 Fälle von Invagination und 11 Fälle des Kawasaki-Syndroms (einer schweren Autoimmunerkrankung) gemeldet, was einen deutlichen Anstieg gegenüber den Vorjahren bedeutet.

ALLERGIEN

■ ■ ■

Die Studien in diesem Kapitel liefern starke Hinweise für folgende Annahmen: Erstens entwickeln Kinder, die an Masern erkrankten, höchstwahrscheinlich weniger Allergien als Kinder ohne eine Vorgeschichte mit Maserninfektionen. Zweitens leiden Kinder, die Windpocken hatten, wohl weniger an Asthma und Allergien als Kinder, die gegen Windpocken geimpft waren. Drittens waren Kinder, die nie einen MMR-Impfstoff erhielten, gut vor Allergien geschützt, und viertens wurde bei Kindern, die gegen Keuchhusten geimpft waren, wahrscheinlich wesentlich häufiger Asthma, Heuschnupfen und Nahrungsmittelallergien diagnostiziert als bei nicht geimpften Kindern.

214.

KINDER MIT MASERN ENTWICKELN WESENTLICH SELTENER ALLERGIEN ALS KINDER, DIE GEGEN MASERN GEIMPFT SIND

„Unsere Daten lassen vermuten, dass eine Maserninfektion vor allergischen Erkrankungen bei Kindern schützt."

Rosenlund H, Bergstrom A, et al. Allergic disease and atopic sensitization in children in relation to measles vaccination and measles infection. *Pediatrics* 2009 Mar; 123(3): 771–78.

- Untersucht wurden die Gesundheitsdaten von mehr als 10.000 Kindern in fünf europäischen Ländern, um zu eruieren, ob die Ansteckung mit Masern oder eine Masernimpfung die Entstehung von Allergien beeinflusst.

- Kinder mit Masern waren deutlich weniger gefährdet, allergische Symptome gegen übliche Inhalationsmittel oder Nahrungsmittelallergene (QV = 0,64) zu entwickeln oder von einem Arzt mit einer Allergie diagnostiziert (QV = 0,51) zu werden, als Kinder, die noch nie Masern hatten.
- Kinder, die geimpft waren und nie Masern hatten, erkrankten wesentlich häufiger an Rhinokonjunktivitis als Kinder, die nicht geimpft waren und sich nie mit Masern infiziert hatten (QV = 1,70).

215.

Shaheen SO, Aaby P, et al. Measles and atopy in Guinea-Bissau. *Lancet* 1996 Jun 29; 347(9018): 1792–96.

- Diese Studie untersuchte 262 junge Erwachsene in Westafrika, um herauszufinden, ob Masern vor Atopie (einer allergischen Reaktion) schützen, die durch einen positiven Prick-Test von einem oder mehreren der 7 Allergene bestimmt wird.
- Kinder, die bereits Masern hatten, waren deutlich weniger anfällig für Allergien als geimpfte Kinder ohne Masernanamnese (QV = 0,36).

216.

KINDER, DIE SCHON EINMAL MASERN HATTEN, ENTWICKELN SELTENER ALLERGIEN ALS KINDER OHNE MASERNANAMNESE

„Die Ergebnisse dieser Studie zeigen, dass Befunde von allergischen Erkrankungen bei Kindern mit Masern in der Vorgeschichte seltener sind."

Kucukosmanoglu E, Cetinkaya F, et al. Frequency of allergic diseases following measles. *Allergol Immunopathol (Madr)* 2006 Jul–Aug; 34(4): 146–49.

- Untersucht wurde die Häufigkeit allergischer Erkrankungen bei Kindern, nachdem sie an Masern erkrankt waren, im Vergleich zu Kindern ohne Masernanamnese.

- Bei Kindern mit Masern war die Empfindlichkeit gegenüber Staubmilben, die allergische Reaktionen hervorrufen oder eine Notfallbehandlung gegen Asthma erfordern, wesentlich geringer als bei Kindern, die noch nie an Masern erkrankt waren.
- Kinder ohne Masernanamnese benötigten erheblich öfter inhalative Glukokortikoide (Kontrolle von Asthma) als Kinder mit Masern in der Vorgeschichte.

217.

Kuyucu S, Saraçlar Y, et al. Determinants of atopic sensitization in Turkish school children: effects of pre- and post-natal events and maternal atopy. *Pediatr Allergy Immunol* 2004 Feb; 15(1): 62–71.

- Diese Studie analysierte 78 potenzielle Risikofaktoren für 13 Allergene bei 1.144 türkischen Kindern.
- Die Forscher fanden heraus, dass Masern in der Krankengeschichte guten Schutz gegen die Empfindlichkeit gegenüber Hausstaubmilben bieten.

218.

KINDER, DIE WINDPOCKEN BEKOMMEN, ERKRANKEN VERMUTLICH WESENTLICH SELTENER AN ASTHMA UND ALLERGIEN ALS KINDER, DIE GEGEN WINDPOCKEN GEIMPFT SIND

„Es hat sich gezeigt, dass eine Infektion mit dem Varizellen-Zoster-Wildtyp bis zum achten Lebensjahr vor Neurodermitis und Asthma schützt."

Silverberg JI, Kleiman E, et al. Chickenpox in childhood is associated with decreased atopic disorders, IgE, allergic sensitization, and leukocyte subsets. *Pediatr Allergy Immunol* 2012 Feb; 23(1): 50–58.

- Es sollte festgestellt werden, ob Windpockeninfektionen mit dem Wildtyp vor allergischen Erkrankungen schützen.

- Einhundert Kinder bis zum 8. Lebensjahr, die sich mit Windpocken durch den Varizellen-Wildtyp infiziert hatten, wurden mit 323 zufällig ausgewählten Kindern verglichen, die gegen Windpocken geimpft wurden.
- Bei Kindern bis zu 8 Jahren, die sich mit Windpocken angesteckt hatten, war die Wahrscheinlichkeit, an Asthma (QV = 0,12), allergischer Rhinokonjunktivitis (QV = 0,16) und Neurodermitis (QV = 0,57) zu erkranken, deutlich niedriger als bei geimpften Kindern.
- Es bestand kein Zusammenhang mit Lebensmittelallergien.
- Kinder, die an Windpocken durch den Varizellen-Wildtyp erkrankten, hatten auch einen wesentlich niedrigeren Gesamtspiegel an IgE (Immunglobulin) im Serum als Kinder, die gegen Windpocken geimpft waren. (Die Serumwerte von IgE sind bei Menschen mit einer allergischen Erkrankung erhöht.)
- Im Vergleich zu Kindern, die gegen Windpocken geimpft waren, verminderte eine Infektion mit dem Varizellen-Wildtyp die allergische Sensibilisierung um 89 % (QV = 0,11).

219.

KINDER, DIE NIE EINEN MMR-IMPFSTOFF ERHIELTEN, WAREN VOR ALLERGIEN GESCHÜTZT

„Die Prävalenz der Allergiebereitschaft (Atopie) ist bei Kindern aus anthroposophischen Familien geringer als bei Kindern aus anderen Familien. Bestimmte Lebensstilfaktoren, die mit Anthroposophie verbunden sind, mindern eventuell das Risiko einer erblichen Überempfindlichkeit in der Kindheit."

Alm JS, Swartz J, et al. Atopy in children of families with an anthroposophic lifestyle. *Lancet* 1999 May 1; 353(9163): 1485–88.

- Untersucht wurde die Häufigkeit der Atopie bei Kindern aus Familien mit anthroposophischer Lebensweise. (Atopie bezieht sich auf Allergien; ein anthroposophischer Lebensstil vermeidet Impfungen und Antibiotika.)

- Die Wissenschaftler verglichen 295 anthroposophische Kinder im Alter von 5 bis 13 Jahren mit 380 Vergleichspersonen im entsprechenden Alter.
- Bei anthroposophischen Kindern traten deutlich seltener Allergien auf und sie litten auch weniger an Asthma bronchiale, Neurodermitis und allergischer Rhinokonjunktivitis als die Kinder der Vergleichsgruppe (QV = 0,62).
- Kinder, die nie einen MMR-Impfstoff verabreicht bekamen, erkrankten wesentlich seltener an Allergien (QV = 0,67).

220.

Flöistrup H, Swartz J, et al. Allergic disease and sensitization in Steiner school children. *J Allergy Clin Immunol* 2006 Jan; 117(1): 59–66.

„Kinder, die gegen Masern, Mumps und Röteln geimpft waren, zeigten ein erhöhtes Risiko für Rhinokonjunktivitis, wohingegen eine Masern-infektion mit einem geringeren Risiko für Ekzeme, die auf das IgE zurück-zuführen sind, verbunden war."

- Verglichen wurden 4.606 anthroposophische Kinder im Alter von 5 bis 13 Jahren mit 2.024 Kontrollpersonen, um Faktoren zu bestimmen, die das Risiko für Allergien senken.
- Kinder, die einen MMR-Impfstoff erhielten, entwickelten mit größerer Wahrscheinlichkeit eine Rhinokonjunktivitis; eine natürliche Maserninfektion reduzierte das Risiko für Ekzeme.

221.

BEI EINIGEN KINDERN, DIE EMPFINDLICH AUF BESTIMMTE LEBENSMITTEL REAGIEREN UND DAHER AN EINER ALLERGISCHEN HAUTERKRANKUNG LITTEN, LINDERTEN SICH DIE SYMPTOME, NACHDEM SIE SICH MIT MASERN ANGESTECKT HATTEN

„Fünf Patienten mit Neurodermitis, die empfindlich auf Hühnereier reagierten, wurden vor und nach einer natürlichen Maserninfektion beobachtet. Innerhalb von vier Wochen nach der Infektion trat eine erhebliche Linderung der ekzematösen Läsionen bei vier der fünf Patienten ein, bei denen weder krank machende Nahrungsmittel weggelassen noch antiallergische Medikamente, systemische Steroide und Steroidsalben verabreicht wurden."

Kondo N, Fukutomi O, et al. Improvement of food-sensitive atopic dermatitis accompanied by reduced lymphocyte responses to food antigen following natural measles virus infection. Clin Exp Allergy 1993 Jan; 23(1): 44–50.

- Bei Kindern mit Lebensmittelallergien und Neurodermitis (trockene, schuppige, juckende Hautausschläge) gingen die Symptome nach der Erkrankung an Masern erheblich zurück.

222.

BEI KINDERN, DIE GEGEN KEUCHHUSTEN ODER MMR GEIMPFT WURDEN, WAR DIE WAHRSCHEINLICHKEIT, AN ASTHMA ZU ERKRANKEN ODER EKZEME ZU ENTWICKELN, WESENTLICH HÖHER ALS BEI NICHT GEIMPFTEN KINDERN

„In dieser Beobachtungsstudie, in der computergestützte Aufzeichnungen zur Grundversorgung analysiert wurden, fanden wir einen Zusammenhang zwischen MMR- und DPPT-Impfungen und der Inzidenz von Asthma und Ekzemen."

McKeever TM, Lewis SA, et al. Vaccination and allergic disease: a birth cohort study. *Am J Public Health* 2004 Jun; 94(6): 985–89.

- Untersucht wurden die Patientenakten von 29.238 Kindern, und zwar zwischen deren Geburt und dem 11. Lebensjahr, um herauszufinden, ob DPPT- (Diphtherie, Polio, Keuchhusten und Tetanus) und MMR-Impfungen die Inzidenz von Asthma und Ekzemen beeinflussen.
- Es bestand ein statistisch bedeutsamer Zusammenhang zwischen der Exposition gegenüber DPPT oder MMR und einem erhöhten Risiko für Asthma und Ekzemen. Dieser Zusammenhang blieb auch dann bestehen, nachdem die Autoren die Unterschiede hinsichtlich der Häufigkeit, mit der geimpfte und nicht geimpfte Kinder zum Arzt gebracht wurden, bereinigt hatten.
- Kinder, die mit DPPT geimpft wurden, hatten eine 14-mal höhere Wahrscheinlichkeit, an Asthma zu erkranken (HR = 14) sowie ein neunmal größeres Risiko, Ekzeme zu entwickeln (HR = 9,4), als nicht geimpfte Kinder.
- MMR-geimpfte Kinder würden vermutlich 3,5-mal häufiger Asthma (HR = 3,5) und 4,6-mal häufiger Ekzeme (HR = 4,6) entwickeln als nicht geimpfte Kinder.
- Nachdem die Kinder in kleinere Altersgruppen eingeteilt und nicht geimpften Kindern weniger Arztbesuche empfohlen wurden – da bei Kindern mit weniger Arztbesuchen die Chancen geringer sind, dass eine Allergie diagnostiziert wird –, kamen die Autoren zu dem Schluss, dass Impfungen kein Risikofaktor für allergische Erkrankungen sind.

223.

KINDER, DIE EINEN KEUCHHUSTENIMPFSTOFF ERHIELTEN, WAREN ZWEI- BIS FÜNFMAL GEFÄHRDETER, AN ASTHMA ZU ERKRANKEN, ALS NICHT GEIMPFTE KINDER

„Die Wahrscheinlichkeit, schon einmal an Asthma gelitten zu haben, war bei geimpften Personen doppelt so hoch wie bei Menschen ohne Impfung."

Hurwitz EL, Morgenstern H. Effects of diphtheria-tetanus-pertussis or tetanus vaccination on allergies and allergy-related respiratory symptoms among children and adolescents in the United States. *J Manipulative Physiol Ther* 2000 Feb; 23(2): 81–90.

- Es sollte herausgefunden werden, ob bei Kindern ein Zusammenhang zwischen einer Diphtherie-Tetanus-Pertussis- oder Tetanus-Impfung und darauffolgenden Allergien und allergiebedingten Atemwegsbeschwerden besteht.
- Bei geimpften Kindern war die Wahrscheinlichkeit, dass sie in den vergangenen 12 Monaten an Asthma erkrankten, doppelt so hoch wie bei nicht geimpften Kindern. Zudem hatten geimpfte gegenüber nicht geimpften Kindern im selben Zeitraum ein 63-mal höheres Risiko, ein allergiebedingtes Atemwegssymptom zu entwickeln.

224.

Odent MR, Culpin EE, Kimmel T. Pertussis vaccination and asthma: is there a link? *JAMA* 1994; 272(8): 592–93. [Letter.]

- Die Forscher untersuchten 446 Kinder (Durchschnittsalter 8 Jahre), die länger als ein Jahr gestillt wurden und nur in den ersten 6 Monaten Muttermilch erhalten hatten.
- Bei den 243 Kindern, die einen Keuchhustenimpfstoff erhielten, wurde bei 10,7 % Asthma diagnostiziert, verglichen mit 2 % der 203 Kinder, die nicht geimpft waren – das bedeutet eine fünffache Zunahme.

225.

KINDER, DIE GEGEN KEUCHHUSTEN GEIMPFT WAREN, WAREN WESENTLICH STÄRKER GEFÄHRDET, AN ASTHMA, HEUSCHNUPFEN UND NAHRUNGSMITTELALLERGIEN ZU ERKRANKEN, ALS NICHT GEIMPFTE KINDER

„In der Gruppe der nicht geimpften Kinder gab es keine große Verbindung zwischen einer Keuchhusteninfektion und atopischen Erkrankungen. In der geimpften Gruppe hingegen zeigten sich eindeutige Zusammenhänge

zwischen einer Keuchhusteninfektion und atopischen Erkrankungen."

> Bernsen RM, Nagelkerke NJ, et al. Reported pertussis infection and risk of atopy in 8- to 12-yr-old vaccinated and non-vaccinated children. *Pediatr Allergy Immunol* 2008 Feb; 19(1): 46–52.

- Untersucht wurde der Zusammenhang zwischen einer Keuchhusteninfektion und allergischen Erkrankungen, indem 1.872 8- bis 12-jährige Kinder in zwei Gruppen unterteilt wurden, die im ersten Lebensjahr entweder gegen Keuchhusten geimpft oder nicht geimpft wurden.
- Bei den gegen Keuchhusten geimpften Kindern war die Wahrscheinlichkeit, Asthma (QV = 2,24), Heuschnupfen (QV = 2,35) und Nahrungsmittelallergien (QV = 2,68) zu entwickeln, mehr als doppelt so hoch wie bei nicht geimpften Kindern.

226.

> Kemp T, Pearce N, et al. Is infant immunization a risk factor for childhood asthma or allergy? *Epidemiology* 1997 Nov; 8(6): 678–80.

- In Neuseeland untersuchten Forscher 1.265 Kinder und stellten fest, dass von denjenigen, die Diphtherie-Tetanus-Pertussis- und Polio-Impfstoffe erhielten, 23 % Asthmaanfälle hatten, während 30 % wegen anderer allergischer Erkrankungen ärztliche Hilfe benötigten.
- Kinder, die diese Impfstoffe nicht erhielten, hatten keine Asthmaanfälle oder mussten wegen allergischer Erkrankung einen Arzt aufsuchen.

227.

KINDER, DIE IHRE IMPFUNGEN GEGEN KEUCHHUSTEN SPÄTER ALS EMPFOHLEN ERHIELTEN, WAREN WENIGER GEFÄHRDET, AN ASTHMA ZU ERKRANKEN

„Wir haben einen Zusammenhang zwischen dem Zeitpunkt der Verabreichung einer Diphtherie-Pertussis-Tetanus-Impfung (DPT) und dem Auftreten von Asthma im Alter von 7 Jahren aufgedeckt. Die verspätete Verabreichung der ersten DPT-Dosis von mehr als 2 Monaten gegenüber dem empfohlenen Alter von 2 Monaten war mit einem um 50 % verringerten Risiko für Asthma im Kindesalter verbunden."

McDonald KL, Huq SI, et al. Delay in diphtheria, pertussis, tetanus vaccination is associated with a reduced risk of childhood asthma. *J Allergy Clin Immunol* 2008 Mar; 121(3): 626–31.

- Diese Studie analysierte die Gesundheitsdaten von 11.531 kanadischen Kindern, um festzustellen, ob der Zeitpunkt der Diphtherie-Keuchhusten-Tetanus-Impfung (DPT) die Wahrscheinlichkeit einer Asthmaerkrankung bis zum 7. Lebensjahr verändert.
- Es wird davon ausgegangen, dass Kinder im Alter von 2, 4, 6 und 18 Monaten gegen Diphtherie-Pertussis-Tetanus geimpft werden. Bei Kindern, die ihre erste Dosis mit 2-monatiger Verspätung bekamen, halbierte sich das Risiko, an Asthma zu erkranken.
- Bei Kindern, die ihre ersten drei Dosen mit 3-monatiger Verspätung erhielten, nahm die Wahrscheinlichkeit einer Asthmaerkrankung sogar noch weiter ab.
- Die Prävalenzraten für Asthma verringerten sich von 13,8 % auf 10,3 %, wenn im Alter von 2 Monaten die erste Dosis mit einer Verspätung bis zu 3 Monaten verabreicht wurde, auf 9,1 % bei einer Verzögerung von 4 Monaten und bei verzögerter Verabreichung über 4 Monate hinaus auf 5,9 %.
- Die statistischen Bereinigungen, die hinsichtlich der Häufigkeit der in Anspruch genommenen ärztlichen Fürsorge, der Anzahl der

Geschwister und des Familieneinkommens gemacht wurden, hatten keinen Einfluss auf die Ergebnisse der Studie.

228.

KINDER, DIE ENTGEGEN DEN EMPFEHLUNGEN IHRE KEUCHHUSTEN-, MMR- ODER BCG-IMPFUNGEN (LETZTERE GEGEN TUBERKULOSE) VERSPÄTET ERHIELTEN, ENTWICKELTEN MIT HOHER WAHRSCHEINLICHKEIT WESENTLICH SELTENER HEUSCHNUPFEN

„Die Wahrscheinlichkeit von Heuschnupfen nimmt mit zunehmender Verzögerung für DTP- und MMR-Impfungen stetig ab und die Tests für den Entwicklungstrend sind bezeichnend. Ein Aufschub der routinemäßigen Impfung im frühen Lebensalter geht mit einer Senkung des Risikos für Heuschnupfen einher."

Bremner SA, Carey IM, et al. Timing of routine immunisations and subsequent hay fever risk. *Arch Dis Child* 2005; 90: 567–73.

- Analysiert wurden zwei große britische Datenbanken, die Gesundheitsakten von mehr als 116.000 Kindern enthielten, um herauszufinden, ob der Zeitpunkt der DTP-, MMR- und BCG-Impfungen das spätere Risiko für Heuschnupfen beeinflusst.
- Kinder, die ihre dritte DTP-Impfung erst nach ihrem ersten Geburtstag erhielten, hatten ein um 40 % reduziertes Risiko, Heuschnupfen zu bekommen gegenüber Kindern, die wie empfohlen bis zum Alter von 5 Monaten geimpft wurden (QV = 0,60).
- Bekamen Kinder ihre erste MMR-Impfung erst nach dem zweiten Lebensjahr verabreicht, hatten sie ein um 38 % verringertes Heuschnupfenrisiko, verglichen mit Kindern, die wie empfohlen bis zum Alter von 14 Monaten geimpft wurden (QV = 0,62).
- Kinder, die vor ihrem zweiten Geburtstag eine BCG-Impfung erhielten, waren wesentlich gefährdeter, Heuschnupfen zu bekommen, als Kinder, die nie oder später geimpft wurden (QV = 1,34).
- Angleichungen hinsichtlich der Häufigkeit der in Anspruch genommenen ärztlichen Fürsorge hatten keinen Einfluss auf die Ergebnisse der Studie.

EPILEPTISCHE ANFÄLLE

■ ■ ■

Die Studien in diesem Kapitel liefern aussagekräftige Nachweise dafür, dass Kinderimpfstoffe das Risiko für epileptische Anfälle erhöhen. Bei Kindern ist die Wahrscheinlichkeit, innerhalb von 24 Stunden nach einer Impfung gegen Keuchhusten, Polio und Hib epileptische Anfälle zu erleiden, fast achtmal höher als bei Kindern, die zuvor nicht zeitig geimpft wurden. Die Wahrscheinlichkeit, nach 6 bis 11 Tagen im Anschluss an eine MMR-Impfung Krämpfe zu bekommen, ist bei ihnen bis zu sechsmal höher als zu anderen Zeiten. Impfstoffbedingte Epilepsieanfälle und -syndrome werden häufig nicht von Fieber begleitet, haben aber schwerwiegende und sogar lebensbedrohliche Folgen.

229.

KINDERIMPFSTOFFE ERHÖHEN IN HOHEM MASSE DAS RISIKO FÜR KRAMPFANFÄLLE

„Die DTaP-IPV-Hib-Impfung ging mit einem erhöhten Risiko für Fieberanfälle am Tag der ersten beiden Impfungen einher."

Sun Y, Christensen I, et al. Risk of febrile seizures and epilepsy after vaccination with diphtheria, tetanus, acellular pertussis, inactivated poliovirus, and *Haemophilus influenzae* type B. JAMA 2012 Feb 22; 307(8): 823–31.

- Eine für die Bevölkerung repräsentative Kohortenstudie und eine Fallserienstudie mit 378.834 Kindern wurden durchgeführt, um das Risiko für Fieberkrämpfe und Epilepsie nach jeder der drei empfohlenen DTaP-Polio-Hib-Impfungen zu bestimmen.

- Bei Kindern, die nach dem empfohlenen Impfkalender geimpft wurden, war die Wahrscheinlichkeit am Tag ihrer ersten Impfung fast achtmal höher, fieberhafte Krämpfe (Hazard Ratio, HR = 7,69) zu bekommen, als bei Kindern, die nicht vor Kurzem geimpft wurden. Am Tag ihrer zweiten Impfung war die Wahrscheinlichkeit viermal höher (HR = 4,39), solche Anfälle zu bekommen.
- Die Impfstoffe gegen Diphtherie, Tetanus, azellulären Keuchhusten, inaktiviertes Poliovirus und *Haemophilus influenzae* Typ B (DTaP-IPV-Hib) wurden in einer einzigen kombinierten Impfung verabreicht, sodass sich nicht feststellen ließ, welcher der Impfstoffe die Fieberkrämpfe verursachte.
- Kinder, die zusammen mit ihrer kombinierten Impfung (DTaP, Polio und Hib) einen Pneumokokken-Impfstoff erhielten, hatten an den Tagen, an denen sie ihre erste, zweite und dritte Impfung bekamen und bis zu drei Tagen nach der zweiten Impfung ein erhöhtes Risiko für Fieberanfälle.
- Geimpfte und nicht geimpfte Kinder hatten ein ähnliches Epilepsierisiko nach dem 15. Lebensmonat.
- Die Risikoverhältnisse wurden an das Gestationsalter, das Geburtsgewicht und die Epilepsieanamnese der Eltern angepasst.

230.

GEIMPFTE KINDER HABEN EIN DEUTLICH
ERHÖHTES RISIKO FÜR ANFÄLLE

„Diese Studie lässt vermuten, dass es eventuell Unterschiede in der Immungenetik gibt, die impfstoffbedingten Fieberkrämpfen im Vergleich zu anderen fieberhaften Anfällen zugrunde liegen."

Tartof SY, Tseng HF, et al. Exploring the risk factors for vaccine-associated and non-vaccine associated febrile seizures in a large pediatric cohort. *Vaccine* 2014 May 7; 32(22): 2574–81.

- Die Forscher analysierten die Gesundheitsdaten von 265.275 Kindern im Alter von 6 Monaten bis 3 Jahren und verglichen die mit dem

Impfstoff verbundenen Fieberanfälle (die bis zu 15 Tage nach einer Impfung auftraten) mit Fieberkrämpfen, die nicht auf den Impfstoff zurückzuführen waren (Anfälle, die außerhalb dieses Zeitraums auftraten).

- Die erst vor Kurzem geimpften Kinder hatten ein deutlich erhöhtes Risiko für Fieberkrämpfe (RR = 1,63).
- Für Kinder mit niedriger Punktzahl nach einem einminütigen Apgar-Score bestand zwar eine größere Gefahr für impfstoffbedingte Fieberanfälle (RR = 3,40), sie hatten aber kein erhöhtes Risiko für Fieberkrämpfe, die dem Impfstoff geschuldet waren.
- Afroamerikanische, asiatische und hispanoamerikanische Kinder waren alle gefährdeter, Fieberkrämpfe zu bekommen, als weiße Kinder.

231.

Principi N, Esposito S. Vaccines and febrile seizures. *Expert Rev Vaccines* 2013 Aug; 12(8): 885–92.

„Impfungen sind die zweithäufigste Ursache für Fieberkrämpfe."

- Impfstoffe gegen Keuchhusten, Masern und Grippe wurden mit Fieberanfällen in Verbindung gebracht.

232.

IMPFSTOFFBEDINGTE ANFÄLLE WERDEN OFT NICHT VON FIEBER BEGLEITET, HABEN ABER GRAVIERENDE FOLGEN UND SIND LEBENSBEDROHLICH

„Impfstoffbedingte Anfälle bei Menschen mit verschiedenen Epilepsiesyndromen, einschließlich schwerer Epilepsien im Kindesalter, treten in mehr als 10 % der Fälle auf."

von Spiczak S, Helbig I, et al. A retrospective population-based study on seizures related to childhood vaccination. *Epilepsia* 2011 Aug; 52(8): 1506–12.

- Diese Untersuchung wurde durchgeführt, um die Art und die Häufigkeit von Anfällen und Epilepsiesyndromen bei Kindern nach der Impfung zu beschreiben.
- Eine große deutsche Datenbank, die Berichte über Arzneimittel-schäden nach Impfungen enthält, wurde auf gemeldete Anfälle und Epilepsien bei Kindern im Alter bis zu 6 Jahren analysiert.
- Von allen bestätigten Anfällen nach der Impfung waren 15,4 % nicht von Fieber begleitet.
- Von allen Kindern mit bestätigten epileptischen Anfällen nach der Impfung wiesen 12,6 % verschiedene pädiatrische Epilepsiesyndrome auf, bei 11,7 % wurden schwere Epilepsien im Kindesalter diagnos-tiziert und bei 8,5 % wurde der Status epilepticus (eine lange andau-ernde, lebensbedrohliche epileptische Reihe von Anfällen) festgestellt.
- Epileptische Anfälle traten im Durchschnitt 24 Stunden nach der Ver-abreichung eines Totimpfstoffs und 7,5 Tage nach abgeschwächten Impfstoffen auf.

233.

DER MMR-IMPFSTOFF ERHÖHT IN HOHEM MAßE DAS RISIKO FÜR KRAMPFANFÄLLE

Vestergaard M, Hviid A, et al. MMR vaccination and febrile seizures: evaluation of susceptible subgroups and long-term prognosis. *JAMA* 2004 Jul 21; 292(3): 351–57.

„Das relative Risiko der Fieberkrämpfe nahm in den zwei Wochen nach der MMR-Impfung zu."

- Analysiert wurden die Daten von 537.171 Kindern, um die Inzidenz-raten von Fieberanfällen nach der MMR-Impfung zu bestimmen.
- Die Wahrscheinlichkeit, dass Fieberkrämpfe in den zwei Wochen nach der MMR-Impfung auftreten, war fast dreimal höher als zu anderen Zeiten (RR = 2,75).
- Geschwister von Kindern mit Fieberkrämpfen in der Vorgeschichte und Kinder mit Fieberanfällen in der Anamnese hatten in den zwei Wochen nach der MMR-Impfung ein wesentlich erhöhtes Risiko für Anfälle.

- Kinder mit Fieberkrämpfen nach MMR-Impfungen waren weitaus gefährdeter, weitere (wiederkehrende) Anfälle zu bekommen, als Kinder, die zum Zeitpunkt ihres ersten Fieberanfalls nicht geimpft waren.

234.

FIEBERKRÄMPFE SIND ERNSTE UNERWÜNSCHTE EREIGNISSE, DIE NACH DER MMR-IMPFUNG WESENTLICH ÖFTER AUFTRETEN

„Diese Studie bestätigt den bekannten Zusammenhang zwischen MMR-Impfungen und Fieberkrämpfen."

Gold M, Dugdale S, et al. Use of the Australian Childhood Immunisation Register for vaccine safety data linkage. *Vaccine* 2010 Jun 11; 28(26): 4308–11.

- Forscher verknüpften die Impfdaten australischer Kinder mit Krankenhausdaten, um ein erhöhtes Risiko für Fieberkrämpfe 6 bis 11 Tage nach der MMR-Impfung zu bestätigen.

235.

Miller E, Andrews N, et al. Risks of convulsion and aseptic meningitis following measles-mumps-rubella vaccination in the United Kingdom. *Am J Epidemiol* 2007 Mar 15; 165(6): 704–9.

„Ein erhöhtes relatives Auftreten von Krämpfen wurde innerhalb von 6 bis 11 Tagen nach Erhalt der MMR-Impfung festgestellt (relative Häufigkeit = 6,26), was mit den bekannten Auswirkungen der Masernkomponente im MMR-Impfstoff übereinstimmt."

236.

Feenstra B, Pasternak B, et al. Common variants associated with general and MMR vaccine-related febrile seizures. *Nat Genet* 2014 Dec; 46(12): 1274–82.

„Fieberkrämpfe stellen ein gravierendes unerwünschtes Ereignis dar, nachdem eine Impfung gegen Masern, Mumps und Röteln (MMR) verabreicht wurde."

237.

DIE IMPFSTOFFE GEGEN MASERN-MUMPS-RÖTELN-VARIZELLEN (MMRV) UND MMR-IMPFSTOFFE STEIGERN ERHEBLICH DAS RISIKO FÜR KRAMPFANFÄLLE

„Anbieter, die MMRV empfehlen, sollten den Eltern mitteilen, dass der Impfstoff das Risiko für Fieber und Anfälle im Vergleich zu den bereits mit masernhaltigen Impfstoffen verbundenen Risiken erhöht."

Klein NP, Fireman B, et al. Measles-mumps-rubella-varicella combination vaccine and the risk of febrile seizures. *Pediatrics* 2010 Jul; 126(1): e1–8.

- Der von der CDC gesponserte Vaccine Safety Datalink wurde genutzt, um das Risiko von Anfällen bei 459.461 US-Kindern im Alter von 12 bis 23 Monaten, die den kombinierten Masern-Mumps-Röteln-Varizellen-Impfstoff (MMRV) erhielten, mit denen zu vergleichen, die die MMR- und Varizellen-Impfstoffe (MMR+V) separat verabreicht bekamen.
- Das Risiko für Anfälle war 7 bis 10 Tage nach der MMRV-Impfung doppelt so hoch wie nach der Impfung mit MMR+V (RR = 1,98).
- Die Wahrscheinlichkeit, dass die Kinder 8 bis 10 Tage nach der Impfung mit MMRV Anfälle (RR = 7,6) bekamen, war verglichen mit dem Anfallsrisiko an anderen Tagen fast achtmal so hoch, nach der

MMR+V-Impfung viermal (RR = 4,0) und nach der MMR-Impfung allein 3,7-mal so hoch (RR = 3,7).
* Mehr als 90 % der Anfälle waren akute und 87 % waren fieberhafte Anfälle.

238.

O'Leary ST, Suh CA, et al. Febrile seizures and measles-mumps-rubella-varicella (MMRV) vaccine: what do primary care physicians think? Vaccine 2012 Nov 6; 30(48): 6731–33.

„Nach der Kenntnisnahme der Daten hinsichtlich des Risikos für Fieberkrämpfe nach der MMRV-Impfung berichten nur wenige Ärzte, dass sie eine MMRV-Impfung für ein gesundes 12 bis 15 Monate altes Kind empfehlen würden."

239.

KINDER, DIE EINE MMRV-IMPFUNG ERHALTEN, HABEN EIN DOPPELT SO HOHES RISIKO FÜR ANFÄLLE ALS KINDER, DIE MMR- UND WINDPOCKENIMPFSTOFFE GETRENNT VERABREICHT BEKOMMEN

„Wir beobachteten einen bemerkenswerten Anstieg der Anfallshäufigkeit in den 7 bis 10 Tagen nach den beiden Impfstoffkombinationen, was mit dem biologisch plausiblen Zeitraum für Fieberkrämpfe nach einem masernhaltigen Impfstoff zusammenpasst."

MacDonald SE, Dover DC, et al. Risk of febrile seizures after first dose of measles-mumps-rubella-varicella vaccine: a population-based cohort study. CMAJ 2014 Aug 5; 186(11): 824–29.

- In dieser Studie wurde das Risiko für Anfälle bei 277.774 kanadischen Kindern im Alter von 12 bis 23 Monaten, die den kombinierten Masern-Mumps-Röteln-Varizellen-Impfstoff (MMRV) erhielten, mit denen verglichen, die am selben Tag den MMR- und den Varizellen-Impfstoff (MMR+V) getrennt zugeführt bekamen.
- Die Inzidenz der Anfälle in den 42 Tagen vor der Impfung wurde mit der Häufigkeit der Anfälle während der biologisch plausiblen „Spitzenzeit" 7 bis 10 Tage nach der Impfung verglichen.
- Bei Kindern, die mit MMRV geimpft wurden, war die Wahrscheinlichkeit, 7 bis 10 Tage nach der Impfung Anfälle zu erleiden, sechsmal höher als in dem Kontrollzeitraum von 42 Tagen vor der Impfung (RR = 6,57).
- Bei Kindern, die am selben Tag separat mit MMR+V geimpft wurden, war die Wahrscheinlichkeit, 7 bis 10 Tage nach der Impfung Anfälle zu bekommen, dreimal höher als im Kontrollzeitraum von 42 Tagen vor der Impfung (RR = 3,30).
- Mit MMRV geimpfte Kinder hatten 7 bis 10 Tage nach der Impfung ein doppelt so hohes Risiko für Anfälle wie die Kinder, die MMR- und Varizellen-Impfungen separat erhielten (RR = 1,99).
- Kinder, die Fieberkrämpfe haben, werden oft zur Notfallversorgung zum Arzt oder ins Krankenhaus gebracht.

240.

DIE IMPFUNG GEGEN MMRV (MASERN, MUMPS, RÖTELN UND VARIZELLEN) STEIGERT DAS RISIKO EINER KRANKENHAUSEINWEISUNG AUFGRUND VON FIEBERKRÄMPFEN

„Diese Studie deutet darauf hin, dass das Risiko für Fieberkrämpfe im Abstand von 5 bis 12 Tagen nach einer ersten MMRV-Impfung im Vergleich zur MMR-Impfung um das Zwei- bis Vierfache und verglichen mit der MMR+V-Impfung um das 1,5- bis 3,5-fache zunimmt."

Schink T, Holstiege J, Garbe E. Epidemiological study on febrile convulsions after first dose MMRV vaccination compared to first dose MMR or MMR+V vaccination. Presentation at the 57th Annual Meeting of the German Society for Medical Computer Science, Biometry and Epidemiology (GMDS), September 2012.

- Analysiert wurden die Gesundheitsakten von 270.824 deutschen Kindern, um das Risiko einer Hospitalisierung mit der Diagnose von Fieberkrämpfen nach einer MMRV-Impfung im Vergleich zu einer Impfung mit MMR- oder MMR-plus-Varizellen, die separat am selben Tag verabreicht wurde, zu bestimmen.

241.

Schink T, Holstiege J, et al. Risk of febrile convulsions after MMRV vaccination in comparison to MMR or MMR+V vaccination. *Vaccine* 2014 Feb 3; 32(6): 645–50.

- Die Wahrscheinlichkeit, dass deutsche Kinder 5 bis 12 Tage nach der MMRV-Impfung mit Fieberkrämpfen ins Krankenhaus eingeliefert wurden, war viermal höher als bei Kindern, die MMR erhielten (QV = 4,1), und 3,5-mal höher als bei Kindern, die MMR+V separat am selben Tag verabreicht bekamen (QV = 3,5).

242.

DTP- UND MMR-IMPFSTOFFE ERHÖHEN DAS RISIKO FÜR KRAMPFANFÄLLE

„Es besteht ein deutlich erhöhtes Risiko für Fieberkrämpfe am Tag der DTP-Impfung und 8 bis 14 Tage nach der MMR-Impfung."

Barlow WE, Davis RL, et al. The risk of seizures after receipt of whole-cell pertussis or measles, mumps, and rubella vaccine. *N Engl J Med* 2001 Aug 30; 345(9): 656–61.

- Die Daten des von der CDC gesponserten Vaccine Safety Datalink (VSD) wurden analysiert, um das Risiko für Anfälle bei 679.942 Kindern nach Impfungen mit DTP und MMR zu bestimmen.
- Bei mit DTP geimpften Säuglingen war die Wahrscheinlichkeit, am Tag der Impfung Krampfanfälle zu bekommen, neunmal höher als bei Kindern, die in letzter Zeit nicht geimpft wurden (RR = 9,27). Mit MMR geimpfte Kinder waren 8 bis 14 Tage nach der Impfung fast dreimal häufiger gefährdet, Anfälle zu erleiden (RR = 2,83).

243.

Pruna D, Balestri P, et al. Epilepsy and vaccinations: Italian guidelines. *Epilepsia* 2013 Oct; 54 Suppl 7: 13–22.

„Die Impfungen gegen Diphtherie-Tetanus-Pertussis (DTP) und gegen Masern, Mumps und Röteln (MMR) steigern das Risiko für Fieberanfälle beträchtlich."

DIABETES

■ ■ ■

D ie wissenschaftlichen Arbeiten in diesem Kapitel liefern fundierte Belege für die Annahme, dass Kinderimpfstoffe das Risiko für Diabetes Typ 1 beträchtlich erhöhen. In einer Studie war die Wahrscheinlichkeit, dass Kinder, die vier Dosen des Impfstoffs gegen *Haemophilus influenzae* Typ B (Hib) erhielten, wesentlich höher, bis zum siebten Lebensjahr an Diabetes Typ 1 zu erkranken, als bei Kindern, denen der Impfstoff nicht verabreicht wurde. Andere Studien zeigen ein erhöhtes Risiko für Diabetes Typ 1 nach Impfungen gegen Hepatitis-B, MMR (Masern, Mumps und Röteln) und Keuchhusten. Epidemien von Diabetes Typ 2, Fettleibigkeit und dem Metabolischen Syndrom wurden ebenfalls mit Impfstoffen in Verbindung gebracht.

244.

DER HIB-IMPFSTOFF STEIGERT ERHEBLICH DAS RISIKO, AN DIABETES TYP 1 ZU ERKRANKEN

„Eine Hib Impfung ist mit einem erhöhten Risiko für insulinabhängigen Diabetes (IDDM) verbunden."

Classen JB, Classen DC. Clustering of cases of insulin dependent diabetes (IDDM) occurring three years after *Hemophilus influenza* B (HiB) immunization support causal relationship between immunization and IDDM. *Autoimmunity* July 2002; 35(4): 247–53.

- Mehr als 240.000 Kinder wurden in drei Gruppen aufgeteilt. Eine Gruppe erhielt keine Dosis des Impfstoffs gegen *Haemophilus influenzae* Typ B (Hib); eine andere Gruppe bekam 1 Dosis und die dritte Gruppe 4 Dosen des Hib-Impfstoffs verabreicht.
- Im Alter von 7 und 10 Jahren stimmte die Anzahl der Fälle von Typ-1-Diabetes in allen drei Gruppen überein. Bei 7-Jährigen gab es später 54 weitere Fälle pro 100.000 Kinder in der Gruppe, die 4 Dosen des Hib-Impfstoffs erhielten, gegenüber der Gruppe, die keine Dosen bekamen – das bedeutete eine Steigerung von 26 %. Im Alter von 10 Jahren gab es 58 weitere Fälle pro 100.000 Kinder in der Gruppe, der 4 Dosen des Hib-Impfstoffs verabreicht wurden, im Vergleich zu der Gruppe, die keine Dosen erhalten hatte.
- Die meisten der zusätzlichen Diabetesfälle traten in statistisch bedeutsamen Gruppen 38 bis 46 Monate nach der Hib-Impfung auf, was einen Kausalzusammenhang untermauert.
- Mäuse, die eine Hib-Impfung erhielten, waren gefährdeter, IDDM zu entwickeln.

245.

Wahlberg J, Fredriksson J, et al. Vaccinations may induce diabetes-related autoantibodies in one-year-old children. *Ann NY Acad Sci* 2003 Nov; 1005: 404–8.

- Diese Arbeit liefert den Beweis, dass Impfstoffe zu Veränderungen im Immunprozess beitragen, die schließlich zu Typ-1-Diabetes führen können.
- Bei der Analyse der Induktion von Autoantikörpern waren die Titerwerte von IA-2A (empfindliche Antikörpermarker, die mit der Entwicklung von Typ-1-Diabetes in Zusammenhang stehen) bei Kindern, die einen Hib-Impfstoff erhielten, wesentlich höher.

246.

EIN EXPERTENKOMMENTAR ERHÄRTET DIE VERMUTUNG,
DASS ES EINEN ZUSAMMENHANG ZWISCHEN DEM HIB-IMPFSTOFF
UND DIABETES TYP 1 GIBT

„Die Häufigkeit vieler anderer chronischer immunologischer Krankheiten neben Diabetes – einschließlich Asthma, Allergien und immunvermittelter Krebserkrankungen – ist rasch gestiegen und steht möglicherweise auch in Zusammenhang mit Impfungen."

Classen JB, Classen DC. Public should be told that vaccines may have long term adverse effects. BMJ 1999 Jan 16; 318(7177): 193. [Letter.]

- Eine Impfung *gegen Haemophilus influenzae* Typ b (Hib), die nach dem zweiten Lebensmonat beginnt, ist mit einem erhöhten Risiko für Typ-1-Diabetes verbunden.
- Das erhöhte Diabetesrisiko bei Hib-geimpften Kindern ist größer als die erwartete Verminderung der Komplikationen bei einer durch Haemophilus-influenzae-Bakterien verursachten Meningitis.
- Die Öffentlichkeit sollte über die langfristigen Nebenwirkungen von Impfstoffen aufgeklärt werden und vor breit angelegten Impfkampagnen angemessene Studien zur Unbedenklichkeit von Impfstoffen einfordern.

247.

Classen JB, Classen DC. Association between type 1 diabetes and Hib vaccine: causal relation is likely. BMJ 1999 Oct 23; 319(7217): 1133. [Letter.]

- In den USA und in Großbritannien gab es nach Kampagnen für eine Hib-Impfung im Kindesalter eine deutliche Zunahme von Diabetes.
- Kinder, die 4 Dosen des Hib-Impfstoffs erhielten, erkrankten bis zum siebten Lebensalter mit wesentlich höherer Wahrscheinlichkeit an

Typ-1-Diabetes als Kinder, die den Impfstoff nicht bekamen (RR = 1,26).

- Die Daten bestätigen einen statistisch bedeutsamen Kausalzusammenhang zwischen dem Impfstoff gegen *Haemophilus influenzae* Typ b (Hib) und Diabetes Typ 1.
- Das potenzielle Risiko des Hib-Impfstoffs ist höher als die zu erwartenden Vorteile.

248.

DAS RISIKO, AN TYP-1-DIABETES ZU ERKRANKEN, WIRD DURCH DEN IMPFSTOFF GEGEN HEPATITIS B ERHEBLICH ERHÖHT

„Insulinabhängiger Diabetes mellitus (IDDM) ist eine häufig auftretende Autoimmunerkrankung und die Immunstimulation mit einer Vielzahl entsprechender Stimulanzien wurde mit einem Anstieg der Autoimmunität bei Tieren und Menschen in Verbindung gebracht. Es ist daher vorhersehbar, dass man bei der Immunisierung einer großen Kinderpopulation ein erhöhtes Risiko für IDDM messen würde.“

Classen JB. Clustering of cases of IDDM 2 to 4 years after hepatitis B immunization is consistent with clustering after infections and progression to IDDM in autoantibody positive individuals. *Open Pediatr Med J* 2008; 2: 1–6.

- Dieser Artikel analysierte Daten aus Neuseeland, Italien und Frankreich, die ein erhöhtes Risiko für IDDM in Zusammenhang mit dem Hepatitis-B-Impfstoff bestätigen.
- Nachdem in Neuseeland ein Hepatitis-B-Impfprogramm eingeführt wurde, stieg die Häufigkeit von IDDM bei Kindern im Alter bis zu 14 Jahren um 48 %. In Italien erkrankten gegen Hepatitis B geimpfte Kinder wesentlich häufiger an Typ-1-Diabetes als nicht geimpfte Kinder (RR = 1,40).
- In Frankreich stieg die Inzidenz von IDDM bei Kindern im Alter bis zu 4 Jahren um 61 %, nachdem ein Hepatitis-B-Impfprogramm

initiiert wurde. Ein deutlicher Anstieg trat auch bei Kindern im Alter von 10 bis 14 Jahren auf (RR = 1,31).
- Zwischen der Hepatitis-B-Impfung und einem vermehrten Auftreten von IDDM liegt eine Verzögerung von 2 bis 4 Jahren, was einen kausalen Zusammenhang belegt.

249.

Classen JB. Diabetes epidemic follows hepatitis B immunization program. *N Z Med J* 1996 May 24; 109(1022): 195. [Letter.]

- Im Jahr 1988 begann Neuseeland mit der Impfung von Kindern gegen Hepatitis B. Die Fälle von Typ-1-Diabetes stiegen sprunghaft von 11,2 Fällen pro 100.000 Kinder in der Zeit vor der Impfung auf 18,1 Fälle pro 100.000 Kinder in den Jahren nach der Impfung an.

250.

DIE FÄLLE VON DIABETES TYP 1 HABEN NACH DER EINFÜHRUNG DER MMR- UND KEUCHHUSTENIMPFSTOFFE ZUGENOMMEN

„Die aktuellen Ergebnisse zeigen, dass es Gruppen von Fällen mit Diabetes mellitus Typ 1 gibt, die 2 bis 4 Jahre nach der Immunisierung mit den Impfstoffen gegen Keuchhusten, MMR und BCG (Tuberkulose) auftreten."

Classen JB, Classen DC. Clustering of cases of type 1 diabetes mellitus occurring 2–4 years after vaccination is consistent with clustering after infections and progression to type 1 diabetes mellitus in autoantibody positive individuals. *J Pediatr Endocrinol Metab* 2003 Apr–May; 16(4): 495–508.

- Diese Studie stellte einen starken Anstieg der Inzidenzrate von Typ-1-Diabetes 2 bis 4 Jahre nach der Einführung von MMR- und Keuchhustenimpfstoffen fest.

- Ein Rückgang von Diabetes Typ 1 trat 3 bis 4 Jahre nach der Einstellung der Impfungen gegen Keuchhusten und Tuberkulose auf.

251.

Classen JB. The timing of immunization affects the development of diabetes in rodents. *Autoimmunity* 1996; 24(3): 137–45.

„Der Inhalt und der Zeitpunkt der Verabreichung von Humanimpfstoffen kann die Entwicklung von Diabetes beeinflussen."

- Mit dieser Arbeit sollte die Wirkung von Impfstoffen auf die Entwicklung von insulinabhängigem Diabetes bei Mäusen und Ratten bestimmt werden.
- Die Injektion des Keuchhustenimpfstoffs bei Nagetieren ab der achten Lebenswoche (und nicht vor der zweiten Lebenswoche) stand mit einem vermehrten Auftreten von Diabetes in Zusammenhang.
- Klinische Studien mit neuen Impfstoffen für den Menschen sind nicht darauf ausgerichtet, die Entwicklung eines insulinabhängigen Diabetes nach Verabreichung dieser Impfstoffe zu erkennen.

252.

DER IMPFSTOFF GEGEN MUMPS KANN DAS RISIKO ERHÖHEN, AN TYP-1-DIABETES ZU ERKRANKEN

„Impfungen gegen Mumps schützen möglicherweise nicht vor Diabetes mellitus, sie können ihn sogar provozieren."

Otten A, Helmke K, et al. Mumps, mumps vaccination, islet cell antibodies and the first manifestation of diabetes mellitus type I. *Behring Inst Mitt* 1984 Jul; (75): 83–88.

- Inselzellantikörper treten typischerweise zu Beginn eines Diabetes bei Kindern und etwa drei Wochen nach einer Mumpsinfektion auf; dies untermauert den Zusammenhang zwischen Virusinfektionen und Diabetes.

- Der Mumpsimpfstoff enthält ein abgeschwächtes lebendes Mumpsvirus, was den Zusammenhang zwischen Mumpsimpfung und Diabetes plausibel macht.

253.

Quast U, Hennessen W, Widmark RM. Vaccine induced mumps-like diseases. *Dev Biol Stand* 1979; 43: 269–72.

- Untersucht wurden 16 Fälle von Mumps und 2 Fälle von Diabetes mellitus, die nach einer Mumpsimpfung auftraten.

254.

Sinaniotis CA, Daskalopoulou E, et al. Diabetes mellitus after mumps vaccination. *Arch Dis Child* 1975 Sep; 50(9): 749–50. [Letter.]

- Diese Forscher gehörten zu den ersten, die einen Fall von Kinderdiabetes nach einer Mumpsimpfung belegen.

255.

ALLE IMPFSTOFFE KÖNNEN DIABETES AUSLÖSEN; IN FAMILIEN MIT DIABETES IST DAS RISIKO EVENTUELL NOCH GRÖßER

„Die Ergebnisse dieser Untersuchung stimmen mit älteren Studien überein, die einen Zusammenhang zwischen Impfstoffen und Typ-1-Diabetes zeigen."

Classen JB. Risk of vaccine-induced diabetes in children with a family history of type 1 diabetes. *Open Pediatr Med J* 2008; 2: 7–10.

- Analysiert wurden Gesundheitsdaten, die über elf Jahre gesammelt wurden, um den Zusammenhang zwischen Kinderimpfungen und der Entwicklung von Diabetes Typ 1 zu untersuchen.
- Impfstoffe gegen *Haemophilus influenzae* Typ b (Hib), MMR, Polio sowie der Ganzkeimimpfstoff gegen Keuchhusten und der kombinierte Diphtherie-Tetanus- mit dem Poliototimpfstoff waren alle mit einem erhöhten Risiko für Typ-1-Diabetes verbunden.
- Eine Dosis MMR erhöhte das Risiko für Diabetes um 88 %; zwei Dosen des oralen Polioimpfstoffs verdoppelten das Diabetesrisiko (RR = 2,01).
- Statt von einem Impfstoff zu profitieren, ist bei einem Kind mit einem Geschwisterkind, das bereits an Typ-1-Diabetes leidet, die Wahrscheinlichkeit, durch eine Hib-Impfung an Diabetes zu erkranken, sogar um das 70- bis 150-fache höher.
- Alle Impfstoffe können Diabetes auslösen.

256.

Classen JB, Classen DC. Vaccines and the risk of insulin-dependent diabetes (IDDM): potential mechanism of action. *Med Hypotheses* 2001 Nov; 57(5): 532–38.

„Der vorliegende Artikel überprüft verschiedene Mechanismen, mit deren Hilfe Impfstoffe bekanntermaßen das Immunsystem manipulieren und eine Autoimmunkrankheit wie Typ-1-Diabetes auslösen können."

- Viele verschiedene Impfstoffe, darunter Lebend- und Totimpfstoffe, wurden mit der Entwicklung von insulinabhängigem Diabetes bei Menschen und Tieren in Verbindung gebracht.

257.

ES BESTEHT EIN BEZEICHNENDER ZUSAMMENHANG ZWISCHEN DEM DURCH IMPFUNGEN VERURSACHTEN TYP-1-DIABETES UND DER AUTISMUSEPIDEMIE

„Seit vielen Jahren weisen wir in unseren Publikationen darauf hin, dass durch Impfstoffe herbeigeführte Entzündungen eine Epidemie von Diabetes Typ 1 und anderen Krankheiten auslösen. Unsere neuen Daten sowie die umfangreichen Daten anderer Autoren, die darüber berichten, welchen Einfluss Entzündungen bei der Entwicklung von Autismus haben, lassen kaum Zweifel daran, dass Impfstoffe eine wichtige Rolle bei der Autismusepidemie spielen."*

Classen JB. Prevalence of autism is positively associated with the incidence of type 1 diabetes, but negatively associated with the incidence of type 2 diabetes, implication for the etiology of the autism epidemic. *Open Access Scientific Reports* 2013 May 20; 2(3): 679.

- Analysiert wurde der Zusammenhang zwischen der Verbreitung von Autismus bei Kindern verschiedener Herkunft und der Häufigkeit von Diabetes Typ 1 oder Typ 2.
- Völkergruppen mit den höchsten Häufigkeitsraten an Typ-1-Diabetes wiesen im Allgemeinen auch die höchsten Raten an Autismus auf. Bevölkerungsgruppen mit den höchsten Inzidenzraten an Typ-2-Diabetes hatten die wenigsten Autismusfälle.
- Es besteht erstens ein direkter Zusammenhang zwischen der Häufigkeit von Typ-1-Diabetes und der Prävalenz von Autismus bei Kindern und zweitens ein umgekehrter Zusammenhang zwischen der Häufigkeit von Typ-2-Diabetes und der Prävalenz von Autismus bei Kindern.

---

* Dieses Zitat stammt aus einer Presseerklärung des Autors zum Thema „Autismusepidemie in Zusammenhang mit einer Epidemie von impfstoffbedingtem Diabetes", veröffentlicht am 12. Juli 2013 in *The Wall Street Journal*.

- Obwohl in dieser Studie die Wirkung von Impfstoffen auf Typ-1-Diabetes oder Autoimmunautismus nicht berechnet wurde, lässt der direkte Zusammenhang zwischen diesen Autoimmunerkrankungen vermuten, dass sie dieselbe Pathophysiologie und Ätiologie aufweisen.
- Gleichzeitige Epidemien von Typ-1-Diabetes und durch Autoimmunerkrankungen oder Entzündungen ausgelöster Autismus haben wahrscheinlich dieselbe Ursache.

258.

EPIDEMIEN VON DIABETES TYP 1 UND TYP 2, FETTLEIBIGKEIT UND DAS METABOLISCHE SYNDROM WURDEN MIT IMPFSTOFFEN IN VERBINDUNG GEBRACHT

„Dieser Artikel beschreibt zwei anomale Reaktionen auf die Impfung. Bei der einen führt die Immunisierung zu allmählich sich entwickelnden Autoimmunerkrankungen einschließlich Diabetes Typ 1. Eine zweite Reaktion auf die Immunisierung und ein entgegengesetztes Extrem der Autoimmunität besteht darin, dass der Körper das Immunsystem durch eine erhöhte Cortisolaktivität und andere Gegenmaßnahmen unterdrückt, was zu Diabetes Typ 2 und zum Metabolischen Syndrom führt."

Classen JB. Type 1 diabetes versus type 2 diabetes/metabolic syndrome, opposite extremes of an immune spectrum disorder induced by vaccines. *Open Endocrinol J* 2008: 9–15.

- Das Metabolische Syndrom ist bei Kindern und Erwachsenen eng mit Typ-2-Diabetes verbunden. Es wird durch eine Reihe von Symptomen definiert, darunter Bluthochdruck, Fettleibigkeit, Anomalien des Cholesterinspiegels und Insulinresistenz.
- Diese Arbeit bestätigt einen kausalen Zusammenhang zwischen Impfungen und dem Metabolischen Syndrom unter Verwendung a) epidemiologischer Beweise und b) der von Austin Bradford-Hill festgelegten Kriterien zur Feststellung der Kausalität.

- Einige Menschen reagieren auf Impfungen mit Autoimmunkrankheiten wie Typ-1-Diabetes, während andere an Typ-2-Diabetes oder am Metabolischen Syndrom erkranken.
- Diabetes Typ 1 ist eine Autoimmunkrankheit, während Diabetes Typ 2 mit Übergewicht und Insulinresistenz einhergeht. Die Tendenz, eine dieser beiden Erkrankungen zu entwickeln, hängt mit Unterschieden in der Cortisolsekretion zusammen.
- Es besteht ein statistisch bedeutsamer Zusammenhang zwischen der zunehmenden Anzahl von Kinderimpfstoffen und der Fettleibigkeit bei Kindern.
- Impfstoffe werden auf der Grundlage kleiner Studien mit kurzer Nachbeobachtung zugelassen. Diese sind nicht darauf ausgelegt, wichtige Unbedenklichkeitsfragen, beispielsweise zum Metabolischen Syndrom, zu erörtern.

259.

„IATROGENE ENTZÜNDUNGEN" (IMPFUNGEN) FÜHRTEN ZU EPIDEMIEN VON DIABETES TYP 1 UND TYP 2, FETTLEIBIGKEIT UND DES METABOLISCHEN SYNDROMS

„Sowohl die Epidemien von Diabetes Typ 1 als auch des Metabolischen Syndroms korrelieren beide mit der Zunahme der Impfungen."

Classen JB. Review of evidence that epidemics of type 1 diabetes and type 2 diabetes/metabolic syndrome are polar opposite responses to iatrogenic inflammation. Curr Diabetes Rev 2012 Nov; 8(6): 413–18.

- Das Metabolische Syndrom umfasst eine Gruppe von Symptomen – erhöhter Blutdruck, hohe Blutzuckerwerte, abnormale Cholesterinwerte und Fettleibigkeit –, die das Risiko für Diabetes und Herzerkrankungen erhöhen.
- In diesem Beitrag wird der Nachweis erbracht, dass Epidemien von Diabetes Typ 1 und Typ 2, Fettleibigkeit und des Metabolischen Syndroms bei Kindern nicht nur miteinander zusammenhängen, sondern auch eine inverse Reaktion auf Entzündungskrankheiten

darstellen, die durch „iatrogene Entzündungen" – das heißt durch medizinische Eingriffe mit Impfstoffen – ausgelöst werden.

- Die Wahrscheinlichkeit, an Diabetes Typ 1oder Typ 2 und/oder am Metabolischen Syndrom zu erkranken, hängt mit der Cortisol-Ausschüttung zusammen, die durch die jeweilige ethnische Zugehörigkeit beeinflusst wird.
- Eine schlechte Ernährung und wenig Bewegung können den Ausbruch des Metabolischen Syndroms bei 6 Monate alten Säuglingen oder die Gründe, warum Fettleibigkeit vor Typ-1-Diabetes schützt, nicht erklären.

260.

Classen JB. Italian pediatric data support hypothesis that simultaneous epidemics of type 1 diabetes and type 2 diabetes/metabolic syndrome/obesity are polar opposite responses (i.e. symptoms) to a primary inflammatory condition. *J Pediatr Endocrinol Metab* 2011; 24(7–8): 455–56.

- Diese Arbeit liefert weitere Beweise für einen Zusammenhang zwischen iatrogenen Entzündungen (Impfungen) und gleichzeitigen Epidemien von Diabetes Typ 1 und Typ 2, Fettleibigkeit und des Metabolischen Syndroms.

261.

EPIDEMIEN VON DIABETES UND ENTZÜNDUNGSKRANKHEITEN HÄNGEN MIT DER DURCH IMPFSTOFFE VERURSACHTEN IMMUNÜBERLASTUNG ZUSAMMEN

„Es gibt zahlreiche Belege für einen Zusammenhang zwischen der impfstoffbedingten Immunüberlastung und der Epidemie von Typ-1-Diabetes. Neuere Daten weisen darauf hin, dass Übergewicht, Typ-2-Diabetes und andere Aspekte des Metabolischen Syndroms in hohem Maße mit der Immunisierung verbunden sind."

Classen JB. Review of vaccine-induced immune overload and the resulting epidemics of type 1 diabetes and metabolic syndrome, emphasis on explaining the recent accelerations in the risk of prediabetes and other immune-mediated diseases. *J Mol Genet Med* 2014; S1:025.

- In diesem Artikel wird die durch Impfstoffe verursachte Überlastung erörtert und es wird erläutert, wie sich viele der Veränderungen bei Epidemien von entzündungsbedingten Erkrankungen erklären lassen.
- Entzündungsbedingte Erkrankungen wie Diabetes Typ 1 und Typ 2, das Metabolische Syndrom, Autismus und Autoimmunerkrankungen sind bei Kindern nach einer deutlichen Zunahme von Routineimpfungen wesentlich mehr verbreitet.
- Impfstoffe sind kommerziell so konzipiert, dass sie eine Immunantwort bei Kindern mit dem schwächsten Immunsystem anregen. Bei anderen Kindern kann es daher zu einer Überstimulation des Immunsystems kommen, was das Risiko für Entzündungs- und Autoimmunerkrankungen erhöht.
- Inzwischen wird bei Kindern ein doppelter Diabetes diagnostiziert, mit Symptomen sowohl von Typ 1 als auch von Typ 2. Bei Erwachsenen wird ein latenter Autoimmundiabetes (LADA), der einst sogar als Diabetes Typ 1,5 bezeichnet wurde, festgestellt.
- Die Epidemien entzündlicher Erkrankungen gingen mit der iatrogenen Immunstimulation durch Impfstoffe einher.
- Die Unbedenklichkeitsprüfungen für die Zulassung von Impfstoffen sind entweder zu kurz oder verwenden unsachgemäß andere geimpfte Kinder als Kontrollpersonen. Dies hindert solche Studien daran, einen Zusammenhang zwischen Impfstoffen und den aktuellen Epidemien entzündungsbedingter Erkrankungen zu finden.

262.

DAS ALTER, IN DEM IMPFUNGEN VERABREICHT WERDEN, KANN DAS RISIKO, AN TYP-1-DIABETES ZU ERKRANKEN, ERHEBLICH BEEINFLUSSEN

„Diese Studien lassen vermuten, dass der Zeitpunkt der Kinderimpfungen die Entwicklung des insulinabhängigen Diabetes mellitus (IDDM) beim Menschen verändern kann. Die Ergebnisse zeigen auch, dass frühere Impfstoffversuche fehlerhaft sind, weil sie nicht darauf ausgerichtet sind, Zusammenhänge zwischen Impfungen und Autoimmunerkrankungen wie IDDM zu erkennen."

Classen DC, Classen JB. The timing of pediatric immunization and the risk of insulin-dependent diabetes mellitus. *Infect Dis Clin Pract* 1997 Oct 22; 6(7): 449–54.

- In diesem Artikel werden Impfpläne mit Gesundheitsdaten in mehreren Ländern verknüpft, um herauszufinden, ob es einen statistisch bedeutsamen Zusammenhang zwischen dem Zeitpunkt der Impfung und der Entwicklung von Diabetes Typ 1 gibt.
- In Ländern, in denen der Tuberkuloseimpfstoff bei der Geburt verabreicht wird, kommt Diabetes in der Regel weniger vor als in Ländern, in denen dieser Impfstoff älteren Kindern verabreicht wird.
- In Finnland nahmen die Fälle von Typ-1-Diabetes bei Kindern bis zu 4 Jahren um 147 % zu, nachdem drei neue Impfstoffe in den Impfkalender aufgenommen wurden.
- In Neuseeland nahmen die Fälle von Typ-1-Diabetes erheblich zu, nachdem alle Kinder unter 16 Jahren gegen Hepatitis B geimpft wurden.

THROMBOZYTOPENIE

■ ■ ■

D ie Studien in diesem Kapitel liefern starke Hinweise darauf, dass die MMR-Impfung das Risiko für eine idiopathische thrombozytopenische Purpura (ITP), eine schwere Autoimmunerkrankung, die innere Blutungen verursacht und lebensbedrohlich sein kann, deutlich erhöht. Bei Kindern ist die Wahrscheinlichkeit, innerhalb von 6 Wochen nach der MMR-Impfung eine ITP zu entwickeln, bis zu siebenmal höher als vor der MMR-Impfung. Auch nach der Impfung gegen Keuchhusten, Windpocken und Hepatitis A ist es sehr wahrscheinlich, dass Kinder an ITP erkranken. Schwere Fälle von ITP nach der Impfung können gastrointestinale und pulmonale Blutungen verursachen. In einer Studie hielt ITP bei etwa 10 % der Kinder, die nach der Impfung daran erkrankten, über 6 Monate an.

263.

MMR ERHÖHT ERHEBLICH DAS RISIKO EINER IMMUNTHROMBOZYTOPENIE (ITP), EINER SCHWEREN BLUTUNGSSTÖRUNG

„Das Risiko einer idiopathischen thrombozytopenischen Purpura (ITP), die innerhalb von 6 Wochen nach der MRR-Impfung auftreten kann, ist wesentlich erhöht."

Black C, Kaye, JA, Jick H. MMR vaccine and idiopathic thrombocytopaenic purpura. *Br J Clin Pharmacol* 2003 Jan; 55(1): 107–11.

- Bei Kindern war die Wahrscheinlichkeit, innerhalb von 6 Wochen nach der MMR-Impfung an ITP zu erkranken, sechsmal höher als bei

Kindern, die gar nicht oder unlängst nicht mit MMR geimpft wurden (RR = 6,3).

264.

Miller E, Waight P, et al. Idiopathic thrombocytopenic purpura and MMR vaccine. *Arch Dis Child* 2001 Mar; 84(3): 227–29.

„Unsere Studie bestätigt einen Kausalzusammenhang zwischen dem MMR-Impfstoff und idiopathischer thrombozytopenischer Purpura (ITP)."

- Kinder im Alter von 12 bis 23 Monaten erkrankten 2 bis 4 Wochen nach der MMR-Impfung sechsmal häufiger an ITP als während eines Kontrollzeitraums (RR = 5,80).

265.

Andrews N, Stowe J, et al. A collaborative approach to investigating the risk of thrombocytopenic purpura after measles-mumps-rubella vaccination in England and Denmark. *Vaccine* 2012 Apr 19; 30(19): 3042–6.

- Diese Studie fand einen statistisch signifikanten Zusammenhang zwischen der MMR-Impfung und dem Risiko einer thrombozytopenischen Purpura (relative Inzidenz, RI = 2,13).

266.

THROMBOZYTOPENIE, EINE SCHWERE AUTOIMMUNBLUTUNGSSTÖRUNG, TRITT NACH EINER MMR-IMPFUNG MIT 5- BIS 7-FACH HÖHERER WAHRSCHEINLICHKEIT AUF

„Impfstoffe wie MMR können zu einer immunthrombozytopenischen Purpura (ITP) führen."

Rinaldi M, Perricone C, et al. Immune thrombocytopaenic purpura: an autoimmune cross-link between infections and vaccines. *Lupus* 2014 May; 23(6): 554–67.

- Die Immunthrombozytopenie (ITP) ist eine Autoimmunerkrankung, die innere Blutungen verursacht und vor allem bei Kindern lebensbedrohlich sein kann.
- Die ITP tritt nach einer MMR-Impfung mit 5-fach höherer Wahrscheinlichkeit auf (RR = 5,48).

267.

Andrews N, Stowe J, et al. Post-licensure safety of the meningococcal group C conjugate vaccine. *Hum Vaccin* 2007 Mar–Apr; 3(2): 59–63.

„Es gab Hinweise auf ein erhöhtes Risiko für Krämpfe und für eine idiopathische thrombozytopenische Purpura nach einer MMR-Impfung."

- Forscher untersuchten 1.715 Kinder, die mit Krämpfen in ein Krankenhaus eingeliefert wurden, und 363 Kinder, die mit Purpura (Blutungen unter der Haut) aufgenommen wurden, um festzustellen, ob epidemiologische Beweise dafür vorlagen, dass kürzlich durchgeführte Impfungen das Risiko erhöhten.
- Bei Kindern war die Wahrscheinlichkeit, 6 bis 11 Tage nach der MMR-Impfung Krämpfe zu erleiden, doppelt so hoch (RI = 2,07) und innerhalb von 6 Wochen nach der gleichen Impfung an ITP zu erkranken, siebenmal so hoch (RI = 6,91) als vor der MMR-Impfung.

268.

MMR-, HEPATITIS-A-, WINDPOCKEN- UND KEUCHHUSTENIMPFSTOFFE ERHÖHEN DAS RISIKO FÜR INNERE BLUTUNGEN

„Das Risiko einer Immunthrombozytopenie (ITP) nach Verabreichung von Hepatitis-A-, Windpocken- und Tetanus-Diphtherie-Keuchhustenimpfstoffen (TdaP) war in drei verschiedenen Altersklassen wesentlich erhöht."

O'Leary ST, Glanz JM, et al. The risk of immune thrombocytopenic purpura after vaccination in children and adolescents. *Pediatrics* 2012 Feb; 129(2): 248–55.

- Analysiert wurden die Gesundheitsdaten von 1,8 Millionen Kindern, um das Risiko für eine Immunthrombozytopenie (ITP) nach der Impfung zu bestimmen. (Zu den Komplikationen der ITP gehören intrakranielle und schwere Blutungen.)
- Die Forscher verglichen das Auftreten von ITP während der 42 Tage nach der Impfung mit der Inzidenz von ITP vor der Impfung und nach der 42-tägigen Nachimpfphase. (Fälle von ITP, die am Tag der Impfung auftraten, wurden unter der Annahme, dass sie zufällig auftraten, von der Analyse ausgeschlossen.)
- Bei Kindern im Alter von 12 bis 19 Monaten ist das Auftreten von ITP nach der MMR-Impfung fünfmal wahrscheinlicher (RI = 5,48). Bei Kindern im Alter von 11 bis 17 Jahren ist ITP nach der Windpockenimpfung zwölfmal (RI = 12,14) und nach der Impfung mit TdaP 20-mal wahrscheinlicher (RI = 20,29). Und bei Kindern im Alter von 7 bis 17 Jahren ist die Wahrscheinlichkeit, nach einer Hepatitis-A-Impfung an ITP zu erkranken, 23-mal höher (RR = 23,14).

269.

Bertuola F, Morando C, et al. Association between drug and vaccine use and acute immune thrombocytopenia in childhood: a case-control study in Italy. *Drug Saf* 2010 Jan 1; 33(1): 65–72.

„Die MMR-Impfung war mit einem erhöhten Risiko für eine Immun-thrombozytopenie (ITP) verbunden.“

- Es besteht ein wesentlicher Zusammenhang zwischen Kindern, die wegen ITP ins Krankenhaus eingeliefert werden, und der Verabreichung einer MMR-Impfung innerhalb von 6 Wochen vor dem Krankenhausaufenthalt (QV = 2,4).

270.

IMPFSTOFFE GEGEN MMR, KEUCHHUSTEN, WINDPOCKEN, HEPATITIS A, HEPATITIS B UND GRIPPE ERHÖHEN DAS RISIKO SCHWERER INNERER BLUTUNGEN

„Mehrere Berichte zeigen eindeutig, dass alle lebenden, abgeschwächten Viren im MMR-Impfstoff eine ITP verursachen können, unabhängig davon, ob sie allein oder in Kombination verabreicht werden.“

Cecinati V, Principi N, et al. Vaccine administration and the development of immune thrombocytopenic purpura in children. *Hum Vaccin Immunother* 2013 May; 9(5): 1158–62.

- Diese Arbeit fasst Studien zusammen, die eine Thrombozytopenie nach Impfungen gegen MMR, Keuchhusten, Windpocken, Hepatitis A, Hepatitis B und Grippe dokumentieren.
- Es wurden schwere Fälle von ITP nach Impfungen dokumentiert, darunter Magen-Darm-Blutungen, Lungenblutungen, Blut im Urin, schwere Blutungen, die eine Bluttransfusion erfordern, und chirurgische Eingriffe zur Entfernung der Milz.
- Eine ITP nach der Impfung wird höchstwahrscheinlich nicht ausreichend dokumentiert, da milde Fälle selten ärztliche Hilfe erfordern.

271.

Rajantie J, Zeller B, et al. Vaccination associated thrombocytopenic purpura in children. *Vaccine* 2007 Feb 26; 25(10): 1838–40.

- Untersucht wurden Kinder, die nach der Impfung an einer Thrombozytopenie erkrankten. Die Blutungsstörung hielt bei 26 % der Patienten länger als 1 Monat und bei 10 % der Kinder länger als 6 Monate an.
- Das Risiko einer Thrombozytopenie nach der MMR-Impfung wird auf 1 Kind pro 30.000 verabreichte Dosen geschätzt (die meisten Kinder erhalten 2 Dosen des MMR-Impfstoffs).

272.

MEHRERE FALLBERICHTE BESCHREIBEN EINE THROMBOZYTOPENIE NACH HEPATITIS-B-, DTAP-, WINDPOCKEN- UND MMR-IMPFUNGEN

„Impfungen können ein Risikofaktor für eine thrombozytopenische Purpura bei Kindern sein."

Hsieh YL, Lin LH. Thrombocytopenic purpura following vaccination in early childhood: experience of a medical center in the past 2 decades. *J Chin Med Assoc* 2010 Dec; 73(12): 634–37.

- Diese Studie bestätigt Fälle von Thrombozytopenie nach einer Hepatitis-B-Impfung bei Kindern im Alter von 1 Monat, nach DTaP bei 2 bis 3 Monate alten Kindern, nach der Windpockenimpfung im Alter von 14 Monaten und nach einer Impfung gegen MMR bei 16 Monate alten Kindern.

273.

Ronchi F, Cecchi P, et al. Thrombocytopenic purpura as adverse reaction to recombinant hepatitis B vaccine. *Arch Dis Child* 1998 Mar; 78(3): 273–74.

- Diese Arbeit fasst Berichte über eine Thrombozytopenie nach einer Impfung gegen Hepatitis B zusammen, wobei andere Ursachen ausgeschlossen werden.

274.

Neau D, Bonnet F, et al. Immune thrombocytopenic purpura after recombinant hepatitis B vaccine: retrospective study of seven cases. Scand J Infect Dis 1998; 30(2): 115–18.

- In diesem Aufsatz werden sieben Fälle von Thrombozytopenie nach einer Hepatitis-B-Impfung zusammengefasst; alternative Ätiologien wurden ausgeschlossen.
- Vier der Fälle wiesen hämorrhagische Manifestationen auf.
- Beschrieben werden die Mechanismen der Thrombozytopenie nach der Impfung.

FRÜHGEBORENE UND SÄUGLINGE MIT GERINGEM GEBURTS-GEWICHT

■ ■ ■

Die Studien in diesem Kapitel liefern deutliche Hinweise darauf, dass die Impfung von Frühgeborenen zu Herz- und Atemwegskomplikationen führen kann. Nach der Impfung sind einige Frühchen dem Risiko einer lebensbedrohlichen Apnoe (vorübergehende Atemstillstände) ausgesetzt. Werden Frühgeborenen gleichzeitig mehrere Impfstoffe verabreicht, ist die Wahrscheinlichkeit, dass sie nachteilige kardiorespiratorische Reaktionen zeigen, viermal höher, und die Wahrscheinlichkeit, dass sie einen abnormalen C-reaktiven Proteinspiegel aufweisen (was auf eine Entzündung oder eine schwere Infektion hinweist), ist 16-mal höher als bei Säuglingen, die nur einen Impfstoff erhalten. Frühgeborene zeichnen sich durch eine immunologische Unreife aus und sollten nicht immer wie Reifgeborene geimpft werden. Reifgeborene Kinder mit geringem Geburtsgewicht haben ein erhebliches Risiko, nach der Impfung in eine Notaufnahme und ein Krankenhaus eingeliefert zu werden.

275.

DIE IMPFUNG VON FRÜHCHEN KANN ZU KARDIORESPIRATORISCHEN KOMPLIKATIONEN FÜHREN

„Unsere Studie zeigte, dass einige Impfstoffe, darunter DTaP, selbst wenn sie allein verabreicht wurden, mit kardiorespiratorischen Nebenwirkungen und abnormen CRP-Werten bei Frühgeborenen auf der Neugeborenen-Intensivstation im Zusammenhang standen. Das Auftreten dieser Nebenwirkungen war jedoch nach gleichzeitiger

Verabreichung mehrerer Impfstoffe höher als bei der Injektion eines einzelnen Impfstoffs."

Pourcyrous M, Korones SB, et al. Primary immunization of premature infants with gestational age less than 35 weeks: cardiorespiratory complications and C-reactive protein responses associated with administration of single and multiple separate vaccines simultaneously. J Pediatr 2007 Aug; 151(2): 167–72.

- Diese Studie sollte herausfinden, ob die Impfung von Frühgeborenen kardiorespiratorische Nebenwirkungen (Apnoe, Bradykardie oder Sauerstoffuntersättigung in Verbindung mit Zyanose) und/oder abnormale C-reaktive Proteinspiegel (CRP, ein Hinweis auf eine Entzündung oder eine schwere Infektion) verursacht.
- Kardiorespiratorische Komplikationen wurden bei 16 % aller geimpften Säuglinge und bei 32 % derjenigen festgestellt, die gleichzeitig mehrere Impfungen erhielten.
- Eine abnormale Erhöhung des CRP-Spiegels trat bei bis zu 70 % derjenigen auf, die nur einen einzigen Impfstoff erhielten, und bei 85 % der Säuglinge, die mehrere Impfstoffe verabreicht bekamen.
- Bei Säuglingen, die mehrere Impfstoffe erhielten, war die Wahrscheinlichkeit von kardiorespiratorischen Komplikationen infolge der Impfungen fast viermal so hoch und die Wahrscheinlichkeit, einen abnormalen CRP-Wert zu haben, 16-mal so hoch wie bei Säuglingen, die nur einen einzigen Impfstoff erhielten.
- Die mit den Impfstoffen verbundenen Nebenwirkungen treten nicht selten auf und ähneln mitunter einer schweren Infektion bei Frühgeborenen.
- Frühchen, die nach 2 Lebensmonaten geimpft werden, sollten wegen des eventuellen Auftretens kardiorespiratorischer Komplikationen 48 Stunden lang überwacht werden. Komplikationen treten eher bei gleichzeitiger Verabreichung mehrerer Impfstoffe auf.

276.

UNERWÜNSCHTE KARDIORESPIRATORISCHE REAKTIONEN TRETEN HÄUFIG BEI GEIMPFTEN FRÜHCHEN AUF

„Wir schlussfolgern, dass bei Frühgeborenen mit sehr geringem Geburtsgewicht häufig kardiorespiratorische Störungen bei der Basisimpfung auftreten."

Meinus C, Schmalisch G, et al. Adverse cardiorespiratory events following primary vaccination of very low birth weight infants. *J Pediatr (Rio J)* 2012 Mar–Apr; 88(2): 137–42.

- Schwerwiegende kardiorespiratorische Komplikationen – Apnoe, Bradykardie und Entsättigung – traten nach der Impfung bei 35 % der Frühchen mit sehr geringem Geburtsgewicht auf.
- Risikofaktoren für kardiorespiratorische Nebenwirkungen nach der Impfung waren das niedrige Gestationsalter und die Atemunterstützung vor der Impfung.
- Obwohl man sich der prädisponierenden Faktoren bewusst ist, ist es schwierig vorherzusagen, welche Säuglinge in welchem Maße auf ihre Impfungen reagieren werden.

277.

Buijs SC, Boersma B. Cardiorespiratory events after first immunization in premature infants: a prospective cohort study. *Ned Tijdschr Geneeskd* 2012; 156(3): A3797. [Dutch.]

- Fast 32 % der geimpften Frühchen zeigten kardiorespiratorische Reaktionen; Nebenwirkungen traten häufiger bei jüngeren und weniger schweren Säuglingen auf.

278.

Flatz-Jequier A, Posfay-Barbe KM, et al. Recurrence of cardiorespiratory events following repeat DTaP-based combined immunization in very low birth weight premature infants. *J Pediatr* 2008 Sep; 153(3): 429–31.

- Mehr als die Hälfte (51,5 %) aller geimpften Frühgeborenen wiesen nach der ersten Impfung eine kardiorespiratorische Nebenwirkung auf; 18 % von ihnen erlebten nach der zweiten Impfung ein erneutes Auftreten dieser negativen Reaktion.

279.

BEI GEIMPFTEN FRÜHCHEN TRETEN HÄUFIG SCHWERWIEGENDE NEBENWIRKUNGEN AUF

„Impfstoffbedingte kardiorespiratorische Komplikationen sind bei Frühchen relativ häufig. Die Probleme traten viel öfter auf, wenn der Impfstoff am 70. Lebenstag oder davor verabreicht wurde."

Sen S, Cloete Y et al. Adverse events following vaccination in premature infants. *Acta Paediatr* 2001 Aug; 90(8): 916–20.

- Diese Studie untersuchte die Häufigkeit, den Schweregrad und die Art der Nebenwirkungen bei Frühchen nach der Impfung.
- Unerwünschte Reaktionen traten bei 38 % der Frühgeburten auf; 20 % zeigten schwerwiegende unerwünschte Reaktionen, darunter Apnoe, Bradykardie oder Entsättigung.
- Säuglinge mit gravierenden Nebenwirkungen waren deutlich jünger und wogen zum Zeitpunkt der Impfung weniger als Babys, die keine schwerwiegenden Reaktionen zeigten.
- Ein Drittel (33 %) der Frühgeborenen, die im Alter von 70 Tagen oder darunter geimpft wurden, zeigten schwerwiegende Reaktionen, wohingegen Babys, die erst geimpft wurden, wenn sie älter als 70 Tage waren, keine Nebenwirkungen aufwiesen.

280.

Faldella G, Galletti S, et al. Safety of DTaP-IPV-HIb-HBV hexavalent vaccine in very premature infants. *Vaccine* 2007 Jan 22; 25(6): 1036–42.

„Bei Frühgeburten mit chronischer Krankheit kann eine Sechsfachimpfung (DTaP, inaktivierte Polio-Vakzine, Hib und Hepatitis B) Apnoe, Bradykardie und Entsättigung verursachen."

* 11 % der geimpften Frühchen zeigten unerwünschte Reaktionen.
* Fast 22 % der geimpften Frühgeborenen mit chronischer Krankheit hatten Nebenwirkungen.

281.

FRÜHGEBORENE SOLLTEN WEGEN DER ERHÖHTEN GEFAHR SCHWERER KARDIORESPIRATORISCHER KOMPLIKATIONEN BIS ZU 72 STUNDEN NACH DER IMPFUNG ÜBERWACHT WERDEN

„Eine kardiorespiratorische Überwachung von Säuglingen, die so früh geboren sind, dass sie ihre erste Impfung vor der Entlassung aus dem Krankenhaus erhalten, sollte 72 Stunden nach der Immunisierung in Betracht gezogen werden."

Lee J, Robinson JL, Spady DW. Frequency of apnea, bradycardia, and desaturations following first diphtheria-tetanus-pertussis-inactivated polio-*Haemophilus influenzae* type B immunization in hospitalized preterm infants. *BMC Pediatr* 2006 Jun 19; 6:20.

* Bei Frühgeborenen besteht nach der ersten Impfung eine wesentlich höhere Wahrscheinlichkeit für unerwünschte kardiorespiratorische Ereignisse; ein Risikofaktor ist ein geringeres Gewicht.
* Bei geimpften Frühchen war die Wahrscheinlichkeit für ein Wiederauftreten oder eine Verschlimmerung von Apnoe, Bradykardie und

einer Sauerstoffuntersättigung im Blut deutlich höher als bei den Kontrollkindern, die nicht geimpft waren (QV = 2,41).

282.

Pourcyrous M, Korones SB, et al. Interleukin-6, C-reactive protein, and abnormal cardiorespiratory responses to immunization in premature infants. *Pediatrics* 1998 Mar; 101(3): E3.

„Das häufige Auftreten kardiorespiratorischer Komplikationen (im Einzelfall in schwerer Form) legen nahe, Frühgeborene für etwa 48 Stunden nach der Routineimpfung zu überwachen."

- 30 % der Frühgeborenen zeigten innerhalb von 24 Stunden nach der Impfung abnorme kardiorespiratorische Symptome.
- Die C-reaktiven Protein- und Interleukin-6-Werte stiegen nach der Impfung bei allen Säuglingen – bis auf einen – auf abnorme Werte an.

283.

FRÜHGEBORENE, DIE GEIMPFT WERDEN, HABEN EIN HOHES RISIKO FÜR APNOE UND BRADYKARDIE

„Für Säuglinge auf der Intensivstation ohne Apnoe in den 24 Stunden unmittelbar vor der Impfung sind ein jüngeres Alter, kleinere Größe und eine schwerere Erkrankung bei der Geburt wichtige Prädiktoren fur eine Apnoe nach der Impfung."

Klein NP, Massolo ML, et al. Risk factors for developing apnea after immunization in t he neonatal intensive care unit. *Pediatrics* 2008 Mar; 121(3): 463–69.

- Eine Apnoe vor der Immunisierung, ein geringeres Geburtsgewicht (unter 2.000 Gramm) und ein jüngeres Alter zum Zeitpunkt der

Impfung (weniger als 67 Tage) sind wichtige Prädiktoren für eine Apnoe nach der Immunisierung.

284.

Schulzke S, Heininger U et al. Apnoea and bradycardia in preterm infants following immunization with pentavalent or hexavalent vaccines. *Eur J Pediatr* 2005; 164: 432–35.

„Es wird empfohlen, alle Frühchen nach der Impfung auf der Intensivstation für Neugeborene zu überwachen."

- Bei 13 % der Frühgeborenen mit stabiler Atmung trat nach Erhalt von Kombinationsimpfstoffen eine wiederkehrende oder erhöhte Apnoe bzw. Bradykardie auf.

285.

Clifford V, Crawford NW, et al. Recurrent apnoea post immunisation: Informing re-immunisation policy. *Vaccine* 2011 Aug 5; 29(34): 5681–87.

- Von den Frühgeborenen, bei denen nach den ersten Impfungen eine Apnoe auftrat, erlitten 18 % eine wiederkehrende Apnoe und wurden anschließend wieder geimpft.
- Mögliche Risikofaktoren für das Wiederauftreten waren ein geringeres Geburtsgewicht und ein andauernder Krankenhausaufenthalt wegen Komplikationen im Zusammenhang mit der Frühgeburt.

286.

FRÜHCHEN MIT SEHR GERINGEM GEBURTSGEWICHT ODER LEBENSALTER LAUFEN NACH IHREN IMPFUNGEN GEFAHR, AN EINER APNOE UND BRADYKARDIE ZU ERKRANKEN

„Apnoe trat deutlich häufiger bei Kindern auf, die zum Zeitpunkt der Impfung noch jünger waren."

Furck AK, Richter JW, Kattner E. Very low birth weight infants have only few adverse events after timely immunization. *J Perinatol* 2010 Feb; 30(2): 118–21.

- Eine Apnoe (ein vorübergehender Atemstillstand) und/oder Bradykardie (eine abnormal langsame Herzfrequenz, die nicht genügend sauerstoffreiches Blut in den Körper pumpen kann) traten bei 10,8 % der Säuglinge mit sehr geringem Geburtsgewicht nach ihren Impfungen auf.
- Trat bei Frühchen nach der Impfung eine Apnoe auf, erhöhte sich auch die Wahrscheinlichkeit, eine Bradykardie zu entwickeln, erheblich (QV = 6,4).

287.

Sánchez PJ, Laptook AR, et al. Apnea after immunization of preterm infants. *J Pediatr* 1997 May; 130(5): 746–51.

- Bei kleineren Frühgeborenen mit geringerem Gewicht traten innerhalb von 72 Stunden nach der Impfung am ehesten Vorfälle von Apnoe und Bradykardie auf.

288.

Hacking DF, Davis PG, et al. Frequency of respiratory deterioration after immunisation in preterm infants. *J Paediatr Child Health* 2010 Dec; 46(12): 742–48.

- Einige Säuglinge mit extrem geringem Geburtsgewicht erlitten nach ihren Impfungen eine Apnoe, die so gravierend war, dass eine Unterstützung der Atemwege notwendig wurde.

289.

FRÜHGEBORENE SIND NACH IHREN IMPFUNGEN MIT EINER LEBENSBEDROHLICHEN APNOE KONFRONTIERT

„Wird eine Immunisierung für Frühgeborene in Betracht gezogen, müssen die Vorteile einer frühen Impfung gegenüber dem Risiko für Apnoe und Bradykardie abgewogen werden."

Botham SJ, Isaacs D, Henderson-Smart DJ. Incidence of apnoea and bradycardia in preterm infants following DTPw and Hib immunization – a prospective study. *J Paediatr Child Health* 1997 Oct; 33(5): 418–21.

- Frühgeborene im Alter von 2 Monaten wurden 24 Stunden vor und nach der Impfung überwacht. Nur eines von 98 Frühgeborenen litt vor der Impfung an Atemstillstand und/oder Bradykardie, verglichen mit 17 von 98 Frühchen nach der Impfung.
- Von den Frühgeborenen, die nach ihren Impfungen eine Apnoe und/ oder eine Bradykardie aufwiesen, benötigten 29 % eine Unterstützung der Atemwege.

290.

Slack HD, Schapira D. Severe apnoeas following immunisation in premature infants. *Arch Dis Child Fetal Neonatal Ed* 1999 Jul; 81(1): F67–68.

„Aus unserer Erfahrung geht hervor, dass bei einigen Frühgeborenen nach der Immunisierung das Risiko einer lebensbedrohlichen Apnoe besteht."

- Geimpfte Frühchen können eine schwere Apnoe entwickeln, die eine Reanimation erforderlich macht.

291.

Cooper PA, Madhi SA, et al. Apnea and its possible relationship to immunization in ex-premature infants. *Vaccine* 2008 Jun 25; 26(27–28): 3410–13.

- Mehrere Frühgeborene erlitten innerhalb von 72 Stunden nach der Impfung einen Atemstillstand.

292.

FRÜHGEBORENE ZEICHNEN SICH DURCH EINE IMMUNOLOGISCHE UNREIFE AUS UND SOLLTEN NICHT GENAUSO WIE REIFGEBORENE KINDER GEIMPFT WERDEN

„Frühchen sind immunologisch unreif, was sich möglicherweise auf die Impfstoffreaktionen auswirkt."

D'Angio CT, Hall CB. Timing of vaccinations in premature infants. *Bio-Drugs* 2000 May; 13(5): 335–46.

- Impfstoffe, die Frühgeborenen verabreicht werden, rufen nicht immer angemessene Immunreaktionen hervor, die normalerweise bei reifen Säuglingen zu erwarten wären.
- Kranke Frühchen sind nach der Impfung mitunter gehäuft anfällig für Atemstillstände.
- Bei einer optimalen Betreuung frühgeborener Kinder muss beachtet werden werden, dass es Ausnahmen von der Regel gibt, dass alle Frühchen genauso geimpft werden sollten wie Reifgeborene.

293.

D'Angio CT. Active immunization of premature and low birth weight infants: a review of immunogenicity, efficacy, and tolerability. *Paediatr Drugs* 2007; 9(1): 17–32.

„Frühgeborene können auch Jahre nach der Erstimpfung dauerhaft niedrigere Antikörpertiter haben als reifgeborene Kinder."

- Frühgeborene haben eine „immunologische Unreife", die möglicherweise die Wirksamkeit des Impfstoffs verringert.
- Kranke Frühchen leiden nach ihren Impfungen vermehrt an Apnoe oder kardiorespiratorischen Komplikationen.

294.

DIE IMPFUNG VON SÄUGLINGEN MIT EXTREM GERINGEM GEBURTSGEWICHT ERHÖHT DAS RISIKO FÜR SEPSIS, ATEMUNTERSTÜTZUNG UND INTUBATION

„Bei allen Säuglingen mit extrem niedrigem Geburtsgewicht auf der Neugeborenen-Intensivstation zeigte sich nach einer routinemäßigen Immunisierung eine höhere Anzahl an Sepsis-Evaluationen. Außerdem fand eine vermehrte Unterstützung und Intubation der Atemwege statt."

DeMeo SD, Raman SR, et al. Adverse events after routine immunization of extremely low-birth-weight infants. *JAMA Pediatr* 2015 Jun 1.

- In dieser Studie bewerteten Forscher 13.926 Säuglinge mit äußerst niedrigem Geburtsgewicht, die in der 28. Schwangerschaftswoche oder vorher geboren wurden, um die Häufigkeit von Sepsis-Evaluationen, Atemunterstützung, endotrachealer Intubation, Krampfanfällen und Tod in den 3 Tagen vor und nach den Impfungen zu vergleichen.

- Die meisten Säuglinge (91 %) erhielten zwischen dem 53. und 110. Lebenstag mindestens 3 Impfungen.
- Die Häufigkeit der Sepsis-Evaluationen hat sich im Zeitraum vor bis nach der Impfung fast vervierfacht (absolute Risikoreduktion ARR = 3,7). Auch der Bedarf an Atemunterstützung (ARR = 2,1) und Intubation (ARR = 1,7) stieg in der Zeit nach der Impfung deutlich an.
- Sepsis ist eine potenziell tödliche Krankheit, bei der der Körper eine schwere Entzündungsreaktion auf eine Infektion zeigt. Sepsis-Evaluationen, die ein positives Blutkulturergebnis ergaben, nahmen in der Zeit nach der Impfung gegenüber der Zeit vor der Impfung um 81 % zu.
- Fünf Säuglinge starben innerhalb von drei Tagen nach Erhalt der Impfung.
- Die Häufigkeit unerwünschter Ereignisse nach der Impfung war – unabhängig von der Art des verabreichten Impfstoffs oder der Kombination von Impfstoffen – im Vergleich zu der Zeit vor der Impfung wesentlich höher.
- Säuglinge im jüngeren Gestationsalter hatten im Vergleich zu älteren Säuglingen ein deutlich höheres Risiko für Sepsis-Evaluationen und eine endotracheale Intubation in der Zeit nach der Impfung.

295.

REIFGEBORENE KINDER MIT NIEDRIGEM GEBURTSGEWICHT HABEN EIN ERHEBLICHES RISIKO, NACH DER IMPFUNG IN EINE NOTAUFNAHME UND IN EIN KRANKENHAUS EINGELIEFERT ZU WERDEN

„Ein geringeres Geburtsgewicht scheint mit einem erhöhten Risiko für Einlieferungen in die Notaufnahme innerhalb von 24 Stunden nach der Impfung zusammenzuhängen."

Wilson K, Hawken S, et al. Impact of birth weight at term on rates of emergency room visits and hospital admissions following vaccination at 2 months of age. Vaccine 2011 Oct 26; 29(46): 8267–74.

- In dieser Studie wurde untersucht, ob reifgeborene Kinder, die jedoch ein niedriges Geburtsgewicht haben, im Alter von 2 Monaten ein erhöhtes Risiko für unerwünschte Ereignisse nach Impfungen haben.
- Die Häufigkeit von „Notaufnahmen und Hospitalisierungen" während der ersten 3 Tage nach der Impfung wurde mit einem Kontrollzeitraum von 9 bis 18 Tage nach der Impfung verglichen.
- Notaufnahmen waren bei reifgeborenen Kindern in der Gruppe mit dem niedrigsten Geburtsgewicht wesentlich häufiger erforderlich als bei Säuglingen mit höherem Geburtsgewicht (RI = 1,25) und wenn sie geimpft wurden, bevor sie 60 Tage alt waren, im Verglich zu Säuglingen, die älter als 60 Tage waren (RI = 1,57).
- Einlieferungen in die Notaufnahme erfolgten hauptsächlich innerhalb der ersten 24 Stunden nach der Impfung.

SECHSFACHIMPFSTOFFE UND PLÖTZLICHER KINDSTOD

■ ■ ■

Einzelne Impfstoffe werden oft in einer Spritze kombiniert, um Kinder vor Mehrfachimpfungen zu bewahren. So erhalten beispielsweise Säuglinge und Kleinkinder in vielen europäischen Ländern eine Reihe von Sechsfachimpfstoffen, die vor sechs verschiedenen Krankheiten schützen sollen: Diphtherie, Tetanus, Keuchhusten, Kinderlähmung, *Haemophilus influenzae* Typ B und Hepatitis B. Injektionen mit sechs Impfstoffen mögen für Familien zwar bequemer sein, sind aber möglicherweise nicht so unbedenklich wie andere Optionen.

Die Studien in diesem Kapitel liefern Beweise dafür, dass Sechsfachinjektionen das Risiko plötzlicher und unerwarteter Todesfälle bei Kleinkindern beträchtlich erhöhen. In einer Untersuchung beispielsweise war die Wahrscheinlichkeit, dass Kinder innerhalb von zwei Tagen nach der vierten Dosis einer Sechsfachinjektion sterben, 23-mal höher als die Zahl der Fälle, die normalerweise zu erwarten wäre. In einer anderen Studie hatten Säuglinge bis zu zwei Wochen nach der ersten Dosis einer Sechsfachinjektion bzw. nach der gleichzeitigen Verabreichung von sechs einzelnen Impfstoffen ein doppelt so hohes Risiko für den plötzlichen Kindstod. Autopsien an Kindern, die kurz nach der Verabreichung von Sechsfachinjektionen starben, zeigten ungewöhnliche Befunde im Gehirn, einschließlich abnormaler Neuropathologie. Eltern und Kinderärzte sollten sich bewusst sein, dass solche Todesfälle nach Sechsfachinjektionen oder nach der gleichzeitigen Verabreichung mehrerer Impfstoffe möglich sind. (Die Studie von Goldman und Miller auf Seite 7 ergab auch, dass Todesfälle eintreten können, wenn Kinder mehrere Impfstoffe gleichzeitig erhalten.)

296.

SECHSFACHIMPFSTOFFE ERHÖHEN DAS RISIKO FÜR EINEN PLÖTZLICHEN UND UNERWARTETEN TOD BEI KLEINKINDERN ERHEBLICH

„Diese auf spontanen Berichten beruhenden Ergebnisse ... sind ein alarmierendes Signal für einen der beiden Sechsfachimpfstoffe, das zu einer verschärften Überwachung hinsichtlich unerwarteter Todesfälle nach der Impfung führen sollte."

von Kries R, Toschke AM, et al. Sudden and unexpected deaths after the administration of hexavalent vaccines (diphtheria, tetanus, pertussis, poliomyelitis, hepatitis B, *Haemophilius influenzae* type b): is there a signal? *Eur J Pediatr* 2005 Feb; 164(2): 61–69.

- Berichtet wurden plötzliche Todesfälle von Kleinkindern kurz nach der Verabreichung einer Sechsfachinjektion, das heißt sechs verschiedene Impfstoffe in einer Spritze. (Die Begründung für die Sechsfachimpfstoffe war, die Anzahl der verabreichten Injektionen für die Kinder zu reduzieren, um die Durchimpfung und deren Einhaltung zu verbessern.)
- In diesem Artikel wurde das Risiko eines plötzlichen Todes bei Kleinkindern innerhalb von 1 bis 28 Tagen nach Erhalt eines Sechsfachimpfstoffs analysiert.
- Die standardisierten Mortalitätsraten (SMR) waren am ersten Tag nach der Injektion eines Sechsfachimpfstoffs im Säuglingsalter nicht wesentlich höher als erwartet. Im zweiten Lebensjahr war die Wahrscheinlichkeit, dass Kinder nach einer Sechsfachimpfung innerhalb von 1 Tag (SMR = 31,3) oder 2 Tagen (SMR = 23,5) sterben, deutlich höher.
- Diese Befunde konnten nicht auf Einschränkungen der Datenquellen zurückgeführt werden; die Wahrscheinlichkeit, dass sie zufällig sind, ist daher eher gering.

297.

SECHSFACHIMPFSTOFFE ERHÖHEN DAS RISIKO FÜR EINEN PLÖTZLICHEN KINDSTOD BETRÄCHTLICH

„In unserer Studie scheint nur die erste Dosis (eines Sechsfachimpfstoffs) ... das Risiko eines plötzlichen Kindstodes statistisch bedeutsam zu erhöhen."

Traversa G, Spila-Alegiani S, et al. Sudden unexpected deaths and vaccinations during the first two years of life in Italy: a case series study. *PloS One* 2011 Jan 26; 6(1): e16363.

- Diese Studie sollte herausfinden, ob Sechsfachimpfstoffe das Risiko eines plötzlichen, unerwarteten Todes in den ersten beiden Lebensjahren erhöhen.
- Es gab ein statistisch relevantes, doppelt so hohes Risiko für einen plötzlichen Kindstod innerhalb von 14 Tagen nach der ersten Dosis eines Sechsfachimpfstoffs (RR = 2,2) oder der gleichzeitigen Verabreichung von 6 Antigenen (RR = 1,9).
- Innerhalb von 7 Tagen nach der ersten Impfdosis bestand ein statistisch bedeutsames erhöhtes Risiko für einen plötzlichen Kindstod (RR = 1,5).

298.

Kuhnert R, Hecker H, et al. A modified self-controlled case series method to examine association between multidose vaccinations and death. *Stat Med* 2011; 30(6): 666–77.

- In diesem Artikel wurde eine zuvor veröffentlichte Studie zu Impfstoffen und plötzlichem Kindstod mit verfeinerten statistischen Methoden abermals analysiert.
- Die erneute Analyse ergab, dass Säuglinge innerhalb von 3 Tagen nach Erhalt einer zweiten Dosis eines fünf- oder sechsfachen Impfstoffs ein erhöhtes Risiko für einen plötzlichen Kindstod hatten (Risikoschätzung = 2,56)

299.

PLÖTZLICHE TODESFÄLLE TRETEN INNERHALB WENIGER TAGE NACH DER VERABREICHUNG VON SECHSFACHIMPFSTOFFEN HÄUFIGER AUF

„Der Impfstoffhersteller erstellte eine Auswertung darüber, ob die Anzahl der gemeldeten plötzlichen Todesfälle (nach einer Sechsfachimpfung) die Anzahl überstieg, die zufällig zu erwarten war."

GlaxoSmithKline. Biological Clinical Safety and Pharmacovigilance confidential report to regulatory authorities on Infanrix™ hexa (combined diphtheria, tetanus and acellular pertussis, hepatitis B, inactivated poliomyelitis, and *Haemophilus influenzae* type B vaccine), October 23, 2009 to October 22, 2011. *GSK Confidential Summary Bridging Report* 2011 Dec 16: 246–49.

- Ein europäischer Hersteller von Sechsfachimpfstoffen erstellte eine vertraulich zu haltende Auswertung, ob die Anzahl der nach Erhalt seines Kombinationsimpfstoffs gemeldeten plötzlichen Todesfälle die Hintergrund-Inzidenzrate überschritt.
- Plötzliche Todesfälle, die innerhalb von 20 Tagen nach der Sechsfachimpfung gemeldet wurden, wurden über einen Zeitraum von 2 Jahren tabellarisch erfasst. Es wurden 67 plötzliche Todesfälle im ersten Lebensjahr innerhalb von 20 Tagen nach der Impfung und 8 plötzliche Todesfälle im zweiten Lebensjahr innerhalb von 20 Tagen nach der Impfung gemeldet.
- Der Hersteller kam zu dem Schluss, dass die Anzahl der nach Erhalt seines Sechsfachimpfstoffs gemeldeten Todesfälle unter der Anzahl der erwarteten Fälle lag.
- Trotz der Schlussfolgerung des Herstellers, dass sein Sechsfachimpfstoff das Risiko eines plötzlichen Todes nicht erhöht, zeigt Tabelle 36 auf Seite 249 des vertraulichen Berichts, dass 65 (97 %) der 67 plötzlichen Todesfälle bei Säuglingen in den ersten 10 Tagen nach der Impfung und nur 2 Todesfälle in den nächsten 10 Tagen auftraten.
- Sechs (75 %) der acht plötzlichen Todesfälle bei Kindern im zweiten Lebensjahr ereigneten sich in den ersten drei Tagen nach der Impfung.

- Das Fazit des Herstellers basierte auf einer geschätzten Anzahl tatsächlich geimpfter Kinder, die sich innerhalb der beiden Altersgruppen nicht nach Alter unterteilen ließ.
- Der vertrauliche Bericht wurde vom italienischen Gericht öffentlich zugänglich gemacht.

300.

AUTOPSIEN AN KINDERN, DIE KURZ NACH DER VERABREICHUNG DES SECHSFACHIMPFSTOFFS GESTORBEN SIND, BESTÄTIGEN EINE ABNORME HIRNPATHOLOGIE

„Grobe Berechnungen zur örtlichen Epidemiologie lassen einen Zusammenhang zwischen einer Sechsfachimpfung und ungewöhnlichen Fällen eines plötzlichen Kindstodes erkennen."

Zinka B, Rauch E, et al. Unexplained cases of sudden infant death shortly after hexavalent vaccination. *Vaccine* 2006; 24(31–32): 5779–80.

- Dieser Artikel berichtet von sechs Fällen eines plötzlichen Kindstodes, die innerhalb von 48 Stunden nach Verabreichung einer Sechsfachimpfung auftraten.
- Die Autopsien der Kinder zeigten ungewöhnliche Befunde in ihrem Gehirn, einschließlich abnormaler Neuropathologie.
- Das Risiko eines plötzlichen Todes nach einer Sechsfachimpfung hat sich im Vergleich zu einem früheren Zeitpunkt, als der Multidosisimpfstoff nicht verfügbar war, um das 13-fache erhöht.
- Eltern und Kinderärzte sollten sich darüber im Klaren sein, dass solche Todesfälle nach einer kombinierten Injektion mit sechs Impfstoffen möglich sind.

301.

D'Errico S, Neri M, et al. Beta-tryptase and quantitative mast-cell increase in a sudden infant death following hexavalent immunization. *Forensic Sci Int* 2008 Aug 6; 179(2–3): e25–29.

„Klinische Daten, Post-mortem-Befunde … und Laboranalysen lassen den Schluss zu, dass akutes Atemversagen, das wahrscheinlich auf einen Schock nach einer Sechsfachimpfung zurückzuführen ist, die Todesursache war."

• Wissenschaftler führten eine Autopsie an einem 3 Monate alten Säugling durch, der innerhalb von 24 Stunden nach Verabreichung eines sechswertigen Impfstoffs starb, und kamen zu dem Schluss, dass die Multidosis-Impfung die Todesursache war.

302.

BEI ALLEN KINDERN, DIE NACH EINER IMPFUNG PLÖTZLICH STERBEN, SOLLTE EINE AUTOPSIE DURCHGEFÜHRT WERDEN

„Dieser Fall gibt einen einzigartigen Einblick, welche mögliche Rolle ein Sechsfachimpfstoff spielt, wenn er bei einem anfälligen Baby zum Tod führt."

Ottaviani G, Lavezze AM, Matturri L. Sudden infant death syndrome (SIDS) shortly after hexavalent vaccination: another pathology in suspected SIDS? *Virchows Archiv* 2006; 448: 100–104.

• In diesem Artikel beschreiben Wissenschaftler den Fall eines 3 Monate alten Säuglings, der plötzlich und unerwartet kurz nach einer Sechsfachimpfung (sechs Impfstoffe in einer einzigen Injektion) starb.
• Jeder Fall eines plötzlichen und unerwarteten Todes, der kurz nach der Impfung eintritt, sollte einer vollständigen Autopsie unterzogen werden, einschließlich einer Sektion des Hirnstamms und einer Untersuchung des Reizleitungssystems des Herzens. Andernfalls

lässt sich ein tatsächlicher Zusammenhang zwischen Impfung und Tod nicht feststellen.

303.

Matturri L, Del Corno G, Lavezzi AM. Sudden infant death following hexavalent vaccination: a neuropathologic study. *Curr Med Chem* 2014 Mar; 21(7): 941–46.

„Wir gehen davon aus, dass Impfstoffkomponenten möglicherweise eine direkte Rolle beim Tod anfälliger Babys spielen."

- Wissenschaftler untersuchten mehrere plötzliche Todesfälle bei Säuglingen, die innerhalb von 7 Tagen nach der Sechsfachimpfung auftraten.
- Die Autoren dieser Studie empfehlen, dass alle plötzlichen Todesfälle bei Säuglingen, die kurz nach der Sechsfachimpfung auftraten, von einem erfahrenen Pathologen untersucht werden sollten, um die mögliche Rolle des Multidosis-Impfstoffs bei einem plötzlichen Kindstod objektiv zu beurteilen.

KREBS UND NATÜRLICHE INFEKTIONEN

■ ■ ■

M ehrere Krankheiten haben onkolytische (krebshemmende) Eigenschaften; so sind zum Beispiel Tumorremissionen nach einer Maserninfektion in der medizinischen Literatur gut dokumentiert. Wissenschaftler wissen schon seit Längerem, dass Infektionen in jüngeren Jahren vor verschiedenen Krebsarten im späteren Leben schützen. Später geborene Kinder erkranken weniger an Krebs als Erstgeborene, da sie in ihren jungen Jahren mehr Infektionen durch ihre Geschwister ausgesetzt sind; Kinder, die im frühen Alter in die Kita gehen, sind aus demselben Grund besser vor Krebserkrankungen geschützt. Durch Impfungen wurde Babys die Möglichkeit genommen, sich auf natürliche Weise zu infizieren, und diese verringerte Exposition gegenüber Krankheiten führte letztendlich zu höheren Krebsraten.

Zahlreiche Studien haben einen Zusammenhang zwischen Impfungen und höheren Krebsraten bestätigt. Kinder, die sich Krankheiten wie Masern, Mumps und Windpocken zuziehen, sind später im Leben erheblich vor verschiedenen Krebsarten geschützt. Sind Kinder hingegen gegen diese Kinderkrankheiten geimpft, können sie diesen Schutz gegen Krebs nicht entwickeln; sie tauschen vielmehr ein reduziertes Infektionsrisiko gegen ein erhöhtes Risiko, später in ihrer Kindheit oder als Erwachsener an Krebs zu erkranken.

Die Studien in diesem Kapitel liefern überzeugende Beweise dafür, dass Infektionen vor Krebs schützen, wohingegen Impfstoffe – die Infektionen verhindern sollen – die Krebsraten erhöhten. So fand Newhouse beispielsweise heraus, dass Frauen, die sich Mumps, Masern, Röteln oder Windpocken zugezogen hatten, ein statistisch signifikant geringeres Risiko hatten, an Eierstockkrebs zu erkranken. Kölmel stellte fest, dass Personen, die an Grippe, Masern, Mumps oder Windpocken erkrankten, ein geringeres Risiko hatten, später im Leben an Hautkrebs zu leiden. Andere

Forscher fanden heraus, dass Menschen mit Windpocken oder Grippe in der Vorgeschichte gut vor Hirntumoren geschützt sind.

Die Studie von Albonico ergab, dass Erwachsene bedeutend besser vor anderen Krebsarten als Brustkrebs geschützt sind – Genital-, Prostata-, Magen-Darm-, Haut-, Lungen-, Hals-Nasen-Ohren- und andere Krebserkrankungen –, wenn sie sich früher im Leben mit Masern, Röteln oder Windpocken angesteckt haben. Montella konnte nachweisen, dass Masern in der Kindheit das Risiko senken, im Erwachsenenalter Lymphdrüsenkrebs zu entwickeln. Alexander fand heraus, dass eine Maserninfektion im Kindesalter einen erheblichen Schutz gegen die Hodgkin-Krankheit bietet; eine solche Infektion reduziert das Risiko um 50 Prozent! Glaser konnte feststellen, dass Lymphdrüsenkrebs bei Erwachsenen, die in der Kindheit nicht mit Masern, Mumps oder Röteln infiziert waren, mit größerer Wahrscheinlichkeit auftritt. Wie Gilhams Untersuchung ergab, sind Säuglinge, die am wenigsten den gängigen Infektionen ausgesetzt sind, am meisten gefährdet, im Kindesalter an Leukämie zu erkranken. Und Urayama fand heraus, dass eine frühe Exposition gegenüber Infektionen vor Leukämie schützt. Andere Studien bestätigen, dass Kinder, die MMR-, Keuchhusten- oder Hepatitis-B-Impfstoffe erhalten, ein deutlich erhöhtes Risiko haben, an Leukämie zu erkranken.

304.

BEI FRAUEN, DIE SICH IM KINDESALTER MUMPS ZUGEZOGEN HATTEN, WAR DIE WAHRSCHEINLICHKEIT, IM ERWACHSENENALTER AN EIERSTOCKKREBS ZU ERKRANKEN, DEUTLICH GERINGER

„Die Kontrollpersonen mit gutartigen Tumoren zeigten in der Anamnese weitaus häufiger Mumps als die Patientinnen mit bösartigen Eierstockerkrankungen. Es wird daher ein kausaler Zusammenhang mit einem möglichen Schutzwert vermutet."

West RO. Epidemiologic study of malignancies of the ovaries. *Cancer* 1966; 19: 1001–07.

- Diese Studie verglich 97 Frauen mit bösartigen Eierstocktumoren mit 97 Frauen, die gutartige Ovarialtumore aufwiesen. Es wurden mehrere Variablen analysiert, um herauszufinden, ob es signifikante Unterschiede zwischen den beiden Gruppen gab.
- Bei den Frauen mit gutartigen Ovarialtumoren war es statistisch gesehen wahrscheinlicher, dass sie früher im Leben an Mumps erkrankten als die Frauen mit bösartigen Eierstocktumoren.

305.

Menczer J, Modan M, et al. Possible role of mumps virus in the etiology of ovarian cancer. *Cancer* 1979 Apr; 43(4): 1375–79.

- Die Studie verglich die Werte von Mumps-Antikörpern bei 84 Frauen mit Eierstockkrebs und 84 Frauen mit nicht-malignem Gesundheitsstatus.
- Beide Gruppen wiesen ähnliche Infektionsraten auf, wie serologisch nachgewiesen wurde. Die Frauen mit Ovarialkarzinom hatten jedoch erstens niedrigere Mumps-Antikörpertiter und zweitens ein geringeres Vorkommen von klinischem Mumps in der Anamnese, was darauf hindeutet, dass sie subklinischen, das heißt einen schwer erkennbaren (asymptomatischen) Mumps hatten.
- Subklinischer Mumps kann – im Gegensatz zu symptomatischem Mumps – mit einer Immunschwäche zusammenhängen, die die Entstehung von Eierstockkrebs begünstigt.

306.

EINE MUMPSINFEKTION – ABER KEINE MUMPSIMPFUNG – SCHÜTZT FRAUEN VOR EIERSTOCKKREBS

„Unsere Studie deutet darauf hin ... dass eine Infektion mit Mumps nicht erwartete, langfristige Vorteile gegenüber Krebs bietet."

Cramer DW, Vitonis AF, et al. Mumps and ovarian cancer: modern interpretation of an historic association. *Cancer Causes Control* 2010 Aug; 21(8): 1193–1201.

- Wissenschaftler untersuchten das Blut von 161 Frauen mit Mumps und 194 gesunden Kontrollpersonen, um herauszufinden, ob Mumps Immunität gegen Eierstockkrebs bietet, indem sie Krebsantikörper gegen ein abnormal exprimiertes Glykoprotein, MUC1, herstellten.
- Die Wissenschaftler führten auch eine Metaanalyse aller veröffentlichten Studien zu Mumps und Eierstockkrebs durch.
- Es stellte sich heraus, dass die Anzahl der Antikörper gegen Krebs (MUC1) bei Frauen, die mit symptomatischem Mumps infiziert sind, deutlich höher ist als bei Frauen ohne aktuelle Erkrankung.
- Die Zusammenfassung der Ergebnisse der Metaanalyse aller einschlägigen Studien ergab, dass bei Frauen, die schon einmal an Mumps litten, das Risiko für Eierstockkrebs um 19 % reduziert war (QV = 0,81).
- Die Mumpsimpfung bringt nur Antikörper gegen Mumps hervor, nicht aber einen Schutz gegen Krebs, der eine tatsächliche Infektion mit symptomatischem Mumps erfordert.
- Von 1978 bis 1998 erhöhte sich die Rate von Endometriumkarzinomen und Klarzelltumoren bei weißen Frauen. Das sind die Arten von Eierstockkrebs, die am stärksten mit Antikörpern gegen Krebs, die durch eine natürliche Mumpsinfektion erzeugt werden, verbunden sind und durch diese geschützt werden (unterdrückt durch steigende Impfquoten in diesem Zeitraum).
- Diese Untersuchung liefert die erste biologisch plausible Erklärung dafür, wie eine Mumpsinfektion – nicht aber eine Mumpsimpfung – Immunität gegen MUC1, ein krebsbedingtes Glykoprotein, verleiht.

307.

FRAUEN, DIE FRÜHER BEREITS MIT MUMPS, MASERN, RÖTELN ODER WINDPOCKEN INFIZIERT WAREN, SIND DEUTLICH WENIGER GEFÄHRDET, AN EIERSTOCKKREBS ZU ERKRANKEN

„Bei unseren Patientinnen scheinen zwei Schutzfaktoren gegen das Eierstockkarzinom wirksam zu sein, nämlich eine vorausgegangene Schwangerschaft und eine Infektion mit Mumps, Masern, Röteln oder Windpocken."

Newhouse ML, Pearson RM, et al. A case control study of carcinoma of the ovary. Br J Prev Soc Med 1977 Sep; 31(3): 148–53.

- Die Wissenschaftler verglichen 300 Frauen, die an Eierstockkrebs litten, mit 300 Frauen, die mit einer anderen gynäkologischen Erkrankung ins Krankenhaus eingeliefert wurden, sowie mit einer weiteren Kontrollgruppe, die aus 300 Frauen bestand, die in demselben Wohnbezirk lebten wie die Patientinnen mit Eierstockkrebs.
- Anders als die Frauen in den Kontrollgruppen konnten sich weniger Frauen mit Eierstockkrebs daran erinnern, dass sie sich mit Mumps, Masern, Röteln oder Windpocken infiziert hatten.
- Eine Vorgeschichte mit Mumps, Masern, Röteln oder Windpocken war mit einer statistisch bedeutsamen Verringerung des relativen Risikos für Eierstockkrebs – 39 %, 53 %, 38 % bzw. 34 % – verbunden.
- Das relative Risiko, an Eierstockkrebs zu erkranken, war bei Frauen mit einer positiven Vorgeschichte mit Mumps (RR = 0,61), Masern (RR = 0,47), Röteln (RR = 0,62) oder Windpocken (RR = 0,66) wesentlich reduziert.
- Eine vorausgegangene Schwangerschaft und die Verwendung oraler Verhütungsmittel waren ebenfalls wirksame Schutzeffekte gegen Eierstockkrebs.

308.

BEI ERWACHSENEN, DIE FRÜHER MIT GRIPPE, MASERN, MUMPS ODER WINDPOCKEN INFIZIERT WAREN, BESTAND EINE GERINGERE WAHRSCHEINLICHKEIT, EIN BÖSARTIGES MELANOM ZU ENTWICKELN

„Die Studie bestätigt die Hypothese, dass eine umgekehrte Relation zwischen fieberhaften Infektionen und malignen Melanomen besteht."

Kölmel KF, Gefeller O, et al. Febrile infections and malignant melanoma: results of a case-control study. *Melanoma Res* 1992; 2(3): 207–11.

- Verglichen wurden 139 Melanompatienten im Krankhaus mit 271 Kontrollpersonen
- , um herauszufinden, ob fieberhafte Infektionen eine natürliche Immunität gegen schwarzen Hautkrebs (malignes Melanom) bieten.

- Diejenigen, die in der Kindheit an Masern, Mumps oder Windpocken erkrankten, waren weniger gefährdet, später im Leben ein Melanom zu entwickeln.
- Erwachsene waren gegen das maligne Melanom gut geschützt, wenn sie eine chronische Infektionskrankheit (QV = 0,32) oder eine infektiöse Wunde (QV = 0,21) hatten oder in den vergangenen 5 Jahren an Grippe erkrankten (QV = 0,32).
- Bei Erwachsenen mit zwei oder mehr fieberhaften Infekten in den vergangenen 5 Jahren war die Wahrscheinlichkeit, ein malignes Melanom zu entwickeln, wesentlich geringer als bei Erwachsenen ohne fieberhafte Infekte in diesem Zeitraum (QV = 0,20).

309.

Kölmel KF, Pfahlberg A, et al. Infections and melanoma risk: results of a multicentre EORTC case-control study. European Organization for Research and Treatment of Cancer. *Melanoma Res* 1999; 9(5): 511–19.

- Diese Studie verglich die Vorgeschichte schwerer Infektionen von 603 europäischen und israelischen Melanompatienten mit der von 627 Kontrollpersonen.
- Bei fast allen Infektionen, einschließlich Influenza (QV = 0,65) und Lungenentzündung (QV = 0,45), wurde eine deutliche Verringerung des Risikos für das maligne Melanom festgestellt. Höheres Fieber und häufigere Infekte senkten ebenfalls das Melanomrisiko.

310.

INFEKTIONSKRANKHEITEN, EINSCHLIEßLICH WINDPOCKEN UND GRIPPE, VERRINGERN ERHEBLICH DAS RISIKO, EINEN HIRNTUMOR ZU ENTWICKELN

Wrensch M, Weinberg A, et al. Does prior infection with varicella-zoster virus influence risk of adult glioma? *Am J Epidemiol* 1997 Apr 1; 145(7): 594–97.

„In diesem Bericht präsentieren wir die serologischen Belege für den Befund, dass bei Gliom-Fällen die Wahrscheinlichkeit, entweder eine Varizella-Zoster-Infektion oder Antikörper gegen dieses Virus gehabt zu haben, geringer war als bei den Personen aus der Kontrollgruppe."

- Die Wissenschaftler verglichen 381 Erwachsene mit Gliom (Hirntumoren) mit 414 Kontrollpersonen, die den Probanden hinsichtlich des Geschlechts, des Alters und der Ethnie entsprachen, um herauszufinden, ob eine Vorgeschichte mit Varizella-Zoster-Virusinfektionen das Risiko für ein Gliom reduziert.
- Bei Erwachsenen mit Gliom war die Wahrscheinlichkeit, früher an Windpocken (QV = 0,40) oder Gürtelrose (QV = 0,50) erkrankt gewesen zu sein, wesentlich geringer als bei den Kontrollpersonen.
- Blutuntersuchungen, bei denen Antikörper gegen das Varizella-Zoster-Virus gemessen wurden, bestätigten, dass bei den Gliom-Fällen die Wahrscheinlichkeit, vormals an Windpocken gelitten zu haben, geringer war als bei den Personen aus der Kontrollgruppe.

311.

Schlehofer B, Blettner M, et al. Role of medical history in brain tumour development. Results from the international adult brain tumour study. *Int J Cancer* 1999 Jul 19; 82(2): 155–60.

„Das verringerte Risiko für Gliome bei Personen, die über Infektionskrankheiten in der Vorgeschichte ... berichten, kann auf einen Einfluss immunologischer Faktoren auf die Entwicklung von Hirntumoren hinweisen."

- Verglichen wurden 1.509 Patienten mit Hirntumor aus sechs Ländern mit 2.493 Kontrollpersonen, um zu ermitteln, ob bestimmte Erkrankungen Hirntumore verursachen.
- Bei Personen, die über Infektionskrankheiten in der Vorgeschichte, einschließlich Grippe, berichteten, war das Risiko, ein Gliom zu entwickeln, um 28 % reduziert (QV = 0,72).

312.

NATÜRLICHE WINDPOCKENINFEKTIONEN
SCHÜTZEN VOR HIRNTUMOREN

„Es wurden statistisch bedeutsame inverse Zusammenhänge von Gliomen bei Erwachsenen mit einer Windpockenanamnese und Immunglobulin-G-Antikörpern gegen das Varizella-Zoster-Virus berichtet.“

Wrensch M, Weinberg A, et al. History of chickenpox and shingles and prevalence of antibodies to varicella-zoster virus and three other herpes viruses among adults with glioma and controls. *Am J Epidemiol* 2005 May 15; 161(10): 929–38.

- Verglichen wurden 229 Erwachsene mit Gliom (Hirntumoren) mit 229 Kontrollpersonen. Die Wahrscheinlichkeit, dass bei den Tumorfällen in der Anamnese Windpocken auftraten, war erheblich geringer als bei den Personen aus der Vergleichsgruppe (QV = 0,59); sie wiesen auch deutlich niedrigere Werte von Antikörpern gegen das Varizella-Zoster-Virus auf (QV = 0,41).

313.

Canniff J, Donson AM, et al. Cytotoxicity of glioblastoma cells mediated ex vivo by varicella-zoster virus-specific T cells. *J Neurovirol* 2011 Oct; 17(5): 448–54.

„Klinische oder labortechnische Hinweise auf eine Varizella Zoster-Virus-Infektion wurden in Fallkontrollstudien durchweg mit einem geringeren Gliom-Risiko in Verbindung gebracht, was auf eine Schutzwirkung gegen Hirntumore hindeutet.“

314.

Lee ST, Bracci P, et al. Interaction of allergy history and antibodies to specific varicella-zoster virus proteins on glioma risk. *Int J Cancer* 2014 May 1; 134(9): 2199–210.

„Gliom ist die häufigste Krebsart des Zentralnervensystems, jedoch mit wenigen bestätigten Risikofaktoren. Sie steht in umgekehrtem Zusammenhang mit Windpocken, Gürtelrose und Seroreaktivität gegenüber dem Varizellenvirus."

315.

KINDERKRANKHEITEN IM FRÜHEN ALTER SCHÜTZEN VOR VIELEN VERSCHIEDENEN KREBSARTEN IM SPÄTEREN LEBEN

„Die Ergebnisse dieser Studie zeigen durchweg ein geringeres Krebsrisiko bei Patienten mit einer Vorgeschichte von fieberhaften Infektionskrankheiten im Kindesalter."

Albonico HU, Bräker HU, Hüsler J. Febrile infectious childhood diseases in the history of cancer patients and matched controls. *Med Hypotheses* 1998 Oct; 51(4): 315–20.

• Wissenschaftler verglichen 379 Krebspatienten mit 379 Kontrollpersonen, um festzustellen, ob fieberhafte infektiöse Kinderkrankheiten mit einem verringerten Krebsrisiko im Erwachsenenalter verbunden sind.
• Erwachsene waren signifikant gegen Genital-, Prostata-, Magen-Darm-, Haut-, Lungen-, Hals-Nasen-Ohren-Krebs und andere Krebsarten geschützt, wenn sie früher im Leben an Masern (QV= 0,45), Röteln (QV = 0,38) oder Windpocken (QV = 0,62) erkrankten.
• Die Gesamtzahl der fieberhaften infektiösen Kinderkrankheiten war auch mit einem deutlich verringerten Krebsrisiko verbunden. Beispielsweise war das Risiko, später im Leben an Krebs zu erkranken, für jeden

Fall von Masern, Mumps, Röteln, Windpocken, Keuchhusten oder Scharlach, der früher im Leben aufgetreten war, um 20 % reduziert.

- Bei Erwachsenen mit drei oder vier fieberhaften Infektionen in der Vorgeschichte war die Wahrscheinlichkeit, an Krebs (außer Brustkrebs) zu erkranken, um 60 % geringer als bei Erwachsenen, die nie eine fieberhafte Infektion hatten (QV = 0,40). Bei Personen mit mehr als vier fieberhaften Infektionen war die Wahrscheinlichkeit, an einer Krebsart (außer Brustkrebs) zu erkranken, um 76 % geringer (QV = 0,24).
- Es gab keinen statistisch bedeutsamen Zusammenhang zwischen fieberhaften Infektionskrankheiten im Kindesalter und Brustkrebs.

316.

ES GIBT EINEN ZUSAMMENHANG ZWISCHEN MODERNEN GESUNDHEITSPRAKTIKEN, DIE DIE HÄUFIGKEIT VON INFEKTIONSKRANKHEITEN SENKTEN, UND EINER ERHÖHTEN KREBSRATE

„Mit einer abnehmenden Sterblichkeit infolge weniger Infektionskrankheiten ist die Aktivierung immunologischer Mechanismen gegen transformierte Zellen in frühen Phasen der Krebsentstehung möglicherweise verringert worden."

Mastrangelo G, Fadda E, Milan G. Cancer increased after a reduction of infections in the first half of this century in Italy: etiologic and preventive implications. *Eur J Epidemiol* 1998 Dec; 14(8): 749–54.

- Dieser Artikel verglich einen starken Rückgang der Infektionskrankheiten in der ersten Hälfte des 20. Jahrhunderts in Italien mit einer erhöhten Krebsrate.
- Studien zeigen, dass Krebszellen durch die Immunantwort eines Menschen auf eine Infektionskrankheit zerstört werden können. Umgekehrt kann das Krebswachstum auf weniger nicht tödliche Expositionen gegenüber Keimen zurückzuführen sein.

- Jedem 2-prozentigen Rückgang der Sterblichkeitsrate durch Infektionskrankheiten folgte zehn Jahre später ein 2-prozentiger Anstieg der krebsbedingten Sterblichkeitsquote.
- Diese Arbeit liefert starke Beweise für einen Zusammenhang zwischen dem Rückgang von Infektionskrankheiten und dem Anstieg der Krebsrate.

317.

Hoffmann, FL. The mortality from cancer in the western hemisphere. *J Cancer Res* January 1916 1; 21.

- In diesem Artikel wurden die Sterblichkeitsraten in vier amerikanischen Großstädten während des späten 19. und frühen 20. Jahrhunderts analysiert.
- In dieser Zeit haben moderne Gesundheitspraktiken Fälle von Pocken, Diphtherie und anderen Infektionskrankheiten drastisch reduziert. Nach diesem Rückgang stieg die krebsbedingte Todesrate jedoch um 55 %.

318.

ZAHLREICHE STUDIEN BESTÄTIGEN, DASS AKUTE INFEKTIONSKRANKHEITEN VOR VERSCHIEDENEN KREBSARTEN SCHÜTZEN

„In den vergangenen Jahren wurden viele neue Impfstoffe eingeführt, um verbreiteten und weniger verbreiteten Infektionskrankheiten entgegenzuwirken. Die höhere Inzidenzrate einiger Krebsarten bei Personen mit einem höheren sozioökonomischen Status spiegelt womöglich die negativen Seiten einer geringeren Exposition gegenüber akuten Infektionen wider.“

Hoption Cann SA, van Netten JP, et al. Acute infections as a means of cancer prevention: opposing effects to chronic infections? *Cancer Detect Prev* 2006; 30(1): 83–93.

- In diesem Beitrag wurden die historische Literatur und die epidemiologischen Beweise (Fall-Kontroll- und Kohortenstudien) hinsichtlich des Zusammenhangs zwischen akuten Infektionen und Krebs untersucht.
- Mehrere Studien liefern Beweise dafür, dass die zunehmende Häufigkeit von Krebs zu Beginn des 20. Jahrhunderts auf das verringerte Auftreten akuter Infektionskrankheiten zurückzuführen ist.
- Kinder, die fieberhaften Infektionskrankheiten ausgesetzt sind, sind im Erwachsenenalter gut gegen verschiedene Krebsarten geschützt.
- Erwachsene, die häufigen akuten Infektionen ausgesetzt waren, haben einen guten Schutz vor Hirntumoren, Melanomen und mehreren Krebsarten.
- Eine höhere Erkrankungsrate durch Infektionen geht mit einer größeren Schutzwirkung gegen Krebs einher.
- Von Fieber begleitete Infektionen bieten den besten Schutz vor Krebs. Die Unterdrückung des Fiebers während der Infektion kann die Morbidität und Mortalität deutlich erhöhen.
- Obwohl akute Infektionen vor Krebs schützen, können einige chronische Infektionen zu bösartigen Erkrankungen führen.

319.

MASERN UND ANDERE INFEKTIONEN IM KINDESALTER SCHÜTZEN VOR LYMPHDRÜSENKREBS

„Unsere Ergebnisse untermauern zusätzlich die Hypothese, dass Infektionen durch die häufigsten Krankheitserreger im Kindesalter vor dem Hodgkin-Lymphom schützen. Darüber hinaus zeigt unsere Studie, dass Masern möglicherweise eine schützende Wirkung gegen Non-Hodgkin-Lymphome haben.“

Montella M, Maso LD, et al. Do childhood diseases affect NHL and HL risk? A case-control study from northern and southern Italy. *Leuk Res* 2006 Aug; 30(8): 917–22.

- Verglichen wurden 225 Personen mit Non-Hodgkin-Lymphom und 62 Personen mit Hodgkin-Lymphom mit 504 Personen ohne Lymphdrüsenkrebs.
- Diese Untersuchung liefert Hinweise darauf, dass Masern im Kindesalter das Risiko für Lymphdrüsenkrebs im Erwachsenenalter verringern.

320.

Alexander FE, Jarrett RF, et al. Risk factors for Hodgkin's disease by Epstein-Barr virus (EBV) status: prior infection by EBV and other agents. *Br J Cancer* 2000 Mar; 82(5): 1117–21.

„Diese Ergebnisse stützen frühere Beweise, dass eine frühe Exposition gegenüber Infektionen vor der Hodgkin-Krankheit schützt."

- Wissenschaftler verglichen 118 junge Erwachsene (16 bis 24 Jahre), bei denen Morbus Hodgkin diagnostiziert wurde, mit 237 Kontrollpersonen, die dem Alter und dem Geschlecht der Probanden entsprachen.
- Eine Infektion mit Masern im Kindesalter bot erheblichen Schutz vor der Hodgkin-Krankheit (QV = 0,53).
- Eine Infektion mit zwei oder mehr Kinderkrankheiten (Masern, Mumps, Röteln, Windpocken oder Keuchhusten) schützte ebenfalls in hohem Maße vor der Hodgkin-Krankheit (QV = 0,45).

321.

LYMPHDRÜSENKREBS TRITT EHER BEI ERWACHSENEN AUF, DIE ALS KINDER NICHT AN MASERN, MUMPS ODER RÖTELN ERKRANKTEN

„Unsere bevölkerungsbezogenen Daten ... zeigten einige Hinweise darauf, dass Infektionen in der Kindheit, die mit Verzögerung erst im späteren Alter auftraten, das Risiko eines Epstein-Barr-Virus-positiven Hodgkin-Lymphoms bei jungen Erwachsenen erhöhten."

Glaser SL, Keegan TH, et al. Exposure to childhood infections and risk of Epstein-Barr virus-defined Hodgkin's lymphoma in women. *Int J Cancer* 2005 Jul 1; 115(4): 599–605.

- Das Hodgkin-Lymphom (oder Morbus Hodgkin) ist ein Krebs des Lymphgewebes, der in den Lymphknoten, der Milz, der Leber und dem Knochenmark vorkommt.
- Das Epstein-Barr-Virus (EBV) kommt in einigen Lymphtumoren vor. (Die infektiöse Mononukleose ist eine verzögerte EBV-Infektion.)
- Diese Studie sollte untersuchen, ob häufige Infektionen im Kindesalter das Risiko eines Hodgkin-Lymphoms beeinflussen und ob das Risiko variiert, wenn das EBV in Lymphtumoren nachgewiesen wird.
- Verglichen wurden 268 Frauen, bei denen ein Hodgkin-Lymphom diagnostiziert wurde, mit 325 geschlechts- und altersentsprechenden Kontrollpersonen, die diese Krankheit nicht aufwiesen.
- Mindestens eine von drei häufigen Kinderkrankheiten (Masern, Mumps oder Röteln) reduzierte das Risiko für ein EBV-positives Hodgkin-Lymphom bei Frauen im Alter von 19 bis 44 Jahren (QV = 0,30).
- Eine Infizierung mit Masern vor dem 10. Lebensjahr gegenüber einer (verzögerten) Infizierung nach dem 10. Lebensjahr bot erheblichen Schutz vor einem EBV-positiven Hodgkin-Lymphom (QV = 0,04).

322.

DIE HODGKIN-KRANKHEIT TRITT EHER BEI ERWACHSENEN AUF, DIE IN IHRER KINDHEIT NICHT AN KEUCHHUSTEN, MASERN, MUMPS, WINDPOCKEN ODER GRIPPE ERKRANKTEN

„Das relative Risiko für Morbus Hodgkin war bei Männern, die in ihrer Kindheit verschiedene, häufig ansteckende Krankheiten hatten, tendenziell niedriger."

Paffenbarger RS Jr, Wing AL, Hyde RT. Characteristics in youth indicative of adult-onset Hodgkin's disease. *J Natl Cancer Inst* 1977 May; 58(5): 1489–91.

- Verglichen wurden die Krankenakten von 45 Männern, die an Morbus Hodgkin starben, mit 180 Kontrollpersonen.
- Männer, die an Morbus Hodgkin starben, hatten im Kindesalter seltener Infektionskrankheiten als die Personen der Kontrollgruppe.
- Keuchhusten, Masern, Mumps, Windpocken oder Grippe in der Anamnese reduzierten das Risiko, an Morbus Hodgkin zu sterben.

323.

Gutensohn N, Cole P. Childhood social environment and Hodgkin's disease. *N Engl J Med* 1981; 304: 135–40.

„Das Risiko (für Morbus Hodgkin) ist mit einer Reihe von Faktoren verbunden, die die frühe Exposition gegenüber Infektionen verringern oder verzögern."

- Diese Studie verglich 225 Personen, die an Morbus Hodgkin litten, mit 447 Kontrollpersonen.
- Personen mit fünf oder mehr Geschwistern hatten nur ein halb so hohes Risiko, an Morbus Hodgkin zu erkranken, wie Personen, die nur ein Geschwisterteil oder gar keine Geschwister hatten. Das Risiko war auch bei Personen mit spätem Geburtenrang reduziert.
- Die Wahrscheinlichkeit, dass Personen mit Morbus Hodgkin in Einfamilienhäusern statt in Mehrfamilienhäusern lebten und als Kinder weniger Spielkameraden hatten, war doppelt so hoch wie bei den Personen der Kontrollgruppe.

324.

DIE FRÜHE EXPOSITION GEGENÜBER HÄUFIGEN INFEKTIONEN TRÄGT ZUR ENTWICKLUNG UND ZUM REIFEPROZESS DES IMMUNSYSTEMS BEI, WODURCH DAS RISIKO VON LYMPHDRÜSENKREBS DEUTLICH REDUZIERT WIRD

„Die frühe Exposition gegenüber anderen Kindern im Kindergarten und in der Kindertagesstätte scheint das Risiko für das Hodgkin-Lymphom bei jungen Erwachsenen zu verringern, höchstwahrscheinlich dadurch, dass Kinder eher ansteckenden Infektionskrankheiten ausgesetzt sind und so der Reifeprozess der zellulären Immunität gefördert wird."

Chang ET, Zheng T, et al. Childhood social environment and Hodgkin's lymphoma: new findings from a population-based case-control study. *Cancer Epidemiol Biomarkers Prev* 2004 Aug; 13(8): 1361–70.

- Die Forscher verglichen 565 Personen mit Hodgkin-Lymphom mit 679 Kontrollpersonen.
- Personen im Alter von 15 bis 54 Jahren, die in der frühen Kindheit mindestens ein Jahr lang den Kindergarten oder eine Kindertagesstätte besuchten, hatten ein erheblich reduziertes Risiko für ein Hodgkin-Lymphom (QV = 0,64).

325.

Rudant J, Orsi L, et al. Childhood Hodgkin's lymphoma, non-Hodgkin's lymphoma and factors related to the immune system: the Escale Study (SFCE). *Int J Cancer* 2011 Nov 1; 129(9): 2236–47.

„Ein abnormer Reifungsprozess des Immunsystems kann bei einem Hodgkin-Lymphom oder Non-Hodgkin-Lymphom im Kindesalter eine Rolle spielen."

- Verglichen wurden 128 Kinder, die am Hodgkin-Lymphom und 164 Kinder, die am Non-Hodgkin-Lymphom erkrankt waren, mit 1.312 Kindern ohne Lymphdrüsenkrebs.
- Bei den Kindern mit Lymphdrüsenkrebs war die Wahrscheinlichkeit, in ihrer frühen Kindheit häufig Infektionskrankheiten gehabt zu haben, deutlich geringer als bei den Kindern der Vergleichsgruppe (QV = 0,30). Sie gingen vermutlich auch seltener in eine Tagesstätte bzw. hatten nicht zwei oder mehr ältere Geschwister – Bedingungen, die stellvertretend für die Exposition gegenüber Infektionen stehen.

326.

EINE FRÜHE EXPOSITION GEGENÜBER INFEKTIONSKRANKHEITEN REDUZIERT DAS RISIKO FÜR LEUKÄMIE BEI KINDERN ERHEBLICH

„Diese Analyse untermauert den Zusammenhang zwischen der Exposition gegenüber weitverbreiteten Infektionskrankheiten in der frühen Kindheit und einem verringerten Risiko für akute lymphoblastische Leukämie."

Urayama KY, Buffler PA, et al. A meta-analysis of the association between day-care attendance and childhood acute lymphoblastic leukaemia. *Int J Epidemiol* 2010 Jun; 39(3): 718–32.

- In diesem Artikel wurden 14 Studien, darunter 6.108 Fälle, analysiert, um herauszufinden, ob eine frühe Exposition gegenüber Infektionskrankheiten vor akuter lymphoblastischer Leukämie schützt.
- Der Besuch von Tagesstätten und soziale Aktivitäten wurden als gleichwertig mit der Exposition Infektionen gegenüber betrachtet.
- Das Gesamtergebnis der 14 Studien bestätigt, dass eine Exposition gegenüber Infektionskrankheiten in der frühen Kindheit, gemessen am Besuch der Tagesstätte und/oder an sozialen Aktivitäten, mit einer deutlichen Senkung des Risikos für eine akute lymphoblastische Leukämie verbunden ist (QV = 0,76).

327.

van Steensel-Moll HA, Valkenburg HA, et al. Childhood leukemia and infectious diseases in the first year of life: a register-based case-control study. *Am J Epidemiol* 1986 Oct; 124(4): 590–94.

- Die Forscher untersuchten, ob Infektionskrankheiten im ersten Lebensjahr mit einer akuten lymphatischen Leukämie in einem Zusammenhang stehen.
- In den Niederlanden griffen Wissenschaftler auf ein landesweites Register von Kindern mit Leukämie zu und verglichen sie mit Kontrollpersonen, die das gleiche Geschlecht und Alter aufwiesen.
- Säuglinge, die sich in der Kindheit mit den wichtigsten Krankheiten infizierten, hatten ein um 20 % reduziertes Risiko für Leukämie im Kindesalter. Bei Säuglingen mit schweren Infektionskrankheiten (die einen Krankenhausaufenthalt erforderten) war das Leukämierisiko um 40 % verringert.

328.

SÄUGLINGE MIT DER GERINGSTEN EXPOSITION GEGENÜBER VERBREITETEN INFEKTIONSKRANKHEITEN SIND AM MEISTEN GEFÄHRDET, IM KINDESALTER AN LEUKÄMIE ZU ERKRANKEN

„Diese Ergebnisse unterstützen die Hypothese, dass eine geringere Exposition gegenüber Infektionskrankheiten in den ersten Lebensmonaten das Risiko für eine akute lymphoblastische Leukämie erhöht. Wir kommen zu dem Schluss, dass ein gewisses Maß an früher Exposition gegenüber Infektionskrankheiten für die Gesundheit von Kindern wichtig zu sein scheint."

Gilham C, Peto J, et al. Day care in infancy and risk of childhood acute lymphoblastic leukaemia: findings from UK case-control study. *BMJ* 2005 June 2; 330: 1294.

- Verglichen wurden 1.286 britische Kinder, die an einer akuten lymphoblastischen Leukämie litten, mit 6.305 Kindern, die nicht an Krebs erkrankt waren. Soziale Aktivitäten und die Kindertagesbetreuung während des Säuglingsalters wurden als gleichwertig mit der frühen Exposition gegenüber Infektionskrankheiten genutzt.
- Säuglinge mit zwangloser Tagesbetreuung außerhalb des Hauses waren gut gegen eine akute lymphoblastische Leukämie geschützt (QV = 0,62). Säuglinge, die mindestens zweimal pro Woche eine offizielle Tagesbetreuung besuchten (mit mindestens vier Kindern), hatten ein um 52 % reduziertes Risiko für eine akute lymphoblastische Leukämie (QV = 0,48).
- Säuglinge, die in den ersten drei Lebensmonaten betreut wurden, hatten ein stärker reduziertes Risiko als Säuglinge, die nach den ersten drei Lebensmonaten in die Tagespflege kamen.

329.

Jourdan-Da Silva N, Perel Y, et al. Infectious diseases in the first year of life, perinatal characteristics and childhood acute leukaemia. *Br J Cancer* 2004 Jan 12; 90(1): 139–45.

„Diese Studie untermauert die Hypothese, dass frühe Infektionskrankheiten eine schützende Rolle bei der Ätiologie der Leukämie im Kindesalter spielen."

- Diese Studie verglich 473 französische Kinder, die an akuter Leukämie litten, mit 567 Kontrollkindern. Säuglinge, die vor dem Alter von 3 Monaten eine Tagesbetreuung erhielten, hatten ein deutlich reduziertes Risiko für eine akute Leukämie (QV = 0,60).

330.

EINE FRÜHE EXPOSITION GEGENÜBER INFEKTIONSKRANKHEITEN SCHÜTZT VOR LEUKÄMIE

„Eine zunehmende Anzahl von Studien weist darauf hin, dass die Exposition gegenüber üblichen Infektionskrankheiten im frühen Alter womöglich vor akuter lymphoblastischer Leukämie im Kindesalter schützt."

Urayama KY, Ma X, et al. Early life exposure to infections and risk of childhood acute lymphoblastic leukemia. *Int J Cancer* 2011 Apr 1; 128(7): 1632–43.

- Verglichen wurden 669 Kinder mit akuter lymphoblastischer Leukämie (ALL) und 977 Kontrollkinder, um mögliche Risikofaktoren zu bewerten.
- Nicht-hispanoamerikanische Kinder hatten ein reduziertes Risiko für eine ALL, wenn sie im Alter von 6 Monaten eine Tagesbetreuung erhielten (QV = 0,90) oder ein älteres Geschwisterkind hatten (QV = 0,68). Die beiden Voraussetzungen dienten stellvertretend für die Exposition gegenüber Infektionskrankheiten.
- Hispanoamerikanische Kinder mit Ohrentzündungen vor dem 6. Lebensmonat waren effektiv gegen ALL geschützt (QV = 0,45).

331.

Petridou E, Kassimos D, et al. Age of exposure to infections and risk of childhood leukaemia. *BMJ* 1993 Sep 25; 307: 774.

„Unsere Ergebnisse sind mit früheren Vermutungen vereinbar, die darauf hinweisen, dass eine frühzeitige Betreuung in Kinderkrippen das Risiko für Leukämie bei Kindern verringert, vermutlich dadurch, dass die Exposition gegenüber Infektionserregern in einem jüngeren Alter stattfindet."

- In dieser Studie wurden 136 mit Leukämie diagnostizierte griechische Kinder und 187 Kontrollkinder miteinander verglichen, um mögliche Risikofaktoren zu bewerten.
- Kinder, die in den ersten 2 Lebensjahren mindestens 3 Monate lang eine Krippe besuchten, waren signifikant gegen Kinderleukämie geschützt (RR = 0,28). (Der Besuch von Krippen, in denen Kinder zusammengedrängt sind, ermöglicht eine effektive Übertragung von Infektionserregern.)

332.

MMR-, DPT- UND HEPATITIS-B-IMPFUNGEN ERHÖHEN DAS RISIKO FÜR LEUKÄMIE BEI KINDERN

Buckley JD, Buckley CM, et al. Epidemiological characteristics of childhood acute lymphocytic leukemia. Analysis by immunophenotype. The Children's Cancer Group. *Leukemia* 1994 May; 8(5): 856–64.

- In dieser Untersuchung wurden 990 Kinder mit akuter lymphatischer Leukämie mit 1.636 Kontrollkindern verglichen. 404 Fälle stimmten mit 440 Kindern aus der Kontrollgruppe überein.
- Kinder, die eine MMR-Impfung (Masern, Mumps, Röteln) bekamen, hatten ein erhöhtes Risiko für eine akute lymphatische Leukämie (QV = 1,7).

333.

Innis MD. Immunisation and childhood leukaemia. *Lancet* 1965 Mar 13; 1(7385): 605.

- Diese Studie verglich 59 Kinder mit Leukämie, die im Krankenhaus behandelt wurden, mit einer Kontrollgruppe aus 343 Kindern ohne Leukämie.
- Kinder, die gegen DPT (Diphtherie, Keuchhusten, Tetanus) geimpft waren, waren wesentlich gefährdeter, an Leukämie zu erkranken.

334.

Ma X, Does M, et al. Hepatitis B vaccination and the risk of childhood leukemia. Presented at the 93rd Annual Conference of the American Association for Cancer Research, 2002, San Francisco, CA, USA.

- Die Autoren dieser (unveröffentlichten) Arbeit verglichen 167 Kinder mit Leukämie mit entsprechenden Kontrollkindern. Die Daten sind der Northern California Childhood Leukemia Study (NCCLS) entnommen.
- Kinder, die drei oder mehr Dosen Hepatitis-B-Impfstoffe verabreicht bekamen, hatten ein deutlich erhöhtes Leukämierisiko (QV = 2,6). Säuglinge, die Hepatitis-B-Impfstoffe erhielten, hatten ein etwa fünfmal höheres Risiko, an Leukämie zu erkranken.

335.

MASERNINFEKTIONEN KÖNNEN KREBS RÜCKGÄNGIG MACHEN; DAS MASERNVIRUS KANN ZUR BEHANDLUNG VON MENSCHLICHEN KREBSERKRANKUNGEN EINGESETZT WERDEN

„Diese Studie zeigt die Wirksamkeit des Masernvirus gegen das menschliche Melanom."

Donnelly OG, Errington-Mais F, et al. Measles virus causes immunogenic cell death in human melanoma. Gene Ther 2013 Jan; 20(1): 7–15.

- Maserninfektionen verursachen bekanntlich spontane Krebsremissionen.
- Diese Studie zeigt, wie das Masernvirus die Antitumoraktivität verstärkt und liefert Beweise für sein Behandlungspotenzial gegen das menschliche Melanom.

336.

Touchefeu Y, Schick U, Harrington KJ. Measles virus: a future therapeutic agent in oncology? *Med Sci (Paris)* 2012 Apr; 28(4): 388–94.

- Nach einer Maserninfektion sind Tumorrückbildungen aufgetreten. In diesem Artikel wird die therapeutische Verwendung abgeschwächter Masernstämme zur Abtötung von Krebszellen untersucht.

337.

Russell SJ, Peng KW. Measles virus for cancer therapy. *Curr Top Microbiol Immunol* 2009; 330: 213–41.

„Onkolytische (krebszerstörende) Viren sind als neuartige Therapeutika für die Behandlung von bösartigen Erkrankungen des Menschen sehr vielversprechend."

338.

MASERN, MUMPS UND WINDPOCKENVIREN HABEN KREBSZERSTÖRENDE EIGENSCHAFTEN

„Tumortragende Mäuse, die mit der 1.000-fachen Impfstoffdosis jedes der drei Viren (Masern und Mumps) behandelt wurden, reagierten positiv auf die Therapie durch eine signifikant längere Überlebensdauer."

Myers R, Greiner S, et al. Oncolytic activities of approved mumps and measles vaccines for therapy of ovarian cancer. *Cancer Gene Ther* 2005 Jul; 12(7): 593–99.

- Wissenschaftler versuchten, die onkolytischen (krebszerstörenden) Eigenschaften von zwei Masernviren und einem Mumpsvirus zu messen, indem sie tumortragende Mäuse mit hohen Konzentrationen dieser Viren behandelten.

- Die Masern- und Mumpsviren töteten bösartige Tumorzellen ab, sodass die behandelten Nager länger lebten als unbehandelte Mäuse.
- Diese Studie unterstützt die Daten, die eine positive Wirkung von früher durchgemachten ansteckenden Kinderkrankheiten – Masern und Mumps – auf die Krebsbekämpfung aufzeigen.

339.

Leske H, Haase R, et al. Varicella zoster virus infection of malignant glioma cell cultures: a new candidate for oncolytic virotherapy? *Anticancer Res* 2012 Apr; 32(4): 1137–44.

„Das Varizella-Zoster-Virus weist ein inhärentes onkolytisches Potenzial in malignen Gliomzellkulturen auf und könnte ein neuer Kandidat für die Virotherapie beim Glioblastom sein."

- Das Glioblastom ist die häufigste und aggressivste Art eines Hirntumors.
- Untersucht wurde das krebszerstörende Potenzial des Varizella-Zoster-Virus in malignen Gliomzellkulturen; die rasche Zerstörung der Tumorzellen erfolgte im Reagenzglas.

VITAMIN A UND MASERN

■ ■ ■

Masern können eine gefährliche Krankheit sein, besonders in Entwicklungsländern, in denen Kinder unterernährt sind. In Industrienationen können Masern schwerwiegende Folgen haben, wenn sie Menschen infizieren, die in verarmten Gegenden mit schlechter Ernährung, mangelhaften sanitären Einrichtungen und unzureichender Gesundheitsversorgung leben. Komplikationen sind auch wahrscheinlicher, wenn die Krankheit Säuglinge, Erwachsene und Personen mit einem geschwächten Immunsystem befällt.

Mehrere Studien zeigen, dass schwere Masernfälle bei Kindern mit einem Vitamin-A-Mangel einhergehen. Erhalten Masernpatienten jedoch hohe Dosen Vitamin A, sind die Komplikationsraten und die Wahrscheinlichkeit, an der Krankheit zu sterben, deutlich reduziert. Die Weltgesundheitsorganisation und die American Academy of Pediatrics empfehlen die Verabreichung von 200.000 Internationalen Einheiten (IE) Vitamin A an Kinder über 1 Jahr, die sofort nach der Diagnose von Masern verabreicht werden sollten, und eine zweite Dosis am folgenden Tag. Säuglinge im Alter von 6 bis 12 Monaten sollten 2 Dosen mit 100.000 IE Vitamin A erhalten; Säuglinge unter 6 Monaten 2 Dosen mit 50.000 IE Vitamin A.

340.

EINE NAHRUNGSERGÄNZUNG MIT VITAMIN A SCHÜTZT IN HOHEM MAßE VOR KOMPLIKATIONEN UND DEM TOD DURCH MASERN

„Ein Vitamin-A-Mangel kann ein wesentlicher Faktor für den Masernausbruch in Afrika sein, ebenso wie er die Morbidität und Mortalität in Asien zu beeinflussen scheint. Wenn ein Kind mit geringem Vitamin-A-Haushalt an Masern erkrankt, wird das verfügbare Vitamin A schnell aufgebraucht, was vermutlich dazu führt, dass sich das Kind gegen Sekundärinfektionen oder deren Folgen schlechter wehren kann. Dies würde die bereits verminderte Immunkompetenz, von der man annimmt, dass sie mit einer Maserninfektion einhergeht, noch verstärken."

Barclay AJ, Foster A, Sommer A. Vitamin A supplements and mortality related to measles: a randomised clinical trial. BMJ 1987 Jan 31; 294: 294–96.

- Afrikanische Kinder mit Masern wurden in zwei Gruppen aufgeteilt. Die erste Gruppe erhielt eine Routinebehandlung, die zweite Gruppe erhielt die gleiche Behandlung plus 200.000 IE (Internationale Einheiten) Vitamin A bei der Aufnahme ins Krankenhaus und erneut am nächsten Tag.
- Die Sterblichkeitsrate bei Kindern unter 2 Jahren sank in der Gruppe, die eine Vitamin-A-Supplementierung zugeführt bekam, um 87 % (2,2 % Mortalität) im Vergleich zu der Gruppe, die nur eine Routinebehandlung erhielt (16,7 % Mortalität).
- Die Sterblichkeitsrate war bei allen Kindern, die die Routinebehandlung und Vitamin A erhielten, fast halb so hoch wie bei den Kindern, die nur routinemäßig behandelt wurden – 6,8 % gegenüber 13 %.
- Die Sterblichkeitsrate bei extrem unterernährten Kindern war um ein Vielfaches höher als bei besser ernährten Kindern. Allerdings schützte das Vitamin A vor Komplikationen durch Masern und senkte die Sterblichkeit unabhängig vom Ernährungszustand des Kindes.

341.

DIE WELTGESUNDHEITSORGANISATION (WHO) EMPFIEHLT HOHE DOSEN VITAMIN A FÜR KINDER MIT MASERN, UM DAS RISIKO VON KOMPLIKATIONEN UND TODESFÄLLEN ZU VERRINGERN

„Eine sofortige Vitamin-A-Therapie verringert erheblich das Risiko übermäßiger Todesfälle infolge von Masern. Es wird daher empfohlen, an Masern erkrankte Kinder mit hochdosierten Vitamin-A-Präparaten zu behandeln."

WHO/UNICEF/IVAGG Task Force. Vitamin A Supplements – A Guide to Their Use in The Treatment and Prevention of Vitamin A Deficiency and Xerophthalmia (second edition). Geneva: WHO, 1997: 8.

- Die Weltgesundheitsorganisation (WHO) und die American Academy of Pediatrics empfehlen 200.000 IE Vitamin A an Kinder über 1 Jahr (falls ein Vitamin-A-Mangel vorliegt), die sofort nach der Maserndiagnose verabreicht werden sollten, sowie eine zweite Dosis am nächsten Tag.
- Säuglinge im Alter von 6 bis 12 Monaten sollten 2 Dosen mit 100.000 IE Vitamin A zugeführt bekommen; Säuglinge, die jünger als 6 Monate sind, sollten 2 Dosen mit 50.000 IE Vitamin A erhalten.

342.

Sudfeld CR, Navar AM, et al. Effectiveness of measles vaccination and vitamin A treatment. *Int J Epidemiol* 2010 Apr; 39 Suppl 1: i48–55.

„Die Weltgesundheitsorganisation (WHO) empfiehlt eine Behandlung von Masern mit Vitamin A, die aus zwei Dosen mit 50.000 IE für Säuglinge unter 6 Monaten, aus 100.000 IE für 6 bis 12 Monate alte Babys und aus 200.000 IE für Kinder über 1 Jahr besteht."

- Die von der WHO empfohlene Vitamin-A-Behandlung von Masern senkte die Sterblichkeitsrate durch Masern um 62 % (RR = 0,38).

343.

EINE VON DER WELTGESUNDHEITSORGANISATION (WHO) EMPFOHLENE VITAMIN-A-SUPPLEMENTIERUNG FÜR KINDER MIT MASERN RETTET LEBEN

„Wir kommen zu dem Schluss, dass die Verabreichung von 200.000 IE Vitamin A, die an zwei Tagen wiederholt wird, zur Behandlung von Masern verwendet werden sollte, wie von der Weltgesundheitsorganisation empfohlen, und zwar bei in Krankenhäusern behandelten Kindern, die in Gebieten mit einer hohen Sterblichkeitsrate leben."

D'Souza RM, D'Souza R. Vitamin A for the treatment of children with measles – a systematic review. J Trop Pediatr 2002 Dec; 48(6): 323–27.

- Schwere Fälle von Masern sind mit einem Mangel an Vitamin A verbunden.
- Hohe Dosen von Vitamin A – 200.000 IE, die 2 Tage lang an in Krankenhäusern behandelte Kinder mit Masern verabreicht wurden – reduzierten erheblich die Gesamtmortalität um 64 % und die durch Lungenentzündung bedingte Mortalitätsrate um 67 %. Bei Kindern unter 2 Jahren wurde die Sterblichkeitsrate um 83 % reduziert (RR = 0,17).

344.

Coutsoudis A, Broughton M, et al. Vitamin A supplementation reduces measles morbidity in young African children: a randomized, placebo-controlled, double-blind trial. Am J Clin Nutr 1991 Nov; 54(5): 890–95

„(Diese Studie) unterstützt die aktuellen Empfehlungen der Weltgesundheitsorganisation für eine Vitamin-A-Supplementierung bei Masern."

- Afrikanische Kinder im Alter von 4 Monaten bis 2 Jahren, die mit starkem Masernausbruch ins Krankenhaus eingeliefert wurden, wurden in zwei Gruppen aufgeteilt und erhielten entweder eine von der Weltgesundheitsorganisation (WHO) empfohlene Behandlung mit Vitamin A oder ein Placebo.
- Die Morbidität (Schwere) der Krankheit wurde in der Gruppe, die eine Vitamin-A-Supplementierung erhielt, um mehr als 80 % reduziert. Die Verbesserung des Gesundheitszustandes war hauptsächlich auf eine verringerte Infektion der Atemwege zurückzuführen.

345.

UNTERSUCHUNGEN LIEFERN HINWEISE DARAUF, DASS VITAMIN A KINDER VOR KOMPLIKATIONEN UND DEM TOD DURCH MASERN SCHÜTZT

„Die Verabreichung von zwei Dosen Vitamin A (200.000 IE) an aufeinanderfolgenden Tagen ging mit einer Verringerung des Sterberisikos bei Kindern unter zwei Jahren und einer Verringerung des Risikos einer durch Lungenentzündung bedingten Mortalität einher."

Huiming Y, Chaomin W, Meng M. Vitamin A for treating measles in children. Cochrane Database Syst Rev 2005 Oct 19; (4): CD001479.

- In diesem Artikel wurden mehrere Studien analysiert, um herauszufinden, ob eine hochdosierte Vitamin-A-Supplementierung für Kinder, die nach der Maserndiagnose begonnen wurde, Todesfälle, Lungenentzündungen und andere Komplikationen der Krankheit verhindert.
- Eine Vitamin-A-Therapie für Kinder unter 2 Jahren mit Masern senkt beträchtlich das Risiko, an Komplikationen der Krankheit zu erkranken und zu sterben.

346.

Hussey GD, Klein M. A randomized, controlled trial of vitamin A in children with severe measles. *N Engl J Med* 1990 Jul 19; 323(3): 160–64.

„Bei der mit Vitamin A behandelten Gruppe war das Risiko, während des Krankenhausaufenthaltes zu sterben oder größere Komplikationen zu erleiden, halb so hoch wie bei der Kontrollgruppe."

- Die im Krankenhaus behandelten Kinder mit Masern wurden nach dem Zufallsprinzip in zwei Gruppen aufgeteilt. Die eine Gruppe erhielt die übliche Behandlung sowie eine orale Dosis von 400.000 IE Vitamin A; die andere Gruppe erhielt ebenfalls die übliche Behandlung plus ein Placebo.
- Im Vergleich zur Placebo-Gruppe erholten sich die mit Vitamin A behandelten Kinder schneller von Lungenentzündung und Durchfall, litten seltener an Krupp und verbrachten weniger Tage im Krankenhaus.
- Zehn der zwölf Kinder, die starben, gehörten zur Kontrollgruppe, die keine Vitamin-A-Supplementierung erhielt.

347.

DIE VITAMIN-A-BEHANDLUNG BEI KINDERN MIT MASERN ERHÖHT IHRE ANTIKÖRPERWERTE UND SCHÜTZT SIE VOR SCHWEREN KOMPLIKATIONEN

„Unsere Daten zeigen, dass viele Kinder unter 2 Jahren in New York City einen niedrigen Vitamin-A-Spiegel haben, wenn sie an Masern erkrankt sind, und dass diese Kinder niedrigere masernbedingte Antikörperwerte sowie eine erhöhte Morbidität zu haben scheinen. Kliniker könnten eine Vitamin-A-Therapie für Kinder unter 2 Jahren mit starker Maserninfektion in Betracht ziehen."

Frieden TR, Sowell AL, et al. Vitamin A levels and severity of measles. New York City. *Am J Dis Child* 1992 Feb; 146(2): 182–86.

- Die Vitamin-A-Spiegel wurden bei Kindern unter 2 Jahren, die an Masern erkrankt waren, gemessen.
- Kinder mit niedrigen Vitamin-A-Werten wurden mit größerer Wahrscheinlichkeit ins Krankenhaus eingeliefert und hatten höheres Fieber (mindestens 40 °C), das 7 Tage oder länger anhielt.
- Kinder mit niedrigen Werten an Vitamin A wiesen weniger Antikörper gegen Masern auf.

348.

Coutsoudis A, Kiepiela P, et al. Vitamin A supplementation enhances specific IgG antibody levels and total lymphocyte numbers while improving morbidity in measles. *Pediatr Infect Dis J* 1992 Mar; 11(3): 203–9.

- Kinder, die mit Masern ins Krankenhaus eingeliefert wurden und eine Vitamin-A-Supplementierung bekamen, wiesen eine erhöhte Anzahl an Lymphozyten und IgG-Antikörper gegen Masern auf, die nachweislich mit einem verbesserten Ausgang der Krankheit übereinstimmen.
- Bei Kindern, die mit Vitamin A gegen Masern behandelt wurden, hatte sich im Vergleich zu Kindern, die keine Vitamin-A-Supplementierung erhielten, der Schweregrad der Krankheit deutlich verringert.

349.

ÄLTERE KINDER MIT MASERN UND BABYS VON STILLENDEN MÜTTERN KÖNNEN VON EINER HOCHDOSIERTEN VITAMIN-A-SUPPLEMENTIERUNG PROFITIEREN

„Wir schlussfolgern, dass die Strategie einer oralen Vitamin-A-Supplementierung in hohen Dosen (400.000 IE) bei Masern Vorteile bietet, die denen entsprechen, die zuvor nur in kontrollierten Forschungsstudien beobachtet wurden. Diese Strategie ist sehr kosteneffektiv und sollte Teil des routinemäßigen Fallmanagements bei allen Kindern, die mit Masern ins Krankenhaus eingeliefert werden, sein."

Hussey GD, Klein M. Routine high-dose vitamin A therapy for children hospitalized with measles. *J Trop Pediatr* 1993 Dec; 39(6): 342–45.

- Analysiert wurden die Berichte über 1.720 Kinder unter 15 Jahren, die wegen Masern ins Krankenhaus eingeliefert wurden. Einige der Kinder erhielten eine hochdosierte Vitamin-A-Therapie; die übrigen bekamen eine Standardtherapie.
- Im Vergleich zu der Gruppe von Kindern mit der Standardtherapie verbrachten Kinder, die eine Vitamin-A-Therapie mit hohen Dosen erhielten, weniger Zeit im Krankenhaus, hatten einen geringeren Bedarf an Intensivpflege und eine niedrigere Sterblichkeitsrate (1,6 % gegenüber 5 %).

350.

Sommer A. Vitamin A prophylaxis. *Arch Dis Child* 1997; 77: 191–94. [Annotation.]

„Die unverzügliche Verabreichung hoher Dosen Vitamin A an Kinder mit mittelschwerer bis schwerer Masernerkrankung, insbesondere wenn sie möglicherweise einen Vitamin-A-Mangel aufweisen, kann die eigene Mortalität um 50 % senken und die Schwere der Komplikationen verhindern oder abmildern."

- Kinder im Alter von 6 Monaten bis 6 Jahren, die an Masern erkranken, können zwei Tage hintereinander mit 200.000 IE Vitamin A behandelt werden, um Komplikationen und Todesfälle durch die Krankheit drastisch zu reduzieren.
- Frauen, die erst kürzlich entbunden haben, wird empfohlen, 200.000 IE Vitamin A zu sich zu nehmen, um die Menge zu erhöhen, die über die Muttermilch an das Kind weitergegeben wird.

351.

EINE HOCHDOSIERTE SUPPLEMENTIERUNG MIT VITAMIN A BIETET NEUGEBORENEN JUNGEN UND ERWACHSENEN MIT MASERN GUTEN SCHUTZ

„Im Vergleich zu einem Placebo ging eine Nahrungsergänzung mit Vitamin A bei Jungen, aber nicht bei Mädchen, in den ersten 6 Lebensmonaten tendenziell mit weniger masernbedingten Krankenhausaufenthalten oder Todesfällen einher."

Diness BR, Martins CL, et al. The effect of high-dose vitamin A supplementation at birth on measles incidence during the first 12 months of life in boys and girls: an unplanned study within a randomised trial. *Br J Nutr* 2011 Jun; 105(12): 1819–22.

- Diese Untersuchung sollte herausfinden, ob eine Vitamin-A-Supplementierung (50.000 IE), die Neugeborenen mit normalem Geburtsgewicht verabreicht wird, das Risiko eines Krankenhausaufenthalts oder Todesfalls während einer Masernepidemie verringert.
- Eine Nahrungsergänzung mit Vitamin A bei der Geburt war für Jungen, aber nicht für Mädchen von Vorteil.

352.

Melenotte C, Brouqui P, Botelho-Nevers E. Severe measles, vitamin A deficiency, and the Roma community in Europe. *Emerg Infect Dis* 2012 Sep; 18(9): 1537–39. [Letter.]

„Unser Fazit ist, dass alle Erwachsenen mit Masern auf Vitamin A- und Retinol-bindende Proteinspiegel untersucht und für eine Vitamin-A-Supplementierung in Betracht gezogen werden sollten. Gleiches gilt für Kinder."

- Studien haben gezeigt, dass schwere Fälle von Masern bei Kindern mit einem Vitamin-A-Mangel in Zusammenhang stehen.
- Dieser Artikel bestätigt, dass schwere Masernfälle bei Erwachsenen mit Unterernährung und einem niedrigen Vitamin-A-Spiegel verbunden sind.

353.

SEIT 1932 GIBT ES BEWEISE DAFÜR, DASS DIE VITAMINE A UND D KINDER VOR KOMPLIKATIONEN UND DEM TOD DURCH MASERN SCHÜTZEN

„Weitere Studien zur Verwendung eines Vitamin-A-reichen Konzentrats als Prophylaxe gegen Sekundärinfektionen bei einer Gruppe von Kleinkindern, die bekanntermaßen Masern ausgesetzt waren, könnten durchaus lohnenswert sein."

Ellison JB. Intensive vitamin therapy in measles. *Br Med J* 1932 Oct 15; 2(3745): 708–11.

- Zwischen Oktober 1931 und April 1932 wurden 600 Kinder unter 5 Jahren, die wegen Masern ins Krankenhaus eingeliefert wurden, in zwei gleich große Gruppen aufgeteilt. Die eine Gruppe erhielt für 1 bis 3 Wochen täglich „ein reichhaltiges Konzentrat an Vitamin A und D", beginnend mit dem Tag der Aufnahme; die andere Gruppe erhielt eine übliche Behandlung.
- Bei den im Krankenhaus behandelten Kindern, die die Supplemente Vitamin A und D verabreicht bekamen, war die Wahrscheinlichkeit von Todesfällen deutlich geringer als bei den Kindern, die keine Vitamintherapie erhielten (3,7 % gegenüber 8,7 %).
- Lungenkomplikationen waren in der mit Vitaminen behandelten Gruppe weniger schwerwiegend als in der Kontrollgruppe.

VITAMIN D UND GRIPPE (INFLUENZA)

■ ■ ■

Die ultraviolette Strahlung der Sonne sorgt für die Produktion von Vitamin D in der Haut; ausreichend Vitamin D ist für ein gesundes Immunsystem unerlässlich. Im Winter ist die Sonnenstrahlung schwach, was zu einem weitverbreiteten Vitamin-D-Mangel führt. In Regionen, die auf höheren Breitengraden liegen und weniger ultraviolette Strahlung abbekommen, erreichen Grippeepidemien ihren Höhepunkt um die Wintersonnenwende und enden in den sonnigen Monaten. Daher kann eine Grippeinfektion ein Anzeichen für einen Vitamin-D-Mangel sein.

In den Industrieländern weisen etwa 40 % der Schwangeren und die Hälfte aller Neugeborenen und Säuglinge einen Vitamin-D-Mangel auf; ebenso hat ein hoher Prozentsatz der Kinder und Erwachsenen nicht genügend Vitamin D. Niedrige Vitamin-D-Spiegel bei schwangeren Frauen wurden mit verschiedenen Krankheiten ihrer Babys in Verbindung gebracht, darunter Pfeifatmung und Atemwegsinfektionen. Kinder und Erwachsene mit unzureichendem Vitamin-D-Haushalt laufen Gefahr, an Grippe und anderen Atemwegsinfektionen zu erkranken. Erwachsene mittleren Alters und ältere Menschen mit niedrigem Vitamin-D-Spiegel sind wesentlich häufiger gefährdet, an einer Todesursache zu sterben, als Erwachsene, die mehr Vitamin D aufweisen.

Die Studien in diesem Kapitel beweisen, dass eine Nahrungsergänzung mit Vitamin D das Risiko für Grippe, Lungenentzündung und andere Atemwegsinfektionen reduziert. Eine Supplementierung mit Vitamin D wird für Schwangere, Säuglinge, Kinder und Erwachsene empfohlen. Einige Ärzte empfehlen eine Vitamin-D-Supplementierung auch für Beschäftigte im Gesundheitswesen, die mitunter noch zögern, sich impfen zu lassen. Die allgemeine Annahme, die Grippe werde jedes Jahr durch verschiedene Virusstämme verursacht und nicht durch die körpereigene Immunität beeinflusst, muss möglicherweise überdacht werden. Virusstämme können sich nur unter bestimmten Bedingungen als Krankheit manifestieren, die mit einer Schwächung des Immunsystems zusammenhängen. Der Begriff Herdenimmunität muss eventuell neu definiert werden, sodass auch die angeborene Immunität miteingeschlossen wird. Diese ist dann gegeben, wenn ein bestimmter Prozentsatz der Bevölkerung ausreichende Vitamin-D-Spiegel erreicht, um Immundruck auf das zirkulierende Grippevirus auszuüben.

354.

VITAMIN D SCHÜTZT VOR AKUTEN INFEKTIONEN DER ATEMWEGE EINSCHLIEßLICH GRIPPE

„Die Daten dieser Studie lassen vermuten, dass eine Supplementierung mit Vitamin D, bei der die Konzentration in der Allgemeinbevölkerung auf über 38 ng/ml erhöht wird, einen großen gesundheitlichen Nutzen haben könnte, da eine geringere Gesundheitsbelastung durch Virusinfektionen entsteht."

Sabetta JR, DePetrillo P, et al. Serum 25-hydroxyvitamin D and the incidence of acute viral respiratory tract infections in healthy adults. PLoS One 2010 June 14; 5(6): e11088.

• Virale Atemwegsinfektionen unterliegen jahreszeitlichen Schwankungen. So treten Grippeepidemien nicht im Sommer auf, auch wenn das Virus dann frei zirkuliert und sich Menschenmassen versammeln.
• Grippeepidemien treten gleichzeitig im Herbst und Winter in den gleichen gemäßigten Breiten auf der ganzen Welt auf.
• Diese Untersuchung sollte herausfinden, ob der Vitamin-D-Spiegel im Serum bei gesunden Erwachsenen mit akuten viralen Atemwegsinfektionen, einschließlich der Grippe, im Zusammenhang steht.
• Die Konzentrationen von 25-Hydroxyvitamin-D im Serum bei 198 gesunden Erwachsenen wurden im Herbst und Winter von 2009 bis 2010 monatlich gemessen. Während der Studie wurden bei 84 Patienten akute Virusinfektionen diagnostiziert.

- Eine Vitamin-D-Konzentration von 38 ng/ml (Nanogramm pro Milliliter) oder höher reduzierte das Risiko einer akuten viralen Infektion der Atemwege um die Hälfte.
- In der Gruppe, die während des gesamten Untersuchungszeitraums Vitamin-D-Werte von 38 ng/ml oder höher aufrechterhielt, war die Inzidenzrate der Infektionen 2,7-mal niedriger als in der Vergleichsgruppe mit Werten unter 38 ng/ml. Außerdem waren die Krankheitstage 4,9-mal geringer.
- Es gab keine Unterschiede zwischen denjenigen, die Nahrungsergänzungsmittel, Vitamine (außer Vitamin D), Kräuter oder Grippeimpfstoffe bekamen.

355.

ELF RANDOMISIERTE STUDIEN ZEIGEN, DASS VITAMIN D DAS RISIKO FÜR GRIPPE, LUNGENENTZÜNDUNG UND ANDERE ATEMWEGSINFEKTIONEN ERHEBLICH SENKT

„Unsere Metaanalyse der randomisierten, kontrollierten Studien weist auf eine Schutzwirkung der Vitamin-D-Supplementierung gegen Infektionen der Atemwege hin."

Bergman P, Lindh AU, et al. Vitamin D and respiratory tract infections: a systematic review and meta-analysis of randomized controlled trials. *PLoS ONE* 2013, 8(6): e65835.

- Die Forscher führten eine systematische Überprüfung und Metaanalyse aller placebokontrollierten Studien durch, in denen die Wirkung einer Vitamin-D-Supplementierung auf Atemwegsinfektionen wie Grippe und *Streptococcus pneumoniae* untersucht wurde.
- Elf Studien mit 5.660 Teilnehmern (6 Monate bis 75 Jahre alt) erfüllten die Aufnahmekriterien.
- Die kombinierten Ergebnisse der 11 randomisierten, placebokontrollierten Studien zeigten, dass eine orale Vitamin-D-Ergänzung das

Risiko für Infektionen der oberen und unteren Atemwege beträchtlich reduziert (QV = 0,64).

- Der Vorteil der Schutzwirkung von Vitamin D war in Studien mit häufigeren, aber kleineren (täglichen) Dosen noch größer als in Studien mit selteneren, aber größeren verabreichten (Bolus-)Dosen (QV = 0,51 gegenüber QV = 0,86).
- Das Alter der Studienteilnehmer hatte keinen Einfluss auf die Ergebnisse.

356.

VITAMIN D SCHÜTZT ERWACHSENE UND KINDER VOR GRIPPE, LUNGENENTZÜNDUNG UND ANDEREN ATEMWEGSINFEKTIONEN

„Laut dieser systematischen Überprüfung und Metaanalyse reduziert Vitamin D, verglichen mit einem Placebo, die mit Atemwegsinfektionen verbundenen Nebenwirkungen erheblich. Eine vorteilhafte Wirkung von Vitamin D wurde sowohl bei Kindern als auch bei Erwachsenen beobachtet. Auf der Grundlage dieser Studie kommen wir zu dem Fazit, dass Vitamin D zur Vorbeugung von Atemwegsinfektionen nützlich ist."

Charan J, Goyal JP, et al. Vitamin D for prevention of respiratory tract infections: A systematic review and meta-analysis. *J Pharmacol Pharmacother* 2012 Oct–Dec; 3(4): 300–303.

- In diesem Artikel wurden fünf randomisierte, placebokontrollierte klinische Studien analysiert, die untersuchten, ob eine Vitamin-D-Supplementierung Atemwegsinfektionen wie Grippe, Lungenentzündung und Erkältung verhindern kann.
- Eine Nahrungsergänzung mit Vitamin D verringerte in hohem Maße die Anzahl der Atemwegsinfektionen bei Erwachsenen (QV = 0,65) und Kindern (QV = 0,58) im Vergleich zu Gruppen, die keine Supplementierung bekamen.

357.

Borella E, Nesher G, et al. Vitamin D: a new anti-infective agent? *Ann NY Acad Sci* 2014 May; 1317: 76–83.

„Vitamin D kann wie ein antibiotisches Allheilmittel wirken und somit als unterstützende Therapiemaßnahme bei verschiedenen Infektionen nützlich sein."

• Niedrige Vitamin-D-Spiegel werden mit Grippe, Lungenentzündung und Infektionen der oberen Atemwege in Verbindung gebracht.

358.

EINE SUPPLEMENTIERUNG MIT VITAMIN D SCHÜTZT SCHULKINDER VOR GRIPPE- UND ASTHMAANFÄLLEN

„Diese Studie legt nahe, dass eine Vitamin-D3-Supplementierung während des Winters das Auftreten von Influenza A verringern kann, insbesondere in bestimmten Untergruppen von Schulkindern."

Urashima M, Segawa T, et al. Randomized trial of vitamin D supplementation to prevent seasonal influenza A in schoolchildren. *Am J Clin Nutr* 2010; 91: 1255–60.

• Diese randomisierte, placebokontrollierte Doppelblindstudie untersuchte die Wirkung von Vitamin-D3-Präparaten – 1.200 IE täglich im Winter – auf die Inzidenzrate der saisonalen Influenza A bei Schulkindern.
• Influenza A trat bei 10,8 % der Kinder in der Vitamin-D3-Gruppe auf, verglichen mit 18,6 % der Kinder in der Placebo-Gruppe – eine deutliche Verringerung um 42 % (RR = 0,58).
• Vitamin D3 reduzierte in hohem Maße das Auftreten von Influenza A innerhalb von 60 Tagen.
• Bei Kindern mit einer früheren Asthmadiagnose unterdrückte die Vitamin-D3-Supplementierung die Asthmaanfälle (RR = 0,17).

359.

EINE VITAMIN-D-SUPPLEMENTIERUNG SCHÜTZT SCHWARZE FRAUEN VOR ERKÄLTUNG UND GRIPPE

„Diese Berichte liefern die Gründe für eine Vitamin-D-Supplementierung zur Vorbeugung von Erkältungen und Grippe. Da in den USA ein Vitamin-D-Mangel in epidemischem Ausmaß herrscht, könnten diese Beobachtungen von großem Nutzen für die öffentliche Gesundheit sein."

Aloia JF, Li-Ng M. Re: epidemic influenza and vitamin D. *Epidemiol Infect* 2007 Oct; 135(7): 1095–96; author reply 1097–98. [Letter.]

- Diese randomisierte, placebokontrollierte 3-Jahres-Studie sollte die Häufigkeitsraten von Knochenschwund, Erkältungen und Grippe bei schwarzen Frauen nach der Menopause untersuchen.
- Die Frauen wurden in zwei Gruppen aufgeteilt. Eine Gruppe von 104 Frauen bekam täglich 800 bis 2.000 IE Vitamin D3 verabreicht; die zweite Gruppe von 104 Frauen erhielt ein Placebo.
- Nur 7,7 % der Testpersonen in der Vitamin-D-Gruppe berichteten über Atemwegsbeschwerden, verglichen mit 25 % der Probanden in der Kontrollgruppe.
- Obwohl Erkältungen und Grippe hauptsächlich im Winter auftreten, wenn das von der Sonne produzierte Vitamin D nur spärlich vorhanden ist, berichteten die Frauen der Vitamin-D-Gruppe über weniger Atemwegsinfektionen. Und wenn sie krank wurden, war dies zu jeder Jahreszeit, nicht nur im Winter, möglich.
- Die Supplementierung mit Vitamin D setzte der allgemeinen Vorstellung, dass Erkältungen und Grippe nur saisonbedingt auftreten, ein Ende.

360.

STÄDTE MIT DER GERINGSTEN SONNENEINSTRAHLUNG UND SOMIT DEM WENIGSTEN VITAMIN-D-VORKOMMEN HATTEN WÄHREND DER GRIPPEPANDEMIE VON 1918 BIS 1919 DIE HÖCHSTEN TODESRATEN

„Die potenzielle Rolle, die Vitamin D bei der Verringerung bakterieller Sekundärinfektionen und des Verlusts von Menschenleben bei einer Grippepandemie spielt, muss weiter untersucht werden."

Grant WB, Giovannucci E. The possible roles of solar ultraviolet-B radiation and vitamin D in reducing case-fatality rates from the 1918–1919 influenza pandemic in the United States. *Dermatoendocrinol* 2009 Jul–Aug; 1(4): 215–19.

- Die Sonneneinstrahlung – die ultraviolette B-Strahlung (UVB-Strahlung) der Sonne – löst die Biosynthese von Vitamin D aus, das aufgrund seiner antimikrobiellen Eigenschaften die Immunabwehr gegen Grippe und bakterielle Sekundärinfektionen stärken kann.
- In diesem Artikel wurden die Sterblichkeitsraten durch Grippe und Lungenentzündung in zwölf US-Städten (unterschiedlicher Breitengrade) während der Grippepandemie von 1918 bis 1919 analysiert, um herauszufinden, ob sie durch die UVB-Strahlung der Sonne beeinflusst wurden.
- US-Städte, die näher am Äquator (in niedrigeren Breitengraden) liegen, bekommen mehr ultraviolette Sonnenstrahlung ab, ein Indikator für umfassende, immunstärkende Vitamin-D Spiegel.
- Es bestand eine umgekehrte Beziehung zwischen UVB-Strahlung und grippebedingten Todesfällen (und Lungenentzündung als Komplikation der Grippe).
- Während der Grippepandemie von 1918 und 1919 traten die geringsten Sterblichkeitsraten in Städten auf den niedrigsten Breitengraden und mit der höchsten UVB-Sonnenstrahlung auf, zum Beispiel in San Antonio, Texas.

- Die höchste Todesrate durch Grippefälle gab es in New London, Connecticut, die von den zwölf untersuchten Städten auf dem höchsten Breitengrad liegt und die geringste UVB-Strahlung der Sonne aufwies.
- Die Anreicherung von Lebensmitteln mit höheren Mengen an Vitamin D oder die Bereitstellung von Vitamin-D-Präparaten sollte als Teil eines umfassenden Gesundheitsvorsorgeprogramms betrachtet werden, das darauf abzielt, die grippebedingte Sterblichkeitsrate zu senken.

361.

GRIPPEEPIDEMIEN SIND AUF SCHWACHES SONNENLICHT IM WINTER UND DEN DARAUS RESULTIERENDEN VITAMIN-D-MANGEL ZURÜCKZUFÜHREN

„Ohne die Wirkungen unserer angeborenen Immunität zu berücksichtigen, müssen wir unser Verständnis anpassen, um die irritierenden epidemiologischen Widersprüche der Grippe zu verstehen."

Cannell JJ, Zasloff M, et al. On the epidemiology of influenza. *Virol J* 2008 Feb 25; 5: 29.

- In diesem Artikel wurden neun verwirrende Aspekte hinsichtlich der Grippe kritisch untersucht, zum Beispiel: Warum tritt die Grippe saisonal auf? Wohin verschwindet das Virus zwischen den Epidemien? Warum treten Grippeepidemien gleichzeitig in Ländern mit ähnlichem Breitengrad auf?
- Im Winter ist die ultraviolette Strahlung der Sonne schwach, was zu Vitamin-D-Mangel, entsprechenden Beeinträchtigungen der angeborenen Immunität und Grippeepidemien führt.
- Studien bestätigen, dass Vitamin D Schutz vor Atemwegsinfektionen, einschließlich Grippe, bietet.

362.

Cannell JJ, Vieth R, et al. Epidemic influenza and vitamin D. *Epidemiol Infect* 2006 Dec; 134(6): 1129–40.

- Die ultraviolette Strahlung der Sonne löst die Vitamin-D-Produktion in der Haut aus. Vitamin D ist für ein gesundes Immunsystem unerlässlich.
- Im Winter ist die Sonneneinstrahlung schwach, was zu einem weitverbreiteten Vitamin-D-Mangel führt. Grippeepidemien in gemäßigten Breiten erreichen ihren Höhepunkt um die Wintersonnenwende und enden in den sonnigen Monaten, obwohl vielen potenziellen Opfern Antikörper gegen die aktuellen Grippestämme fehlen.
- Eine Grippeinfektion kann ein Anzeichen für einen Vitamin-D-Mangel sein.
- Der Begriff der Herdenimmunität muss möglicherweise neu definiert werden, sodass auch die angeborene Immunität mit einbezogen wird, die dann gegeben ist, wenn ein bestimmter Prozentsatz der Bevölkerung ausreichende Vitamin-D-Spiegel erreicht, um Immundruck auf das zirkulierende Grippevirus auszuüben.

363.

DIE SAISONALE GRIPPE TRITT IM WINTER AUF, WENN DIE SONNENEINSTRAHLUNG SCHWACH IST UND DIE VITAMIN-D-SPIEGEL NIEDRIG SIND

„Die Daten untermauern die Hypothese, dass hohe Fluenzen UVB-Strahlung (Vitamin D-Spiegel), wie sie im Sommer auftreten, Schutz hinsichtlich der Grippe bieten."

Juzeniene A, Ma LW, et al. The seasonality of pandemic and non-pandemic influenzas: the roles of solar radiation and vitamin D. *Int J Infect Dis* 2010 Dec; 14(12): e1099–1105.

- Die jahreszeitlichen Schwankungen der UVB-Strahlung der Sonne – mehr im Sommer und weniger im Winter – verursachen saisonale

Veränderungen des Vitamin-D-Spiegels; dies beeinflusst möglicherweise die Immunabwehr gegenüber der Grippe.

- In dieser Arbeit wurden pandemische und nichtpandemische Grippen in fünf Ländern untersucht. Die monatlichen Häufigkeits- und Todesraten wurden mit den monatlichen Schwankungen der UVB-Strahlung der Sonne verglichen.

- In gemäßigten Regionen, die auf höheren Breitengraden liegen und geringere Mengen UVB-Strahlung abbekommen, wird im Winter, wenn die nichtpandemischen Grippeerkrankungen am häufigsten auftreten, praktisch kein Vitamin D in der Haut gebildet.

- In tropischen Regionen mit ganzjähriger UVB-Strahlung gibt es gewissermaßen keine jahreszeitlichen Schwankungen, was das Auftreten der Grippe betrifft.

- Niedrige Vitamin-D-Spiegel können einen Menschen anfälliger für Grippe machen.

364.

TODESFÄLLE DURCH GRIPPE UND LUNGENENTZÜNDUNG TRETEN VOR ALLEM IM WINTER AUF, WENN DIE SONNENEINSTRAHLUNG SCHWACH UND DER VITAMIN-D-SPIEGEL IM BLUTSERUM NIEDRIG IST

„Unsere Daten stimmen mit der Vermutung überein, dass die hohe Zahl der Todesfälle durch Wintergrippe und Lungenentzündung in Norwegen mit dem niedrigen Vitamin-D-Spiegel in dieser Jahreszeit zusammenhängt."

Moan J, Dahlback A, et al. Influenza, solar radiation and vitamin D. Dermatoendocrinol 2009 Nov; 1(6): 307–9.

- In diesem Beitrag wurden die Todesfälle durch Grippe und Lungenentzündung in Norwegen von 1980 bis 2000 untersucht und mit den Schwankungen der UVB-Strahlung und den geschätzten Vitamin-D-Werten verglichen.

- Norwegen liegt auf 58 bis 70 nördlichen Breitengrad. Bei nur 25 Grad nördlicher Breite ist die Rate der Vitamin-D-Synthese in der menschlichen Haut Ende Juni etwa fünfmal höher als Ende Dezember.
- Die Forscher stellten starke jahreszeitliche Schwankungen hinsichtlich des Sonnenlichts fest. Fast alle Todesfälle durch Grippe und Lungenentzündung in Norwegen traten im Winter auf, wenn die UVB-Strahlung schwach ist und die Fotosynthese und Serumwerte von Vitamin D unzureichend sind.
- Die durch Grippe und Lungenentzündung bedingten Sterblichkeitsraten sind im Sommer sehr niedrig, wenn die UVB-Strahlung stark und der Vitamin-D-Status am besten ist.
- Dieser Artikel spricht sich gegen die allgemeine Annahme aus, die Grippe werde alljährlich durch verschiedene Virusstämme verursacht und hinge nicht mit dem Wirt zusammen. Virusstämme können sich nur unter bestimmten Bedingungen als Krankheit manifestieren, die mit einer Schwächung des Immunsystems des Wirts verbunden sind.

365.

PATIENTEN, DIE MIT EINER LUNGENENTZÜNDUNG INS KRANKENHAUS EINGELIEFERT WERDEN, HABEN EINE GERINGERE WAHRSCHEINLICHKEIT, EINE ERNEUTE ERKRANKUNG ZU ERLEIDEN ODER ZU STERBEN, WENN IHR KÖRPER ÜBER AUSREICHEND VITAMIN D VERFÜGT

„Eine einzige hochdosierte, oral verabreichte Nahrungsergänzung mit Vitamin D3 für Kleinkinder, zusammen mit einer Antibiotikabehandlung gegen Lungenentzündung, könnte das Auftreten wiederholter Lungenentzündungsvorfälle verringern."

Manaseki-Holland S, Qader G, et al. Effects of vitamin D supplementation to children diagnosed with pneumonia in Kabul: a randomised controlled trial. *Trop Med Int Health* 2010 Oct; 15(10): 1148–55.

- In einer randomisierten, placebokontrollierten Doppelblindstudie, die in einem afghanischen Krankenhaus durchgeführt wurde, wurden 453 Kleinkinder, bei denen eine Lungenentzündung diagnostiziert wurde, in zwei Gruppen aufgeteilt. Eine Gruppe erhielt 100.000 IE Vitamin D3 plus Antibiotika, die andere Gruppe bekam ein Placebo.
- Kinder, die eine Vitamin-D-Supplementierung erhielten, waren weniger gefährdet, an einer wiederholten Lungenentzündung innerhalb von 90 Tagen (RR = 0,78) zu erkranken und lebten länger ohne einen erneuten Vorfall (Hazard Ratio, HR = 0,71) als die Kinder in der Placebo-Gruppe.

366.

Leow L, Simpson T, et al. Vitamin D, innate immunity and outcomes in community acquired pneumonia. *Respirology* 2011 May; 16(4): 611–16.

„Ein Mangel an 25-Hydroxyvitamin-D ist bei Patienten, die im Winter mit einer ambulant erworbenen Lungenentzündung ins Krankenhaus eingeliefert werden, mit einer erhöhten Sterblichkeitsrate verbunden."

- Diese Studie untersuchte einen Zusammenhang zwischen dem Vitamin-D-Spiegel im Serum und dem Sterberisiko bei 112 Patienten, die mit einer Lungenentzündung in ein Krankenhaus eingeliefert wurden.
- Bei Patienten mit Lungenentzündung, die einen großen Vitamin-D-Mangel aufwiesen (weniger als 30 nmol/l), war die Wahrscheinlichkeit, innerhalb von 30 Tagen zu sterben, zwölfmal höher als bei Patienten mit Serumkonzentrationen von Vitamin D von mehr als 50 nmol/l (QV = 12,7).

367.

UNZUREICHENDE VITAMIN-D-KONZENTRATIONEN IM SERUM SCHWANGERER FRAUEN ERHÖHEN DAS RISIKO VON ATEMWEGSINFEKTIONEN UND PFEIFATMUNG BEI IHREN BABYS

„In einer bevölkerungsbasierten Geburtskohorte mit ausgezeichneter Nachbeobachtung über 5 Jahre wiesen die Werte von 25-Hydroxyvitamin-D im Nabelschnurblut einen umgekehrten Zusammenhang mit den Risiken einer Atemwegsinfektion und Pfeifatmung im Kindesalter auf."

Camargo CA Jr, Ingham T, et al. Cord-blood 25-hydroxyvitamin D levels and risk of respiratory infection, wheezing, and asthma. *Pediatrics* 2011 Jan; 127(1): e180–87.

- Diese Studie sollte feststellen, ob die Vitamin-D-Spiegel im Serum bei der Geburt mit dem Risiko einer Atemwegsinfektion während der ersten 3 Lebensmonate und einer Pfeifatmung und/oder Asthma in der frühen Kindheit korrelieren.
- Die Vitamin-D-Spiegel wurden im Nabelschnurblut von 922 Neugeborenen gemessen.
- Bei Neugeborenen mit Vitamin-D-Werten von weniger als 25 nmol/l im Nabelschnurblut war die Wahrscheinlichkeit, bis zum Alter von 3 Monaten an einer Atemwegsinfektion zu erkranken, doppelt so hoch wie bei Neugeborenen mit Werten von 75 nmol/l oder höher (QV = 2,04). Auch war die Wahrscheinlichkeit, bis zum Alter von 3 Monaten eine wie auch immer geartete Infektion zu entwickeln, doppelt so hoch (QV = 2,36).
- Niedrige Nabelschnurblutwerte an Vitamin D bei der Geburt erhöhten das Risiko für Pfeifatmung bei Kindern im Alter von 15 Monaten, 3 Jahren und 5 Jahren (QV = 2,15).
- Jeder Anstieg der bei der Geburt gemessenen Vitamin-D-Menge um 10 nmol/l verminderte das kumulative Risiko für Pfeifatmung.
- Der Vitamin-D-Spiegel bei schwangeren Frauen könnte das sich entwickelnde fötale Immunsystem und die Gesundheit des

Neugeborenen in den ersten Monaten außerhalb der Gebärmutter beeinträchtigen.

368.

EINE SUPPLEMENTIERUNG MIT VITAMIN D BEI SCHWANGEREN FRAUEN KÖNNTE DAS RISIKO FÜR INFEKTIONEN DER UNTEREN ATEMWEGE BEI IHREN NEUGEBORENEN SENKEN

„Unsere Ergebnisse deuten an, dass Neugeborene mit subklinischem Vitamin-D-Mangel ein erhöhtes Risiko haben, an einer akuten Infektion der unteren Atemwege zu leiden. Die starke positive Übereinstimmung zwischen den Konzentrationen an 25-Hydroxyvitamin-D von Neugeborenen und Müttern zeigt, dass auf eine angemessene Vitamin-D-Supplementierung der Mütter während der Schwangerschaft, insbesondere in den Wintermonaten, Wert gelegt werden sollte."

Karatekin G, Kaya A, et al. Association of subclinical vitamin D deficiency in newborns with acute lower respiratory infection and their mothers. *Eur J Clin Nutr* 2009 Apr; 63(4): 473–77.

• Die Vitamin-D-Spiegel im Serum von Neugeborenen mit akuter Infektion der unteren Atemwege, die auf die Intensivstation für Neugeborene eingewiesen wurden, wurden mit einer Kontrollgruppe gesunder Neugeborener verglichen.
• Der durchschnittliche Vitamin-D-Spiegel der im Krankenhaus behandelten Neugeborenen (9,12 ng/ml) war wesentlich niedriger als der der gesunden Neugeborenen (16,33 ng/ml).
• Der Vitamin-D-Mittelwert bei den Müttern der hospitalisierten Neugeborenen (13,38 ng/m) war deutlich niedriger als bei den Müttern der Kontrollgruppe (22,79 ng/ml).
• Die Werte von Vitamin D im Serum der Neugeborenen entsprachen in hohem Maße den Vitamin-D-Werten im Serum ihrer Mütter.
• Eine Vitamin-D-Supplementierung für schwangere Frauen wird empfohlen.

369.

VITAMIN D SENKT DAS RISIKO FÜR GRIPPE UND LUNGENENTZÜNDUNG BEI SCHWANGEREN FRAUEN UND SCHÜTZT SÄUGLINGE VOR ATEMWEGSINFEKTIONEN

„Schwangere Frauen sollten darin bestärkt werden, ihren Serumspiegel von 25-Hydroxyvitamin D auf 40 bis 80 ng/ml zu erhöhen, und zwar durch die Supplementierung mit mehreren Tausend Internationalen Einheiten von Vitamin D3 pro Tag oder mit UVB-Strahlung, wenn die Sonne hoch genug steht, sodass der Schatten kürzer ist als die eigene Körpergröße."

Grant WB. Pregnant women are at increased risk for severe A influenza because they have low serum 25-hydroxyvitamin D levels. *Crit Care Med* 2010, 38(9): 1921. [Letter.]

- Ein Vitamin-D-Mangel tritt bei schwangeren Frauen und gestillten Säuglingen trotz einer umfangreichen Aufnahme von Vitaminen vor der Geburt (die Dosen sind nicht hoch genug) häufig auf.
- Höhere Vitamin-D-Spiegel verringern das Risiko für Grippe, Lungenentzündung, virale Infektionskrankheiten, Krebs, Herz-Kreislauf-Erkrankungen, Autoimmunerkrankungen und Schwangerschaftskomplikationen. Eine Supplementierung wird empfohlen.

370.

Grant CC, Kaur S, et al. Reduced primary care respiratory infection visits following pregnancy and infancy vitamin D supplementation: a randomised controlled trial. *Acta Paediatr* 2015 Apr; 104(4): 396–404.

„Eine Supplementierung mit Vitamin D3 während der Schwangerschaft und der Säuglingszeit reduziert die Zahl der ärztlichen Grundversorgungen bei akuten Atemwegsinfektionen in der frühen Kindheit."

- Wissenschaftler haben 260 schwangere Frauen und ihre Säuglinge einer von drei Gruppen zugeordnet, die täglich niedrige Dosen von Vitamin D, höhere Dosen von Vitamin D oder ein Placebo erhielten.
- Die Kinder in der Gruppe, die höhere Dosen von Vitamin D erhielten, hatten im Alter von 6 bis 18 Monaten weniger akute Atemwegsinfektionen.

371.

EIN VITAMIN-D-MANGEL BEI SCHWANGEREN UND NEUGEBORENEN ERHÖHT DAS RISIKO FÜR INFEKTIONEN MIT DEM RESPIRATORISCHEN SYNZYTIAL-VIRUS (RSV) IM KINDESALTER

„Die Ergebnisse dieser vorausblickenden Geburtskohortenstudie zeigten, dass ein Vitamin-D-Mangel bei gesunden Neugeborenen in den westlichen Ländern weitverbreitet ist und dass Neugeborene, die bei der Geburt ein Vitamin-D-Defizit aufweisen, ein erhöhtes Risiko haben, im Säuglingsalter an Atemwegsinfektionen mit dem Respiratorischen Synzytial-Virus zu erkranken."

Belderbos ME, Houben ML, et al. Cord blood vitamin D deficiency is associated with respiratory syncytial virus bronchiolitis. *Pediatrics* 2011 Jun; 127(6): e1513–20.

- In den Industrieländern haben etwa 40 % der schwangeren Frauen und die Hälfte aller Neugeborenen und Säuglinge einen Mangel an Vitamin D.
- Ein Vitamin-D-Defizit bei schwangeren Frauen wurde mit mehreren Krankheiten bei ihrem Nachwuchs in Verbindung gebracht, darunter Typ-1-Diabetes, Multiple Sklerose, Schizophrenie, Pfeifatmung bei Säuglingen und Infektionen der Atemwege.
- Diese Untersuchung sollte herausfinden, ob niedrige Vitamin-D-Spiegel im Serum bei Schwangeren und ihren Neugeborenen das Risiko für RSV-Infektionen (Respiratorisches Synzytial-Virus) erhöhen.
- Es wurden die Vitamin-D-Werte im Nabelschnurblut von 156 Neugeborenen gemessen. Bei Babys, die mit Werten unter 50 nmol/l geboren wurden, war die Wahrscheinlichkeit, im ersten Lebensjahr an einer RSV-Infektion der unteren Atemwege zu erkranken, sechsmal

höher als bei Säuglingen, die mit Werten über 75 nmol/l zur Welt kamen (RR = 6,2).

- Eine Supplementierung mit Vitamin D in der Schwangerschaft steht in großem Zusammenhang mit den Konzentrationen des Nabelschnurbluts bei Neugeborenen. Ein niedriger Vitamin-D-Gehalt bei Neugeborenen ist mit einem deutlich erhöhten Risiko für eine RSV-Infektion verbunden.
- Eine regelmäßige Supplementierung mit Vitamin D während der Schwangerschaft ist möglicherweise entscheidend dafür, RSV-Infektionen im Säuglingsalter zu verhindern.

372.

ES BESTEHT EIN STATISTISCH SIGNIFIKANTER ZUSAMMENHANG ZWISCHEN UNZUREICHENDEM VITAMIN-D-GEHALT UND AKUTEN ATEMWEGSINFEKTIONEN

„Die Ergebnisse der vorliegenden Studie tragen zu den vielfältigen Konsequenzen bei, von denen bereits bekannt ist, dass sie auf eine Vitamin-D-Insuffizienz zurückzuführen sind und erhebliche Auswirkungen auf die öffentliche Gesundheit haben."

Laaksi I, Ruohola JP, et al. An association of serum vitamin D concentrations < 40 nmol/L with acute respiratory tract infection in young Finnish men. *Am J Clin Nutr* 2007; 86: 714–17.

- Untersucht wurde, ob es einen Zusammenhang zwischen niedrigen Vitamin-D-Spiegeln im Serum und akuten Atemwegsinfektionen, z. B. Lungenentzündung, Bronchitis und Nasennebenhöhlenentzündung, gibt.
- Die Vitamin-D-Werte im Serum von 756 jungen finnischen Männern, die auf einem Militärstützpunkt dienten, wurden vor einem 6-monatigen Beobachtungszeitraum gemessen, während der ärztlich diagnostizierte Atemwegsinfektionen sowie die Anzahl der Tage, an denen sie nicht im Dienst waren, aufgezeichnet wurden.
- Probanden mit Hydroxyvitamin-D-Spiegeln im Serum von weniger als 40 nmol/l (16 ng/ml) zu Beginn der sechsmonatigen Beobachtungsperiode hatten wesentlich mehr dienstfreie Tage aufgrund von

Atemwegsinfektionen als die Kontrollpersonen (Inzidenzratenverhält-nis, IRR = 1,63).

- Testpersonen, die rauchten, hatten deutlich niedrigere Vitamin-D-Werte im Serum als die Kontrollpersonen. Probanden, die vor dem Eintritt in die Armee mindestens 5 Stunden pro Woche trainierten, hatten höhere Vitamin-D-Spiegel als solche, die vor dem Eintritt in die Armee keinen Sport betrieben.
- Diese Studie beweist, dass eine Vitamin-D-Insuffizienz die Anfällig-keit für Atemwegsinfektionen beträchtlich erhöht.

373.

ERWACHSENE MITTLEREN UND HÖHEREN ALTERS MIT HOHEM VITAMIN-D-GEHALT STERBEN SELTENER AN ATEMWEGSERKRANKUNGEN SOWIE AN ANDEREN URSACHEN

„Diese 13-jährige, vorausblickende Studie mit Studienteilnehmern mittleren und höheren Alters aus Großbritannien, die unter nor-malen Bedingungen leben, unterstützt zusätzlich die Hypothese, dass der Vitamin-D-Gehalt mit einer Reihe wichtiger gesundheit-licher Folgen wie Atemwegserkrankungen, Herz-Kreislauf-Erkran-kungen, Knochenbrüchen und der Sterblichkeit insgesamt verbun-den ist. Die höchsten Sterblichkeitsraten wurden bei Personen mit 25 (OH)D-Konzentrationen unter 30 nmol/l beobachtet."

Khaw KT, Luben R, Wareham N. Serum 25-hydroxyvitamin D, mortality, and incident cardiovascular disease, respiratory disease, cancers, and fractures: a 13-y prospective population study. Am J Clin Nutr 2014 Nov; 100(5): 1361–70.

- 14.641 Erwachsene im Alter zwischen 42 und 82 Jahren wurden auf der Grundlage ihres Vitamin-D-Spiegels im Serum in 5 Gruppen eingeteilt: a) weniger als 30 nmol/l, b) 30 bis < 50, c) 50 bis < 70, d) 70 bis < 90 und e) 90 oder mehr nmol/l. Sie wurden 13 Jahre lang oder bis zu ihrem Tod beobachtet.

- Das Risiko, an irgendeiner Ursache zu sterben, war bei Erwachsenen mit höheren Vitamin-D-Spiegeln wesentlich geringer. Bei Erwachsenen mit Konzentrationen von mehr als 90 nmol/l war die Wahrscheinlichkeit zu sterben, um 34 % niedriger als bei denen, die weniger als 30 nmol/l (HR = 0,66) aufwiesen.
- Erwachsene mit Vitamin-D-Spiegeln von mehr als 90 nmol/l waren zu 78 % weniger gefährdet, an Atemwegserkrankungen oder -infektionen zu sterben, als diejenigen mit weniger als 30 nmol/l (HR = 0,22).
- Höhere Vitamin-D-Spiegel erwiesen sich auch als guter Schutz gegen Herz-Kreislauf-Erkrankungen und Knochenbrüche.
- Vitamin D3 war die vorherrschende Form von Vitamin D.
- Eine Erhöhung des Vitamin-D-Spiegels in der allgemeinen Bevölkerung könnte erhebliche gesundheitliche Vorteile mit sich bringen, ohne das Erkrankungsrisiko zu erhöhen.

374.

EIN UNZUREICHENDER VITAMIN-D-GEHALT BEI KINDERN UND ERWACHSENEN IST MIT ATEMWEGSINFEKTIONEN VERBUNDEN; EINE SUPPLEMENTIERUNG WIRD EMPFOHLEN

„Ein Mangel an Vitamin D und eine entsprechende Insuffizienz sind bei Schulkindern in Xinxiang weitverbreitet. Eine Ergänzung mit Nahrungsmitteln oder Vitamin D für chinesische Kinder ist daher berechtigt."

Li PL, Tian YJ, et al. The prevalence of vitamin D deficiency among schoolchildren: a cohort study from Xinxiang, China. *J Pediatr Endocrinol Metab* 2015 May; 28(5–6): 629–33.

- Es besteht eine umgekehrte Beziehung zwischen dem Vitamin-D-Spiegel bei Kindern und der Anzahl der Atemwegsinfektionen.
- Bei 606 chinesischen Schulkindern wurden die Vitamin-D-Spiegel im Serum gemessen; 47 % der Kinder hatten einen Vitamin-D-Mangel und 86 % einen unzureichenden Vitamin-D-Spiegel. Eine Vitamin-D-Supplementierung für Kinder wird empfohlen.

375.

Berry DJ, Hesketh K, et al. Vitamin D status has a linear association with seasonal infections and lung function in British adults. *Br J Nutr* 2011 Nov; 106(9): 1433–40.

„Der Vitamin-D-Gehalt stand in einem linearen Zusammenhang mit Atemwegsinfektionen und der Lungenfunktion."

- Untersucht wurde der Zusammenhang zwischen den Vitamin-D-Spiegeln im Blutserum, Atemwegsinfektionen und der Lungenfunktion.
- Bei 6.789 Erwachsenen ab 45 Jahren wurden die Höhe des Vitamin-D-Spiegels im Serum, Infektionen der Atemwege und die Lungenkraft (forciertes Exspirationsvolumen und forcierte Vitalkapazität) gemessen und analysiert.
- Jede Erhöhung des Vitamin-D-Spiegels im Serum um 10 nmol/l reduzierte das Risiko einer Atemwegsinfektion und erhöhte die Lungenkraft.

376.

EINE SUPPLEMENTIERUNG MIT VITAMIN D SCHÜTZT KINDER VOR ATEMWEGSINFEKTIONEN

„Eine Nahrungsergänzung mit Vitamin D hat das Risiko akuter Atemwegsinfektionen bei mongolischen Kindern mit Vitamin-D-Mangel im Winter deutlich gesenkt."

Camargo CA Jr, Ganmaa D, et al. Randomized trial of vitamin D supplementation and risk of acute respiratory infection in Mongolia. *Pediatrics* 2012 Sep; 130(3): e561–67.

- Im Winter tranken 143 Schulkinder täglich Milch, die mit 300 IE Vitamin D angereichert war. Eine weitere Gruppe von 247 Schulkindern (die Kontrollgruppe) trank Milch, die kein zusätzliches Vitamin D enthielt.

- Am Ende der Untersuchung hatten die Kinder in der Vitamin-D-Gruppe einen höheren mittleren Vitamin-D-Spiegel im Serum (19 ng/ml gegenüber 7 ng/ml) und deutlich weniger akute Atemwegsinfektionen als die Kontrollgruppe (RR = 0,52).
- Nach Bereinigung möglicher Störfaktoren senkte die Vitamin-D-Supplementierung immer noch das Risiko akuter Atemwegsinfektionen um die Hälfte (RR = 0,50).

377.

Linday LA, Shindledecker RD, et al. Effect of daily cod liver oil and a multivitamin-mineral supplement with selenium on upper respiratory tract pediatric visits by young, inner-city, Latino children: randomized pediatric sites. *Ann Otol Rhinol Laryngol* 2004 Nov; 113(11): 891–901.

„Mit der Verabreichung dieser Nahrungsergänzungsmittel ... ging im Laufe der Zeit eine verringerte Anzahl von Besuchen beim Kinderarzt aufgrund von Infektionen der oberen Atemwege einher."

- Kinder im Alter von 6 Monaten bis 5 Jahre wurden nach dem Zufallsprinzip in zwei Gruppen unterteilt. Die eine Gruppe erhielt täglich eine Supplementierung mit Lebertran (mit hohem Vitamin-D-Gehalt) und einem Multivitaminpräparat; die Kontrollgruppe erhielt keine Nahrungsergänzung.
- In den folgenden Monaten verzeichnete die Supplement-Gruppe weniger Besuche beim Kinderarzt infolge einer Infektion der Atemwege, was auch statistisch bedeutsam ist.

378.

NIEDRIGE VITAMIN-D-SPIEGEL IM SERUM STEHEN IN ZUSAMMENHANG MIT DEN UNLÄNGST AUFGETRETENEN INFEKTIONEN DER OBEREN ATEMWEGE

„Die Ergebnisse unserer Untersuchung liefern weitere Beweise aus einer großen, von Vielfalt geprägten Bevölkerungsgruppe für den umgekehrten Zusammenhang zwischen dem (Vitamin D-)Spiegel im Serum und Atemwegsinfektionen. Eine Nahrungsergänzung mit Vitamin D kann die Häufigkeit von Infektionen der oberen Atemwege und die Verschlimmerung von Atemwegserkrankungen reduzieren."

Ginde AA, Mansbach JM, Camargo CA Jr. Association between serum 25-hydroxyvitamin D level and upper respiratory tract infection in the Third National Health and Nutrition Examination Survey. *Arch Intern Med* 2009 Feb 23; 169(4): 384–90.

- Diese Studie untersuchte den Zusammenhang zwischen den Vitamin-D-Spiegeln im Serum und den jüngst aufgetretenen Infektionen der oberen Atemwege bei 18.883 Personen im Alter ab 12 Jahren.
- Die Studienteilnehmer wurden basierend auf ihren 25-Hydroxyvitamin-D-Werten im Serum in eine von drei Gruppen eingeteilt: a) unter 10 ng/ml (<25 nmol/l), b) 10 bis weniger als 30 ng/ml (25–74,9 nmol/l) und c) 30 ng/ml oder höher (>75 nmol/l).
- Bei Personen mit einem Vitamin-D-Spiegel von weniger als 10 ng/ml war die Wahrscheinlichkeit, dass sie vor Kurzem an einer Infektion der oberen Atemwege litten, um 55 % höher als bei Personen, die einen Wert von 30 ng/ml oder höher (QV = 1,55) aufwiesen.
- Bei Asthmatikern mit Vitamin-D-Spiegeln unter 10 ng/ml im Serum war es 5,67-mal wahrscheinlicher, dass sie unlängst eine Infektion der oberen Atemwege hatten als bei Personen mit Werten von 30 ng/ml oder höher.

379.

EIN ZU GERINGER VITAMIN-D-GEHALT BEI KINDERN ERHÖHT DAS RISIKO EINER INFEKTION DER OBEREN ATEMWEGE

„Niedrigere Konzentrationen an 25-Hydroxyvitamin-D im Serum waren mit einem erhöhten Risiko für laborbestätigte virale Atemwegsinfektionen bei Kindern verbunden."

Science M, Maguire JL, et al. Low serum 25-hydroxyvitamin D level and risk of upper respiratory tract infection in children and adolescents. *Clin Infect Dis* 2013 Aug; 57(3): 392–97.

- Es sollte untersucht werden, ob die Vitamin-D-Serumspiegel mit laborbestätigten viralen Atemwegsinfektionen bei Kindern in Verbindung stehen.
- Zu Beginn der Studie haben die Forscher die 25-Hydroxyvitamin-D-Spiegel im Serum von 743 Kindern im Alter von 3 bis 15 Jahren gemessen; anschließend wurden die Kinder während der Jahreszeit, in der sich die Atemwegsviren verbreiten, beobachtet.
- Insgesamt 229 Kinder entwickelten mindestens eine im Labor bestätigte virale Atemwegsinfektion.
- Niedrigere Vitamin-D-Spiegel und ein jüngeres Alter korrelierten mit einem erhöhten Risiko für virale Atemwegsinfektionen.
- 25-Hydroxyvitamin-D-Serumspiegel, die weniger als 75 nmol/l betrugen, steigerten beträchtlich das Risiko für virale Atemwegsinfektionen (HR = 1,51); Werte unter 50 nmol/l erhöhten das Risiko um fast 70 % (HR = 1,67).

380.

VITAMIN D SCHÜTZT KINDER VOR AKUTEN INFEKTIONEN DER UNTEREN ATEMWEGE

„Eine Supplementierung mit Vitamin D ist eine kostengünstige und risikoarme Intervention, die für Kinder in Betracht gezogen werden sollte, insbesondere für diejenigen, die für akute Infektionen der unteren Atemwege gefährdet sind."

Larkin A, Lassetter J. Vitamin D deficiency and acute lower respiratory infections in children younger than 5 years: identification and treatment. *J Pediatr Health Care* 2014 Nov–Dec; 28(6): 572–82.

- Akute Infektionen der unteren Atemwege sind eine der Hauptursachen für Todesfälle bei Kindern.
- In 13 Studien wurde festgestellt, dass ein Vitamin-D-Mangel mit einem erhöhten Risiko oder Schweregrad akuter Infektionen der unteren Atemwege verbunden ist.
- Eine Nahrungsergänzung mit Vitamin D wird für Kinder empfohlen.

381.

Łuczyńska A, Logan C, et al. Cord blood 25(OH)D levels and the subsequent risk of lower respiratory tract infections in early childhood: the Ulm birth cohort. *Eur J Epidemiol* 2014 Aug; 29(8): 585–94.

„Unsere Ergebnisse deuten an, dass ein Vitamin-D-Mangel bei der Geburt mit einem erhöhten Risiko für Infektionen der unteren Atemwege verbunden ist. Dieser Zusammenhang scheint bei Säuglingen, die im Herbst geboren wurden, am größten zu sein."

- Die Vitamin-D-Spiegel wurden im Nabelschnurblut von 777 Neugeborenen gemessen.

- Bei Neugeborenen mit Vitamin-D-Spiegeln unter 25 nmol/l im Nabelschnurblut war die Wahrscheinlichkeit, im ersten Lebensjahr an Infektionen der unteren Atemwege zu erkranken, deutlich höher als bei Neugeborenen mit Werten über 50 nmol/l (RR = 1,32).

382.

AKUTE INFEKTIONEN DER UNTEREN ATEMWEGE SIND BEI KINDERN MIT UNZUREICHENDEN VITAMIN-D-WERTEN WESENTLICH SCHWERWIEGENDER

„Deutlich mehr Kinder, die mit einer akuten Infektion der unteren Atemwege auf die Kinderintensivstation eingeliefert wurden, hatten einen Vitamin-D-Mangel. Diese Ergebnisse lassen vermuten, dass die immunmodulierenden Eigenschaften von Vitamin D möglicherweise den Schweregrad der akuten Infektion der unteren Atemwege beeinflussen."

McNally JD, Leis K, et al. Vitamin D deficiency in young children with severe acute lower respiratory infection. *Pediatr Pulmonol* 2009 Oct; 44(10): 981–88.

- Die Serumspiegel von 25-Hydroxyvitamin-D von 95 kleinen Kindern, die mit akuten Infektionen der unteren Atemwege ins Krankenhaus eingeliefert wurden, wurden mit 92 Kontrollkindern verglichen.
- Kinder mit den schwersten Atemwegsinfektionen hatten wesentlich niedrigere Vitamin-D-Spiegel als a) Kinder mit Atemwegsinfektionen, die keine intensivmedizinische Behandlung benötigten, und b) als die Kontrollgruppe ohne Atemwegsbeschwerden.

383.

Roth DE, Shah R, et al. Vitamin D status and acute lower respiratory infection in early childhood in Sylhet, Bangladesh. *Acta Paediatr* 2010 Mar; 99(3): 389–93.

„Akute Infektionen der unteren Atemwege sind weltweit die wichtigste Ursache für Kindersterblichkeit. Ein Vitamin-D-(Mangel) wurde in einer abgestimmten Fall-Kontroll-Studie mit einer akuten Infektion der unteren Atemwege in Verbindung gebracht.“

- In dieser Studie wurden Kinder im Alter von 1 bis 18 Monaten, die mit einer akuten Infektion der unteren Atemwege ins Krankenhaus eingeliefert wurden, den Kontrollkindern zugeordnet. Der durchschnittliche Vitamin-D-Spiegel bei den kranken Kindern war im Vergleich zur Kontrollgruppe (39,1 nmol/l) deutlich niedriger (29,1 nmol/l).
- Mit jedem Anstieg des Vitamin-D-Spiegels im Serum um 10 nmol/L verringerte sich die Wahrscheinlichkeit einer akuten Infektion der unteren Atemwege um die Hälfte (QV = 0,53).

384.

SCHWERE INFEKTIONEN DER UNTEREN ATEMWEGE SIND BEI KINDERN MIT EINEM VITAMIN-D-MANGEL DEUTLICH WAHRSCHEINLICHER

„Ein subklinischer Vitamin-D-Mangel und nicht ausschließliches Stillen eines Babys während der ersten vier Monate waren signifikante Risikofaktoren für eine schwere akute Infektion der unteren Atemwege.“

Wayse V, Yousafzai A, et al. Association of subclinical vitamin D deficiency with severe acute lower respiratory infection in Indian children under 5 y. Eur J Clin Nutr 2004, 58: 563–67.

- Kinder unter 5 Jahren, bei denen eine schwere akute Infektion der unteren Atemwege (ALRI) diagnostiziert wurde, wurden mit gesunden Kontrollkindern verglichen, um herauszufinden, ob ein subklinischer Vitamin-D-Mangel das Risiko einer ALRI erhöht.
- Bei Kindern mit schwerer ALRI war die Wahrscheinlichkeit, dass die Serumkonzentration von 25-Hydroxyvitamin-D über 22,5 nmol/l (QV = 0,09) lag, wesentlich geringer als bei den Kindern der Kontrollgruppe.

Auch das ausschließliche Stillen in den ersten 4 Lebensmonaten reduzierte erheblich das Risiko, eine ALRI zu entwickeln (QV = 0,42).

385.

Inamo Y, Hasegawa M, et al. Serum vitamin D concentrations and associated severity of acute lower respiratory tract infections in Japanese hospitalized children. *Pediatr Int* 2011 Apr; 53(2): 199–201.

„Wesentlich mehr Kinder mit einer akuten Infektion der unteren Atemwege (ALRI), die eine zusätzliche Sauerstoffversorgung und ein Beatmungsgerät benötigten, hatten einen Vitamin-D-Mangel. Diese Ergebnisse legen nahe, dass die immunmodulierenden Eigenschaften von Vitamin D den Schweregrad der ALRI beeinflussen.“

- Diese Studie untersuchte, ob es einen Zusammenhang zwischen einem Vitamin-D-Mangel und dem Schweregrad von Atemwegsinfektionen bei Kindern gibt, die mit ALRI ins Krankenhaus eingeliefert wurden.
- Kinder mit ALRI und einem Vitamin-D-Mangel (weniger als 15 ng/ml) benötigten mit deutlich höherer Wahrscheinlichkeit Sauerstoff und ein Beatmungsgerät.

386.

ÄRZTE EMPFEHLEN EINE VITAMIN-D-SUPPLEMENTIERUNG FÜR BESCHÄFTIGTE IM GESUNDHEITSWESEN ALS ALTERNATIVE ZUR GRIPPEIMPFUNG

„Einige Beschäftigte im Gesundheitswesen zögern mitunter, sich impfen zu lassen, weil der Impfstoff ein Quecksilberkonservierungsmittel – Thiomersal – enthält, das gesundheitsschädlich sein kann. Da es gut dokumentiert ist, dass ein Vitamin-D-Mangel das Influenzavirus auslösen kann, empfehlen wir dringend, dass alle Mitarbeiter und Patienten im Gesundheitswesen

*auf Vitamin-D-Mangel getestet und behandelt werden, um eine akute Ver-
schlimmerung einer Atemwegsinfektion zu verhindern."*

Edlich RF, Mason SS, et al. Pandemic preparedness for swine flu influenza
in the United States. *J Environ Pathol Toxicol Oncol* 2009; 28(4): 261–64.

- In diesem Artikel wurden Strategien zur Begrenzung der Grippeausbrei-
tung erläutert und Beschäftigte und Patienten des Gesundheitswesens
aufgefordert, sich auf Vitamin-D-Mangel testen und behandeln zu lassen.
- Ein Vitamin-D-Mangel erhöht die Anfälligkeit für virale Atemwegsinfektionen.
- Es wurde nachgewiesen, dass die optimalen Vitamin-D-Spiegel im
Serum, um einem Mangel vorzubeugen, bei 50 bis 75 ng/ml liegen
und die optimale Dosis an Vitamin D für Erwachsene 4.000 bis 5.000
IE täglich beträgt.

ÄRZTE UND KRANKENSCHWESTERN
VERWEIGERN IMPFUNGEN

■ ■ ■

Viele Kinder- und Hausärzte impfen ihre eigenen Kinder nicht gemäß den offiziellen Empfehlungen. Einige lehnen Impfungen gegen MMR (Mumps, Masern, Röteln), Hepatitis B, Hib, Pneumokokken, Windpocken, Rotaviren und/oder Grippe für ihre eigenen Kinder ab, während andere MMR- oder Keuchhustenimpfungen aufschieben, bis das Kind älter ist. In einer US-amerikanischen Studie gaben 10 % der allgemeinen Kinderärzte und 21 % der Kinderfachärzte zu, dass sie nicht beabsichtigen, die Richtlinien der US-Gesundheitsbehörde CDC bei der Impfung ihrer eigenen Kinder zu befolgen. Die häufigsten Gründe, warum Ärzte ihre eigenen Kinder nicht impfen lassen, sind die Besorgnis hinsichtlich der Unbedenklichkeit von Impfstoffen, ferner, dass das Immunsystem der Kinder noch nicht ausgereift ist und dass zu viele Impfstoffe auf einmal verabreicht werden.

Zahlreiche Studien bestätigen, dass weltweit nur wenige Beschäftigte im Gesundheitswesen bereit sind, sich impfen zu lassen. So haben sich zum Beispiel nur 2 % der israelischen Krankenschwestern gegen Keuchhusten impfen lassen, nachdem sie drei Monate vorher dazu aufgefordert wurden. In England lehnen 57 % des Gesundheitspersonals den Impfstoff gegen die saisonale Grippe ab, in Italien verweigern 70 % der Ärzte und 89 % der Krankenschwestern Grippeimpfungen. In China wird der Grippeimpfstoff als Impfstoff zweiter Klasse eingestuft; nur 21 % der chinesischen Krankenschwestern und 13 % der Ärzte sind gegen Grippe geimpft.

Seit über zwei Jahrzehnten fordern medizinische Leitlinien in Deutschland das Gesundheitspersonal auf, sich gegen Grippe impfen zu lassen, doch nur 39 % der Ärzte und 17 % der Pflegekräfte bekommen einen Impfstoff gegen die saisonale Grippe verabreicht. In Brasilien erhielten nach Beendigung einer Kampagne der Gesundheitsbehörden, in der die Beschäftigten im Gesundheitswesen aufgefordert wurden, sich gegen Grippe impfen zu lassen, nur 13 % einen Grippeimpfstoff.

Die Hauptgründe dafür, dass das Gesundheitspersonal „nicht fügsam" ist und Grippeimpfstoffe ablehnt, sind unter anderem a) die Angst vor Nebenwirkungen, b) schwerwiegende unerwünschte Wirkungen nach früheren Impfungen, c) der Glaube, dass der Impfstoff die Krankheit verursacht, und d) wenig Vertrauen in seine Wirksamkeit. Viele Krankenschwestern sind auch der Meinung, dass die Eltern ein Recht darauf haben, über die Impfung ihrer Kinder zu entscheiden. Sie fordern diesen gleichen Respekt auch für sich.

387.

KINDERÄRZTE LEHNEN IMPFSTOFFE
FÜR IHRE EIGENEN KINDER AB

„10 % der Kinderärzte und 21 % der Kinderfachärzte geben an, dass sie die Empfehlungen der CDC für zukünftige Nachkommen nicht befolgen würden. Trotz ihrer Ausbildung äußerten die Ärzte in dieser Studie ihre Besorgnis über die Unbedenklichkeit von Impfstoffen."

Martin M, Badalyan V. Vaccination practices among physicians and their children. OJPed 2012 Sep; 2(3): 228–35.

- Befragt wurden 582 Kinderärzte, um zu ermitteln, ob sie sich bei der Impfung ihrer eigenen Kinder an die CDC-Richtlinien halten und beabsichtigen, ihre zukünftigen Kinder impfen zu lassen.
- 5 % der allgemeinen Kinderärzte und 8 % der Kinderfachärzte (d.h. Neonatologen und Kinderkardiologen) halten sich nicht an die Impfrichtlinien der CDC.
- 10 % der allgemeinen Kinderärzte und 21 % der Kinderfachärzte beabsichtigen, mindestens einen Impfstoff für ihre eigenen Kinder abzulehnen.
- Trotz des Anstiegs der Inzidenzrate für Masern wollen 5 % der allgemeinen Kinderärzte und 19 % der Kinderfachärzte die MMR-Impfung

für ihre zukünftigen Kinder auf die Zeit nach dem 18. Lebensmonat verschieben.

- Eine große Anzahl von Kinderfachärzten lehnt auch Impfungen gegen Rotaviren (12 %), Meningokokken (9 %) und Hepatitis A (6 %) für ihre zukünftigen Kinder ab.

- Die häufigsten Gründe, warum Kinderärzte bereits mindestens einen Impfstoff für ihre Kinder vermieden haben oder Impfstoffe für zukünftige Kinder vermeiden wollen, sind die Besorgnis hinsichtlich der Unbedenklichkeit der Impfstoffe und dass zu viele von ihnen auf einmal verabreicht werden.

388.

VIELE KINDERÄRZTE IMPFEN IHRE EIGENEN KINDER NICHT GEMÄß DEN OFFIZIELLEN EMPFEHLUNGEN

„Ein relativ großer Teil nichtpädiatrischer Ärzte befolgt nicht die aktuellen Impfempfehlungen für ihre eigenen Kinder und beabsichtigt auch nicht, sie zu befolgen. Trotz ihrer wissenschaftlichen Schulung und Ausbildung bringen sie dieselben Bedenken zum Ausdruck, die in der Öffentlichkeit vorherrschen."

Posfay-Barbe KM, Heininger U, et al. How do physicians immunize their own children? Differences among pediatricians and non-pediatricians. *Pediatrics* 2005 Nov; 116(5): e623–33.

- Die Forscher befragten 915 Schweizer Kinderärzte und Nichtkinderärzte (Allgemeinmediziner und Fachärzte), um herauszufinden, wie sie ihre eigenen Kinder geimpft haben und wie sie sie im laufenden Jahr impfen würden.

- 8 % der Kinderärzte gaben nicht ihre Erlaubnis, dass ihre eigenen Kindern alle offiziell empfohlenen Impfungen erhalten, und 34 % wichen von dem offiziell empfohlenen Zeitpunkt der Impfungen ihrer eigenen Kinder ab.

- Viele Kinderärzte haben ihre eigenen Kinder nicht gegen Hepatitis B (32 %) oder Hib (29 %) geimpft. Nur 13 % impften ihre eigenen Kinder gegen Grippe, 5 % gegen Pneumokokken und 3 % gegen Windpocken.
- 14 % der nichtpädiatrischen Ärzte und 6 % der Kinderärzte erlaubten es nicht, dass ihre eigenen Kinder die erste Dosis gegen MMR vor dem 2. Lebensjahr bekommen, und 5 % der nichtpädiatrischen Ärzte ließen nicht zu, dass ihre eigenen Kindern überhaupt gegen MMR geimpft werden, ganz gleich in welchem Alter.
- 9 % der nichtpädiatrischen Ärzte und 3 % der Kinderärzte erlaubten es nicht, dass ihre eigenen Kinder die erste Dosis eines Keuchhustenimpfstoffs (DTP oder DTaP) im empfohlenen Alter von 2 bis 6 Monaten erhalten.
- Einige Ärzte lehnten Impfstoffe für ihre eigenen Kinder ab, weil sie eher eine infektionsbedingte als eine durch Impfstoffe herbeigeführte Immunität anstrebten. Der MMR-Impfstoff wurde abgelehnt, weil er für schädlicher als die Krankheit gehalten wurde. Einige Impfstoffe wurden aufgrund von Sicherheitsbedenken und einer Immunitätsüberlastung zurückgewiesen.

389.

KINDER- UND HAUSÄRZTE EMPFEHLEN ELTERN NICHT, IHREN KINDERN ALLE IMPFSTOFFE VERABREICHEN ZU LASSEN

„Wir kommen zu dem Schluss, dass ärztliche Eigenheiten und Bedenken bezüglich der Impfungen von Kindern damit verbunden sind, nicht alle Impfstoffe für Kinder zu empfehlen."

Gust D, Weber D, et al. Physicians who do and do not recommend children get all vaccinations. *J Health Commun* 2008 Sep; 13(6): 573–82.

- Befragt wurden 250 Kinderärzte und 484 Hausärzte, die mindestens fünf Kinder pro Woche behandeln, um zu ermitteln, ob sie den Eltern empfehlen, den Kindern alle üblichen Impfstoffe zu verabreichen.
- 11 % der Kinderärzte und Hausärzte empfehlen den Eltern nicht, dass ihre Kinder alle Impfstoffe erhalten sollten.

- Im Vergleich zu den Ärzten, die alle Impfstoffe empfahlen, war die Wahrscheinlichkeit, dass Hausärzte nicht alle Impfstoffe für Kinder empfehlen (QV = 2,9) und hinsichtlich der Unbedenklichkeit von Kinderimpfungen besorgt sind (QV = 2,0), deutlich höher als bei den Kinderärzten.

390.

Anastasi D, Di Giuseppe G, et al. Paediatricians knowledge, attitudes, and practices regarding immunizations for infants in Italy. *BMC Public Health* 2009 Dec 14; 9: 463.

- Die Forscher befragten 156 italienische Kinderärzte, um ihr Wissen, ihre Einstellungen und ihr Verhalten bezüglich Impfungen für Säuglinge zu ermitteln.
- Lediglich 10 % der Kinderärzte hatten eine positive Einstellung gegenüber dem Nutzen der empfohlenen Impfstoffe für Säuglinge.
- Nur 26 % der Kinderärzte verabreichten ihren Patienten regelmäßig empfohlene Impfstoffe (unter anderem gegen Masern, Hib und Keuchhusten).

391.

KINDERÄRZTE IMPFEN IHRE EIGENEN KINDER NICHT GEGEN WINDPOCKEN; ÄRZTE LEHNEN IMPFSTOFFE GEGEN GRIPPE, KEUCHHUSTEN UND HEPATITIS B AB

„Viele Ärzte äußerten Vorbehalte gegen die regelmäßige Verabreichung des Windpockenimpfstoffs bei gesunden Kindern."

Katz-Sidlow RJ, Sidlow R. A look at the pediatrician as parent: experience with the introduction of varicella vaccine. *Clin Pediatr (Phila)* 2003 Sep; 42(7): 635–40.

- Befragt wurden 764 New Yorker Kinderärzte, um zu ermitteln, ob ihre Entscheidungen, die eigenen Kinder gegen Windpocken impfen zu lassen, von den Empfehlungen für ihre Patienten abweichen.
- 15 % der befragten Kinderärzte empfahlen ihren Patienten den Windpocken-Impfstoff nicht regelmäßig, und 12 % impften ihre eigenen Kinder nicht gegen Windpocken.

392.

Pulcini C, Massin S, et al. Factors associated with vaccination for hepatitis B, pertussis, seasonal and pandemic influenza among French general practitioners: a 2010 survey. *Vaccine* 2013 Aug; 31(37): 3943–49.

- Die Wissenschaftler befragten 1.431 selbstständige Allgemeinmediziner (Hausärzte) in Frankreich, um festzustellen, ob sie aufgrund ihrer beruflichen Tätigkeit geimpft waren.
- 23 % der Hausärzte in Frankreich waren nicht gegen die saisonale Grippe geimpft, 27 % waren nicht gegen Hepatitis B und 36 % nicht gegen Keuchhusten geimpft.

393.

VIELE EUROPÄISCHE ÄRZTE MEINEN, MASERN SEIEN EINE HARMLOSE KRANKHEIT UND EMPFEHLEN KEINE VERBINDLICHEN MMR-IMPFUNGEN

„Viele Hausärzte teilten die allgemeine Fehleinschätzung, dass Masern keine ernsthafte Gesundheitsbedrohung darstellen, obwohl die Hälfte von ihnen mit Masern infiziert war."

Pulcini C, Massin S, et al. Knowledge, attitudes, beliefs and practices of general practitioners towards measles and MMR vaccination in southeastern France in 2012. *Clin Microbiol Infect* 2014 Jan; 20(1): 38–43.

- Befragt wurden 329 Hausärzte (HÄ) in Südostfrankreich, um ihre Einstellung zu Masern- und MMR-Impfungen zu erfahren.
- 80 % der Hausärzte gaben an, dass die meisten Eltern/Patienten Masern als harmlose Krankheit betrachten.
- 33 % der Hausärzte sind der Meinung, dass eine MMR-Impfung für Kinder unter 2 Jahren nicht obligatorisch sein sollte.
- 13 % der Hausärzte halten Masern für eine harmlose Krankheit und 12 % sind nicht davon überzeugt, dass eine zweite Dosis gegen MMR sinnvoll ist.
- Ärzte, die Alternativmedizin praktizierten, waren von der Studie ausgeschlossen.

394.

Simone B, Carrillo-Santisteve P, Lopalco PL. Healthcare workers' role in keeping MMR vaccination uptake high in Europe: a review of evidence. *Euro Surveill* 2012 Jun 28; 17(26). pii: 20206.

- Die Forscher überprüften 28 europäische Studien, um das Wissen, die Einstellungen und die Vorgehensweisen von Gesundheitsfachkräften im Hinblick auf Masern- und MMR-Impfungen zu ermitteln und welchen Einfluss sie auf die Entscheidungen der Eltern haben, wenn es um Impfungen geht.
- Viele europäische Ärzte empfehlen keine MMR-Impfung für Kinder.

395.

ISRAELISCHE KRANKENSCHWESTERN LEHNEN IMPFSTOFFE GEGEN KEUCHHUSTEN UND GRIPPE AB

„In unserer Studie listeten die Krankenschwestern mehrere negative Aspekte gegen Impfstoffe auf. Dazu gehören Ärger mit den Behörden, die Wut darüber, nicht mehr unabhängige Entscheidungen treffen zu können, die Angst vor einem neuen Impfstoff (als Versuchskaninchen dienen zu müssen), die Bedenken wegen der Nebenwirkungen und vieles mehr. Dies

ist besonders auffällig, da die Impfung von Säuglingen mit demselben Keuchhustenimpfstoff zu ihrer alltäglichen Routinearbeit gehört."

Baron-Epel O, Bord S, et al. What lies behind the low rates of vaccinations among nurses who treat infants? *Vaccine* 2012 May 2; 30(21): 3151–54.

- Zahlreiche Studien bestätigen, dass weltweit nur wenige Beschäftigte im Gesundheitswesen für die Verabreichung von Impfstoffen sind.
- Nachdem israelische Krankenschwestern 3 Monate lang gebeten wurden, sich gegen Keuchhusten impfen zu lassen, taten dies nur 2 %.
- Das Ziel dieser Studie war es zu eruieren, warum Krankenschwestern sich nicht gegen Keuchhusten impfen ließen, obwohl sie tagtäglich Säuglingen Keuchhustenimpfstoffe verabreichen.
- Die meisten Krankenschwestern trauen den Gesundheitsbehörden nicht und haben starke Vorbehalte dagegen, wenn ihnen gesagt wird, dass sie sich impfen lassen müssen.
- Die Krankenschwestern hatten Bedenken hinsichtlich der Nebenwirkungen und meinten, dass die Gefahr, sich an der Krankheit anzustecken, das Risiko einer Injektion nicht wert sei. Diese Ansicht vertraten sie sowohl gegenüber Keuchhusten- als auch gegenüber Grippeimpfstoffen.
- Die Krankenschwestern glauben auch, dass die Eltern ein Recht darauf haben zu entscheiden, ob ihre Kinder geimpft werden sollen, und fordern den gleichen Respekt für sich selbst ein.
- Die Autoren dieser Studie sind der Meinung, die Gesundheitsbehörden müssten die Krankenschwestern davon überzeugen, dass es unmoralisch ist, Impfstoffe abzulehnen, und dass sie sich stärker darüber bewusst sein sollten, dass sie als „Krankheitsüberträger" zu fungieren.

396.

ÄRZTE UND KRANKENSCHWESTERN IN ITALIEN UND ENGLAND
LEHNEN GRIPPEIMPFSTOFFE AB

„Trotz der fast zehnjährigen Bemühungen sind die in unserem Krankenhaus registrierten Durchimpfungsraten während der vergangenen zehn Jahre immer noch unbefriedigend. In der vergangenen Grippesaison (2013/14) betrug die Durchimpfungsrate, gemessen an der Berufsart, 30 % bei Ärzten, 11 % bei Krankenschwestern und 9 % beim sonstigen klinischen Personal."

Alicino C, Iudici R, et al. Influenza vaccination among healthcare workers in Italy: the experience of a large tertiary acute-care teaching hospital. *Hum Vaccin Immunother* 2015 Jan; 11(1): 95–100.

• Das Gesundheitspersonal in Italien lehnt Impfungen gegen die saisonale Grippe ab, obwohl es einem umfassenden mehrjährigen und vielschichtigen Interventionsprojekt zur Erhöhung der Impfquoten unterzogen wurde.

397.

Head S, Atkin S, et al. Vaccinating health care workers during an influenza pandemic. *Occup Med (Lond)* 2012 Dec; 62(8): 651–54.

„Während der Pandemie 2009 verweigerten die Beschäftigten im Gesundheitswesen die H1N1-Impfung aufgrund von Bedenken hinsichtlich der klinischen Wirksamkeit, der Nebenwirkungen und der Auffassung, dass die H1N1-Infektion im Allgemeinen nicht schwerwiegend sei."

• Forscher befragten Beschäftigte im Gesundheitswesen in London während der H1N1-Grippepandemie in den Jahren 2009/10, um herauszufinden, warum so viele die Impfung verweigerten.

- 41 % der Gesundheitsfachkräfte lehnten einen Impfstoff gegen die H1N1-Grippe ab und 57 % ließen sich nicht gegen die saisonale Grippe impfen.

398.

ÄRZTE UND KRANKENSCHWESTERN IN CHINA UND SPANIEN LEHNEN IMPFSTOFFE GEGEN GRIPPE AB

„In vielen Ländern wird eine jährliche Grippeimpfung für Mitarbeiter im Gesundheitswesen empfohlen. Allerdings sind die Raten hinsichtlich der Einhaltung dieser Empfehlung mit Blick auf die Grippeimpfung allgemein niedrig."

Seale H, Wang Q, et al. Influenza vaccination amongst hospital health care workers in Beijing. *Occup Med (Lond)* 2010 Aug; 60(5): 335–39.

- In Peking wird der Grippeimpfstoff als „Impfstoff zweiter Klasse" eingestuft.
- Nur 21 % der Krankenschwestern und 13 % der Ärzte waren gegen Grippe geimpft.
- 40 % der Beschäftigten im Gesundheitswesen sind sich einig, dass „der Grippeimpfstoff bei manchen Menschen eine Grippe verursachen kann."

399.

Vírseda S, Restrepo MA, et al. Seasonal and Pandemic A (H1N1) 2009 influenza vaccination coverage and attitudes among healthcare workers in a Spanish University Hospital. *Vaccine* 2010 Jul 5; 28(30): 4751–57.

„Die Durchimpfungsrate gegen Grippe unter den Beschäftigten im Gesundheitswesen ist im Vergleich zu anderen Prioritätsstufen für Impfungen nach wie vor am niedrigsten."

- Während der Grippesaison 2009 lehnte mehr als die Hälfte des medizinischen Fachpersonals in einem spanischen Krankenhaus den Grippeimpfstoff ab und nur 16,5 % wurden gegen eine H1N1-Pandemie geimpft.
- Mitarbeiter des Gesundheitswesens, die den Pandemieimpfstoff ablehnten, hatten „Zweifel an der Wirksamkeit des Impfstoffs" und „Angst vor Nebenwirkungen".

400.

ÄRZTE UND KRANKENSCHWESTERN IN DEUTSCHLAND UND DEN USA LEHNEN GRIPPEIMPFSTOFFE AB

„Die Akzeptanz der Grippeschutzimpfung ist beim medizinischen Personal gering."

Wicker S, Rabenau HF, et al. Influenza vaccination compliance among health care workers in a German university hospital. *Infection* 2009 Jun; 37(3): 197–202.

- Seit über zwei Jahrzehnten fordern deutsche Richtlinien das Gesundheitspersonal auf, sich gegen die saisonale Grippe impfen zu lassen, doch die Impfquoten gegen Grippe bei Ärzten und Krankenschwestern sind nach wie vor niedrig.
- Nur 39 % der Ärzte und 17 % der Krankenschwestern bekommen einen Impfstoff gegen die saisonale Grippe verabreicht.
- Die Hauptgründe dafür, dass Beschäftigte im Gesundheitswesen „nicht fügsam" sind und Grippeimpfstoffe ablehnen, sind die Angst vor Nebenwirkungen, die Meinung, dass der Impfstoff erst die Krankheit verursacht, und das geringe Vertrauen in dessen Wirksamkeit.

401.

Clark SJ, Cowan AE, Wortley PM. Influenza vaccination attitudes and practices among US registered nurses. *Am J Infect Control* 2009 Sep; 37(7): 551–56.

„Die Bedenken hinsichtlich Nebenwirkungen und Wirksamkeit des Impfstoffs stellen bei Krankenschwestern weiterhin ein Hindernis für die Grippeschutzimpfung dar."

- Eine Umfrage unter 1.017 in den USA gemeldeten Krankenschwestern ergab, dass 41 % während der vorangegangenen Grippesaison keinen Grippeimpfstoff verabreicht bekamen.
- Der häufigste Grund für die Ablehnung des Grippeimpfstoffs waren Bedenken über unerwünschte Reaktionen.

402.

ÄRZTE UND KRANKENSCHWESTERN IN KANADA UND BRASILIEN LEHNEN GRIPPEIMPFSTOFFE AB

„Nur wenige Beschäftigte im Gesundheitswesen lassen sich gegen Grippe impfen."

Norton SP, Scheifele DW, et al. Influenza vaccination in paediatric nurses: cross-sectional study of coverage, refusal, and factors in acceptance. *Vaccine* 2008 Jun 2; 26(23): 2942–48.

- Viele der kanadischen Krankenschwestern, die die Grippeimpfung verweigerten, taten dies, weil sie glaubten, dass sie keinen persönlichen Nutzen für sie habe.

403.

Takayanagi IJ, Cardoso MR, et al. Attitudes of health care workers to influenza vaccination: why are they not vaccinated? *Am J Infect Control* 2007 Feb; 35(1): 56–61.

„Die Erfüllungsquote hinsichtlich der Grippeschutzimpfung bei Beschäftigten im Gesundheitswesen ist historisch betrachtet eher niedrig."

- Die brasilianischen Gesundheitsbehörden haben eine Kampagne gestartet, in der das Gesundheitspersonal dazu aufgefordert wurde, sich gegen Grippe impfen zu lassen, doch nur 34 % der Beschäftigten sind diesem Rat gefolgt.
- Nachdem die Behörden ihre Aufklärungsmaßnahmen beendet hatten, sank die Erfüllungsquote im folgenden Jahr auf 20 % und im Jahr danach auf nur noch 13 %.
- Einige der wichtigsten Gründe für die Ablehnung der Grippeimpfung waren a) das Risiko ernsthafter Nebenwirkungen, b) gravierende Nebenwirkungen nach früheren Impfungen und c) dass man den Impfstoff für unwirksam oder unnötig erachtete.

404.

ÄRZTE UND KRANKENSCHWESTERN IN VIELEN LÄNDERN VERWEIGERN EINE GRIPPEIMPFUNG

„Zahlreiche internationale Impfprogramme sollten Mitarbeiter im Gesundheitswesen ermuntern, sich impfen zu lassen, stießen jedoch auf überraschenden Widerstand."

Hofmann F, Ferracin C, et al. Influenza vaccination of healthcare workers: a literature review of attitudes and beliefs. *Infection* 2006 Jun; 34(3): 142–47.

- Die Hauptgründe, warum viele Beschäftigte im Gesundheitswesen den Grippeimpfstoff ablehnen, sind Angst vor Nebenwirkungen und Zweifel an der Wirksamkeit des Impfstoffs.

405.

Landelle C, Vanhems P, et al. Influenza vaccination coverage among patients and healthcare workers in a university hospital during the 2006–2007 influenza season. *Vaccine* 2012 Dec 17; 31(1): 23–26.

„*Trotz jahrelanger Bemühungen des öffentlichen Gesundheitswesens, dass die für eine Grippeimpfung empfohlenen Bevölkerungsgruppen sich öfter impfen lassen, sind die Impfquoten bei Patienten sowie bei Beschäftigten im Gesundheitswesen nach wie vor niedrig.*"

406.

Hollmeyer HG, Hayden F, et al. Influenza vaccination of health care workers in hospitals – a review of studies on attitudes and predictors. *Vaccine* 2009 Jun 19; 27(30): 3935–44.

„*Unsere Ergebnisse deuten darauf hin, dass Beschäftigte im Gesundheitswesen, wenn sie gegen Grippe geimpft werden, dies in erster Linie zu ihrem eigenen Vorteil und nicht zum Nutzen ihrer Patienten tun.*"

• Trotz der Richtlinien in vielen Ländern, die den Beschäftigten im Gesundheitswesen eine Grippeimpfung zum Schutz ihrer Patienten empfehlen, sind die Impfquoten gegen Grippe beim Gesundheitspersonal allgemein niedrig.

ELTERN, DIE IHRE KINDER NICHT IMPFEN LASSEN, HABEN IN DER REGEL EIN HÖHERES BILDUNGSNIVEAU

■ ■ ■

Die Studien in diesem Kapitel bestätigen, dass Eltern, die ihre Kinder nicht impfen lassen, hochgebildet sind, wissenschaftliche Erkenntnisse zu schätzen wissen und in der Impfstoffforschung versiert sind. Mütter mit Hochschulabschluss lehnen Impfstoffe für ihre Kinder am ehesten ab, wohingegen Mütter, die die Highschool nie abgeschlossen haben, ihre Kinder wohl am meisten durchimpfen lassen.

407.

NICHT GEIMPFTE KINDER KOMMEN AUS FAMILIEN MIT HOCHGEBILDETEN MÜTTERN, DIE SICH NICHT VON ÄRZTEN BEEINFLUSSEN LASSEN

„Nicht geimpfte Kinder waren in der Regel weiß, hatten eine verheiratete Mutter mit Hochschulabschluss, lebten in einem Haushalt mit einem Jahreseinkommen von mehr als 75.000 US-Dollar und hatten Eltern, die Besorgnis hinsichtlich der Unbedenklichkeit von Impfstoffen äußerten und angaben, dass Ärzte wenig Einfluss auf Impfentscheidungen für ihre Kinder haben.“

Smith PJ, Chu SY, Barker LE. Children who have received no vaccines: who are they and where do they live? *Pediatrics* 2004; 114: 187–95.

• Analysiert wurde die Impfgeschichte von 151.720 Kindern im Alter von 19 bis 35 Monaten, um herauszufinden, ob nicht geimpfte

Kinder aus Familien mit anderen Merkmalen stammen als Kinder, die nicht ausreichend geimpft waren.

- Kinder, die nicht durchgeimpft waren, waren häufiger schwarz, hatten eine jüngere, unverheiratete Mutter, die nach weniger als 12 Jahren von der Highschool abgegangen war, und lebten in einem Haushalt unterhalb der Armutsgrenze.
- Nicht geimpfte Kinder waren eher weiß, hatten eine mindestens 30 Jahre alte, verheiratete Mutter, die einen College-Abschluss hatte, und lebten in einem Haushalt mit einem Jahreseinkommen von mehr als 75.000 US-Dollar.
- Die Eltern nicht geimpfter Kinder äußerten wesentlich häufiger Bedenken hinsichtlich der Unbedenklichkeit von Impfstoffen (RR = 17,0) und sagten, dass Ärzte keinen Einfluss auf Impfentscheidungen für ihre Kinder haben (RR = 8,2).
- Bei US-amerikanischen Kindern im Alter von 19 bis 35 Monaten sind etwa 37 % nicht ausreichend und nur 0,3 % gar nicht geimpft.
- Haben Eltern einmal die Entscheidung getroffen, ihre Kinder nicht impfen zu lassen, werden sie sich wahrscheinlich nicht überreden lassen, ihre Meinung zu ändern.

408.

MÜTTER, DIE IHRE KINDER NICHT IMPFEN, SIND HOCHGEBILDET, LEGEN WERT AUF WISSENSCHAFTLICHE ERKENNTNISSE UND SIND IN DER IMPFSTOFFFORSCHUNG ERFAHREN

„Ein niedriges Bildungsniveau der Mutter und ein ebenso niedriger sozioökonomischer Status waren mit hohen Durchimpfungsraten verbunden. Außerdem waren die Impfquoten in hispanischen und nichthispanischen schwarzen Familien mit niedrigem Einkommens- verhältnissen nahe der Armutsgrenze hoch.“

Kim SS, Frimpong JA, et al. Effects of maternal and provider charac- teristics on up-to-date immunization status of children aged 19 to 35 months. *Am J Public Health* 2007 Feb; 97(2): 259–66.

- Die Forscher analysierten nationale Impfdaten von 11.860 Kindern im Alter von 19 bis 35 Monaten, um Merkmale der Mutter zu bewerten, die möglicherweise damit zusammenhängen, ob das Kind durchgeimpft ist.
- Mütter mit Hochschul-Abschluss und hohem Einkommen haben ihre Kinder am seltensten durchimpfen lassen. Mütter ohne Abschlusszeugnis einer weiterführenden Schule und arme Minderheitenfamilien waren am ehesten bereit, ihre Kinder durchimpfen zu lassen.

409.

Gullion JS, Henry L, Gullion G. Deciding to opt out of childhood vaccination mandates. *Public Health Nurs* 2008 Sep–Oct; 25(5): 401–8.

„Belege für eine differenzierte Datenerhebung und Informationsauswertung waren ein wiederholtes Thema in den Interviewdaten."

- Diese Studie untersuchte die Einstellungen und Überzeugungen von Eltern, die sich bewusst gegen die Impfung ihrer Kinder entscheiden.
- Eltern, die ihre Kinder nicht impfen ließen, schätzen wissen-schaftliche Erkenntnisse, sammeln und werten Informationen über Impfstoffe aus, um ihre Entscheidungen zu treffen, und setzen wenig Vertrauen in die medizinische Fachwelt.

410.

HOCHGEBILDETE ISRAELISCHE MÜTTER VERWEIGERN AM EHESTEN IMPFSTOFFE FÜR IHRE KINDER

„Eltern, die ihre Kinder aus ideologischen Gründen nicht impfen lassen, sind schwer zu überzeugen. Aber für Eltern, die ein oder zwei Impfungen versäumen, gibt es Raum für Interventionen." *

---

* Dieses Zitat stammt vom Autor in einem Artikel – „More Israeli parents refusing to vaccinate their babies according to state regulations" –, veröffentlicht in Haaretz.com am 4. Juni 2013.

Aharon AA, Nehama H, et al. Reasons why parents do not comply with recommended pediatric vaccines. Study presentation was made at the 5th International Jerusalem Conference on Health Policy, ICC Jerusalem Convention Center, June 3–5, 2013.

- Analysiert wurden die Gesundheitsdaten von 14.232 israelischen Kindern im Alter von 3 Jahren, um die Gründe für versäumte Impfungen und einen Zusammenhang zu bestimmten Einstellungen ihrer Mütter zu ermitteln.
- Mütter mit Universitätsabschluss lehnten Impfungen mehr als doppelt so häufig ab wie Mütter, die eine weiterführende Schule besuchten.
- Jüdische und christliche Eltern verweigerten Impfstoffe für ihre Kinder eher als muslimische Eltern.
- Mütter mit sozioökonomischen Vorteilen lehnten Impfstoffe aufgrund ihrer Recherche und ideologischen Überzeugung eher ab und wählten die Impfstoffe, wenn überhaupt, selbst aus.
- Armen Müttern entgingen Impfstoffe für ihre Kinder aufgrund von Verhaltens- oder kulturellen Blockaden und mangelnder Kenntnisse oder fehlender Organisationen.
- Diese Studie wurde von der Universität Haifa durchgeführt und vom Israel National Institute for Health Policy Research finanziert.

411.

HOCHGEBILDETE ELTERN UND BESCHÄFTIGTE IM GESUNDHEITSWESEN LEHNEN IMPFSTOFFE FÜR IHRE KINDER AB

„Die bestimmenden Faktoren einer völlig negativen Haltung [gegenüber jedem neuen Impfstoff] waren das hohe Bildungsniveau der Eltern [und] die Tatsache, dass sie im Gesundheitswesen tätig sind."

Hak E, Schönbeck Y, et al. Negative attitude of highly educated parents and health care workers towards future vaccinations in the Dutch childhood vaccination program. *Vaccine* 2005 May 2; 23(24): 3103–7.

- Die Forscher befragten 283 Eltern in den Niederlanden, um ihre Einstellung zu künftigen Kinderimpfstoffen gegen Krankheiten wie Grippe, Lungenentzündung und Hepatitis B zu ermitteln.
- 11 % der niederländischen Eltern erlaubten nicht, dass ihren Kindern ein neuer Impfstoff verabreicht wird.
- Hochgebildete Eltern lehnten neue Impfstoffe für ihre Kinder mit dreimal höherer Wahrscheinlichkeit ab als andere Eltern (QV = 3,3); Beschäftigte im Gesundheitswesen verweigerten neue Impfstoffe für ihre Kinder mit viermal höherer Wahrscheinlichkeit (QV = 4,2).

412.

Samad L, Tate AR, et al. Differences in risk factors for partial and no immunisation in the first year of life: prospective cohort study. *BMJ* 2006 Jun 3; 332(7553): 1312–13.

- Befragt wurden 18.488 britische Mütter, als ihre Kinder 9 Monate alt waren, um Einflussfaktoren der Mütter und demografische Faktoren zu vergleichen, die mit der Nicht-, Teil- und Durchimpfung von Kindern verbunden sind.
- Mütter von nicht geimpften Säuglingen waren älter und besser gebildet als Mütter von durchgeimpften Säuglingen (RR = 1,9).
- Mütter von zum Teil geimpften Kindern waren deutlich jünger als Mütter von durchgeimpften Kindern (RR = 1,7).

413.

ELTERN, DIE IHRE KINDER NICHT IMPFEN LASSEN WOLLEN, HABEN EINE HOCHSCHULAUSBILDUNG

„Eltern, die in New Mexico eine Impfbefreiung beantragen, sind in der Regel weiße Amerikaner, keine Hispanoamerikaner und haben mindestens eine vierjährige Hochschulausbildung mit Abschluss."

New Mexico Department of Health, Office of the Secretary. Department of health announces results of vaccination exemption survey. *Press Release* 2013, November 18.

- In dieser Studie wurden 729 Eltern aus New Mexico befragt, die ihre Kinder von den vorgeschriebenen Impfstoffen freistellen ließen, um die demografischen Daten, die Einstellungen und die Überzeugungen dieser Bevölkerungsgruppe zu ermitteln.
- 27 % der Eltern aus New Mexico, die ihre Kinder von der Impfstoffpflicht freistellen ließen, verfügen über eine mindestens vierjährige Hochschulausbildung mit Abschluss; 74 % sind Angloamerikaner.

414.

O'Leary ST, Nelson C, Duran J. Maternal characteristics and hospital policies as risk factors for nonreceipt of hepatitis B vaccine in the newborn nursery. *Pediatr Infect Dis J* 2012 Jan; 31(1): 1–4.

„Eigenschaften der Mütter wie höhere Bildung und Einkommen stehen in Zusammenhang mit der Tatsache, dass der Impfstoff gegen Hepatitis B nicht während der Perinatalperiode verabreicht wird."

- Krankenhäuser empfehlen, dass Neugeborene kurz nach der Geburt einen Hepatitis-B-Impfstoff injiziert bekommen.
- Die Informationen über 64.425 Neugeborene aus dem Geburtenregister wurden mit demografischen Daten ihrer Mütter abgeglichen, um mütterliche Merkmale zu bestimmen, die mit der Verweigerung der Hepatitis-B-Impfung in Verbindung stehen.
- Bei Müttern mit einem Masterabschluss ist die Wahrscheinlichkeit, dass ihre Neugeborenen gegen Hepatitis B geimpft werden (QV = 1,66), deutlich geringer als bei Müttern, die keinen weiterführenden Schulabschluss haben; sie haben auch ein wesentlich höheres Einkommen.

415.

HOCHGEBILDETE ELTERN LEHNEN DEN MMR-IMPFSTOFF FÜR IHRE KINDER AB

„Viele Eltern entscheiden sich bewusst gegen eine MMR-Impfung ihres Kindes."

Pearce A, Law C, et al. Factors associated with uptake of measles, mumps, and rubella vaccine (MMR) and use of single antigen vaccines in a contemporary UK cohort: prospective cohort study. *BMJ* 2008 Apr 5; 336(7647): 754–57.

- Befragt wurden 14.578 Mütter, um Faktoren zu ermitteln, die damit zusammenhängen, dass ihre Kinder bis zum Alter von 3 Jahren nicht gegen MMR geimpft wurden.
- 11 % der Mütter haben ihre Kinder nicht gegen MMR impfen lassen (6 % der Kinder waren nicht gegen Masern, Mumps und Röteln geimpft, während 5 % einen Impfstoff nur gegen Masern erhielten).
- Die Wahrscheinlichkeit, dass Kinder nicht gegen MMR oder Masern geimpft waren, war wesentlich höher, wenn ihre Mütter gut gebildet waren (RR = 1,41).
- Mütter, die die MMR-Impfung für ihre Kinder ablehnten, gleichwohl eine reine Masernimpfung zuließen, waren ebenfalls gut gebildet (RR = 3,15).
- Eltern, die sich gegen die MMR-Impfung ihrer Kinder entschieden, äußerten Bedenken hinsichtlich der Impfstoffsicherheit und vertrauten nicht auf die Ratschläge von Gesundheitsexperten oder der Regierung.

416.

HOCHGEBILDETE ELTERN GEBEN AM WENIGSTEN IHRE EINWILLIGUNG, DASS IHRE TÖCHTER GEGEN HPV GEIMPFT WERDEN

„Es sind weitere Studien erforderlich, um herauszufinden, warum beispielsweise besser gebildete Eltern einer Impfung eher seltener zustimmen als Eltern mit niedrigerem Bildungsniveau."

Ogilvie G, Anderson M, et al. A population-based evaluation of a publicly funded, school-based HPV vaccine program in British Columbia, Canada: parental factors associated with HPV vaccine receipt. *PLoS Med* 2010 May 4; 7(5): e1000270.

- Die Forscher befragten 2.025 kanadische Eltern, um Faktoren zu bestimmen, die mit der Bewilligung oder Ablehnung des HPV-Impfstoffs für ihre Töchter in Zusammenhang stehen.
- Bei Eltern mit höherem Bildungsniveau war die Wahrscheinlichkeit, den HPV-Impfstoff für ihre Töchter abzulehnen, deutlich höher als bei weniger gebildeten Eltern.
- Die Sorge um die Unbedenklichkeit des HPV-Impfstoffs ist der Hauptgrund dafür, dass Eltern den Impfstoff nicht für ihre Töchter erlauben.

417.

Brewer NT, Fazekas KI. Predictors of HPV vaccine acceptability: a theory-informed, systematic review. *Prev Med* 2007 Aug–Sep; 45(2–3): 107–14.

„Eltern mit niedrigerem Bildungsstand zeigen eine höhere Bereitschaft, Impfstoffe zu akzeptieren."

- In dieser Arbeit wurden 28 Studien systematisch überprüft, um die Meinung der Eltern zu humanen Papillomaviren (HPV) und den Faktoren zu ermitteln, die mit der Akzeptanz oder Verweigerung des HPV-Impfstoffs für ihre Töchter verbunden sind.
- Eltern mit höherem Bildungsniveau erlaubten den HPV-Impfstoff für ihre Töchter am wenigsten.

418.

HOCHSCHULABSOLVENTEN LEHNEN EINE HPV-IMPFUNG FÜR IHRE TÖCHTER AB; SCHULABBRECHER BEFÜRWORTEN SIE

„Zu den Untergruppen, die eine HPV-Impfung eher gutheißen, gehörten auch Personen, die die Highschool vorzeitig verließen ... Hochschulabsolventen hingegen würden diese Impfung eher weniger befürworten."

Constantine NA, Jerman P. Acceptance of human papillomavirus vaccination among Californian parents of daughters: a representative statewide analysis. *J Adolesc Health* 2007 Feb; 40(2): 108–115.

- Befragt wurden 522 Eltern, um Faktoren zu ermitteln, die mit der Zustimmung oder Verweigerung einer HPV-Impfung für ihre Töchter in Verbindung stehen.
- Eltern mit einem Hochschulabschluss waren weniger geneigt, die HPV-Impfung ihrer Töchter gutzuheißen. Eltern ohne weiterführenden Schulabschluss akzeptierten die HPV-Impfung mit größerer Wahrscheinlichkeit.
- Asiatisch-amerikanische Eltern waren der Wahrscheinlichkeit nach deutlich weniger gewillt, eine HPV-Impfung zu befürworten (QV = 0,44), während hispano-amerikanische Eltern ihren Töchtern eher eine HPV-Impfung erlaubten (QV = 2,12).
- Viele der Eltern, die eine HPV-Impfung für ihre Töchter ablehnten, waren besorgt über Nebenwirkungen.

419.

Rosenthal SL, Rupp R, et al. Uptake of HPV vaccine: demographics, sexual history and values, parenting style, and vaccine attitudes. *J Adolesc Health* 2008 Sep; 43(3): 239–45.

„Mütter, deren Schulabschluss unter dem der Highschool lag ... waren eher dafür, dass ihre Tochter geimpft wird.“

* In dieser Studie wurden 153 Mütter befragt, um die Faktoren bei den Eltern zu eruieren, die die Befürwortung der HPV-Impfung für ihre Töchter beeinflussen.

INTERESSENKONFLIKTE, FALSCHE STUDIEN UND KONTROLLE DURCH DIE INDUSTRIE

■ ■ ■

D ie Studien in diesem Kapitel liefern Beweise dafür, dass die biomedizinische Forschung durch Interessenkonflikte, vorsätzliche
Verzerrungen und durch die Kontrolle der einschlägigen Industrie
beeinträchtigt wird. In einer Untersuchung gaben zum Beispiel 33 % der
vom Nationalen Gesundheitsinstituts (NIH) finanzierten Wissenschaftler
zu, dass sie sich in den vergangenen drei Jahren wissenschaftlich fragwürdig verhalten haben. Fast 16 % dieser führenden US-Wissenschaftler
haben Konzept, die Methode oder die Ergebnisse einer Studie aufgrund
des Drucks einer Finanzierungsquelle geändert.

Interessenkonflikte sind in der Impfstoffindustrie allgegenwärtig und
gefährden die Objektivität der Forschungen hinsichtlich der Unbedenklichkeit von Impfstoffen. So sponsern beispielsweise Impfstoffhersteller
die Forschung an ihren eigenen Produkten. Viele Autoren veröffentlichter
Arbeiten über die Unbedenklichkeit von Impfstoffen sind bezahlte Berater
oder erhalten Zuschüsse von Impfstoffherstellern; medizinische Fachzeitschriften sind auf Werbeeinnahmen von Pharmaunternehmen angewiesen.
Sogar die Centers for Disease Control and Prevention (CDC) erhalten Geld
von der Pharmaindustrie, die dadurch deren Entscheidungen über das öffentliche Wohlergehen manipuliert.

Laut John Ioannidis, einem Experten für Forschungsverzerrung, sind
die meisten veröffentlichten medizinischen Studien falsch. Ungenaue Befunde können durch eine Kombination von Faktoren entstehen, darunter
die Wahl des Studiendesigns, der Daten, die Manipulation bei der Analyse
oder die selektive Berichterstattung über die Ergebnisse durch den Autor.
Selbst große randomisierte Studien mit präzisen Forschungsdesigns können falsche Schlussfolgerungen ziehen.

Merkwürdigerweise gibt es weder Vorschriften, die die Zusammensetzung von Placebos regeln, noch ist es erforderlich, die Zusammensetzung von Placebos in randomisierten, placebokontrollierten Studien, die in Zeitschriften veröffentlicht werden, zu spezifizieren. Placebos, die nicht neutral sind, können die Studienergebnisse beeinflussen. Wenn Studien keine ausreichenden Details zu Placebo-Interventionen liefern, ist eine Wiederholungsstudie nicht möglich.

Schließlich ist jeder, der die vorherrschenden Ansichten über Impfstoffe anzweifelt, Bedrohungen, Zensur und dem Verlust seiner Existenzgrundlage ausgesetzt. Ärzte oder Wissenschaftler, die Impfstoffe infrage stellen, gelten als Bedrohung für die öffentliche Wahrnehmung, dass alle Experten Impfungen unterstützen. Die Impfbefürworter unterdrücken die Meinungsverschiedenheiten auf unfaire Weise, z. B. durch die Verbreitung von Gerüchten, die den Ruf von Fachleuten bedrohen, sowie durch Belästigungen und die Verweigerung von Finanzmitteln oder Zugängen zu Forschungsmaterial. Die Unterdrückung von unterschiedlichen Ansichten ist eine Warnung an die Wissenschaftler und wirkt sich abschreckend auf die Forschung aus. Freie Meinungsäußerung und die ungehinderte Möglichkeit, unpopuläre Themen zu untersuchen, sind für den wissenschaftlichen Fortschritt unerlässlich. Darüber hinaus verfolgen die Behörden Tweets gegen Impfstoffe und suchen nach effizienten Möglichkeiten, um Informationen über Impfstoffe im Internet zu zensieren.

420.

VIELE WISSENSCHAFTLER FINGIEREN ABSICHTLICH DATEN UND FÄLSCHEN WISSENSCHAFTLICHE FORSCHUNGEN

„Dies ist die erste Metaanalyse von Umfragen, in denen Wissenschaftler nach eigenem Fehlverhalten befragt wurden. Sie ergab, dass im Durchschnitt etwa 2 % der Forscher zugaben, mindestens einmal Daten oder Ergebnisse fingiert, verfälscht oder verändert zu haben, und bis zu einem Drittel gab eine Vielzahl anderer fragwürdiger Vorgehensweisen zu.“

Fanelli D. How many scientists fabricate and falsify research? A systematic review and meta-analysis of survey data. *PloS One* 2009 May 29; 4(5): e5738.

- Analysiert wurden 21 Umfragen, in denen Wissenschaftler gefragt wurden, ob sie selbst oder ein Kollege von ihnen wissenschaftliches Fehlverhalten an den Tag gelegt haben, das wissenschaftliche Erkenntnisse verfälscht hat, wozu auch das Erfinden oder die Verfälschung von Daten gehört.
- Bis zu 5 % (durchschnittlich 2 %) der Wissenschaftler gaben zu, dass sie mindestens einmal Daten gefälscht, fingiert oder modifiziert haben, um die Ergebnisse zu verbessern. Bis zu 34 % gaben zu, dass sie andere fragwürdige Arbeitsweisen praktiziert haben.
- Bis zu 33 % (durchschnittlich 14 %) der Wissenschaftler wussten von Kollegen, die Forschungsdaten gefälscht hatten. Nahezu 72 % gaben an, über andere dubiose Forschungspraktiken ihrer Kollegen Bescheid zu wissen.
- Beispiele für zweifelhafte Vorgehensweisen waren die Beseitigung von Datenpunkten und die Änderung von Konzept, der Methode oder der Ergebnisse einer Studie aufgrund des Drucks einer Finanzierungsquelle.
- Wissenschaftliches Fehlverhalten kann in der klinischen, pharmakologischen und medizinischen Forschung aufgrund der großen finanziellen Interessen, die erhebliche Verzerrungen fördern, umfangreicher sein als in anderen Bereichen.

- In einer Umfrage waren 81 % der Forschungspraktikanten in den biomedizinischen Wissenschaften „bereit, Daten auszuwählen, auszulassen oder zu fingieren, um ein Stipendium zu erhalten oder eine Arbeit zu veröffentlichen".
- Da Selbsteinschätzungen normalerweise die tatsächliche Häufigkeit wissenschaftlichen Fehlverhaltens unterschätzen, sind die Befunde in diesem Artikel möglicherweise eher bescheiden.

421.

FÜHRENDE FORSCHER IN DEN USA VERSTOßEN REGELMÄßIG GEGEN EINWANDFREIES WISSENSCHAFTLICHES VERHALTEN, DAS DIE INTEGRITÄT DER WISSENSCHAFT BEDROHT

„Unsere Ergebnisse zeigen eine Reihe fragwürdiger Praktiken, die in ihrer Breite und Verbreitung auffällig sind. US-Wissenschaftler legen eine Reihe von Verhaltensweisen an den Tag, die weit über die Fingierung, die Fälschung oder das Plagiat hinausgehen und die Integrität der Wissenschaft schädigen können."

Martinson BC, Anderson MS, de Vries R. Scientists behaving badly. Nature 2005 Jun 9; 435: 737–38.

- Forscher befragten 3.247 US-Wissenschaftler zu Beginn und in der Mitte ihrer Karriere, die vom Nationalen Gesundheitsinstitut (NIH) finanziert wurden, und baten sie, anonym über ihr eigenes wissenschaftliches Fehlverhalten in den vergangenen drei Jahren zu berichten.
- Insgesamt gaben 33 % der vom NIH finanzierten Wissenschaftler zu, sich in den vergangenen drei Jahren wissenschaftlich fragwürdig verhalten zu haben.
- Fast 16 % der Wissenschaftler änderten das Konzept, die Methode oder die Ergebnisse einer Studie aufgrund des ausgeübten Drucks einer Finanzierungsquelle; 15 % strichen Datenpunkte aus Analysen; 14 % verfuhren nach inadäquaten oder ungeeigneten Forschungsdesigns.

- Nahezu 13 % missachteten die Verwendung fehlerhafter Daten oder die dubiose Interpretation von Daten durch andere; 6 % legten keine Daten vor, die der eigenen früheren Forschung widersprachen.
- Das wissenschaftliche Fehlverhalten nahm tendenziell mit zunehmendem Alter und wachsender Erfahrung der Wissenschaftler zu.
- Die Ergebnisse dieser Arbeit lassen vermuten, dass zweifelhaftes wissenschaftliches Verhalten, das regelmäßig auftritt, eine größere Bedrohung für die Integrität der wissenschaftlichen Forschung darstellen kann als öffentliches Fehlverhalten wie Betrug.
- Die in dieser Studie gefundenen Einschätzungen zum wissenschaftlichen Fehlverhalten sind möglicherweise mit Vorsicht zu betrachten.

422.

WISSENSCHAFTLER AN FÜHRENDEN FORSCHUNGSEINRICHTUNGEN IN DEN USA ERHALTEN FINANZIELLE UNTERSTÜTZUNG VON DER BRANCHE, WAS DIE INTEGRITÄT IHRER STUDIEN BEEINTRÄCHTIGT

„Unsere Daten zeigen, dass hochrangige Forscher, die auf die Umfrage geantwortet haben, in hohem Maße von der einschlägigen Industrie unterstützt wurden, was wichtig für ihre Karriere ist, und dass die Zuwendungen der Industrie für Forschungen und Wissenschaftler in den klinischen und Forschungsabteilungen der führenden US-Institutionen allgegenwärtig ist."

Tereskerz PM, Hamric AB, et al. Prevalence of industry support and its relationship to research integrity. *Account Res* 2009 Apr–Jun; 16(2): 78–105.

- Eine anonyme Umfrage unter 528 Mitgliedern der medizinischen Fakultät von 33 führenden US-Forschungseinrichtungen sollte herausfinden, wie das Sponsoring der Industrie die wissenschaftliche Forschung beeinflusst.
- Zwei Drittel (67 %) der Wissenschaftler in der medizinischen Forschung in dieser Umfrage erhielten irgendeine Form von

Unterstützung durch die Industrie und 32 % gaben zu, dass ein Teil ihres Gehalts von der Industrie bezahlt wurde.

- Ordentliche Professoren erhielten mit deutlich höherer Wahrscheinlichkeit als außerordentliche Professoren Unterstützung durch die Industrie, z. B. in Form von Forschungszuschüssen, Beraterverträgen, Lizenzgebühren, Joint-Ventures, Laborgeräten und verschiedenen anderen finanziellen Abmachungen.
- 61 % der Befragten, deren Forschung von der Industrie unterstützt wurde, gewährten ihrem Sponsor, die Manuskripte vor der Veröffentlichung einzusehen. Viele stimmten auch zu, die Ergebnisse so vorzulegen, dass das Produkt des Sponsors in einem günstigen Licht erscheint und die Veröffentlichung der Ergebnisse zu verzögern oder ganz zurückzuhalten.
- Ein hoher Prozentsatz der Befragten gab auch zu, dass die Interpretation von Forschungsdaten, die Veröffentlichung von Forschungsergebnissen und der wissenschaftliche Fortschritt auf ihrem Forschungsgebiet durch die Unterstützung der Industrie beeinträchtigt worden seien.

423.

DIE PHARMAINDUSTRIE HAT DIE KONTROLLE ÜBER WISSENSCHAFTLICHE ZEITSCHRIFTEN, ZENSIERT DIE GEISTIGE FREIHEIT UND STELLT EINE BEDROHUNG FÜR DIE INTEGRITÄT DER BIOMEDIZINISCHEN FORSCHUNG DAR

„Werden bestimmte Kenntnisse über die Nebenwirkungen eines Medikaments nicht in Gänze offengelegt oder erst mit Verzögerung bekanntgemacht, so hat das für ein Pharmaunternehmen einen finanziellen Vorteil. Ebenso kann die Nichtveröffentlichung diskreditierender Studien das Verhältnis nachfolgender Metaanalysen aus dem Gleichgewicht bringen."

Fava GA. Preserving intellectual freedom in clinical medicine. *Psychother Psychosom* 2009; 78: 1–5.

- In diesem Artikel wurde untersucht, wie die Pharmaindustrie die Kontrolle über viele wissenschaftliche Gesellschaften und Zeitschriften erlangt hat, die geistige Freiheit zensiert und die Integrität der biomedizinischen Forschung bedroht.
- Spezielle Interessengruppen, die Pharmaunternehmen vertreten, fungieren als Herausgeber, Gutachter und Berater von medizinischen Fachzeitschriften und Forschungsorganisationen mit dem Ziel, die Verbreitung von Informationen, die ihren Interessen widersprechen, systematisch zu verhindern.
- Pharmaunternehmen nutzen die Public-Relations-Branche, um die Interpretation klinischer Studien mit Propaganda zu manipulieren und Unstimmigkeiten im Keim zu ersticken.
- Das medizinische Establishment engagiert sich aktiv in der Interessenvertretung, um den Berufsstand für intellektuelle Freiheit, alternative Ansichten und Kritik an den vorherrschenden Praktiken zu wappnen.

424.

MEDIZINISCHE FACHZEITSCHRIFTEN PROFITIEREN FINANZIELL, WENN SIE STUDIEN DER PHARMAINDUSTRIE VERÖFFENTLICHEN, DIE DEREN PRODUKTE BEVORZUGEN

„Zeitschriften haben sich der ‚Informationswäsche' für die Pharmaindustrie verschrieben."

Smith R. Medical journals are an extension of the marketing arm of pharmaceutical companies. PLoS Med 2005 May; 2(5): e138.

- In diesem Artikel wurden Hinweise überprüft, die darauf hindeuten, dass medizinische Fachzeitschriften und die Pharmaindustrie eine finanziell inzestuöse Beziehung haben, die die Integrität der Wissenschaft gefährden könnte.
- Pharmaunternehmen bieten medizinischen Fachzeitschriften beträchtliche Werbeeinnahmen; zudem kaufen diese Unternehmen oft Nachdrucke im Wert von Tausenden von Dollar, wenn ihre Arbeiten veröffentlicht werden. Dadurch entsteht ein

starker Interessenkonflikt für die Herausgeber und Verleger von Zeitschriften.

- Für einen Arzneimittelhersteller ist eine begünstigende Studie, die in einer medizinischen Zeitschrift veröffentlicht wird, wesentlich wertvoller als Anzeigen.

- Etwa 70 % der in großen Fachzeitschriften veröffentlichten klinischen Studien werden von der Pharmaindustrie finanziert. Bei solchen Untersuchungen ist die Wahrscheinlichkeit, dass die Ergebnisse für das Unternehmen von Vorteil sind, viermal höher als bei Studien, die aus anderen Quellen finanziert werden.

- Für Pharmaunternehmen gibt es viele Möglichkeiten, ihre Chancen zu erhöhen, dass Studien mit günstigen Ergebnissen hervorgebracht werden. So können sie beispielsweise Arbeiten, die ihr Produkt im schlechten Licht erscheinen lassen, unterdrücken. Außerdem können sie Untersuchungen gegen schlechtere Behandlungsmittel durchführen oder Ergebnisse präsentieren, die am ehesten beeindrucken (z. B. die Verringerung des relativen statt des absoluten Risikos).

- Die Pharmaindustrie kann auch Analysen von Untergruppen durchführen oder mehrere Endpunkte oder Versuche an mehreren Standorten arrangieren und diejenigen mit günstigen Ergebnissen zur Veröffentlichung auswählen.

- Der Begutachtungsprozess durch Kollegen ist stillgelegt und neigt zu Verzerrungen und Missbrauch. Medizinische Fachzeitschriften sind zu Marketinginstrumenten der Arzneimittelindustrie geworden und veröffentlichen Studien, die deren Produkte begünstigen. Anstatt klinische Studien zu veröffentlichen, sollten Zeitschriften erwägen, sie kritisch zu beschreiben.

425.

VORSÄTZLICHE VERZERRUNGEN HABEN DIE GRUNDLEGENDEN INSTITUTIONEN UND PRAKTIKEN DER BIOMEDIZINISCHEN FORSCHUNGSGEMEINSCHAFT INFIZIERT

„Die heutigen Forscher der Biomedizin leben in einer Welt, in der Lügen und Betrug weitverbreitet sind."

Noble JH. Detecting bias in biomedical research: looking at study design and published findings is not enough. *Monash Bioethics Review* 2007 Jan–Apr; 26(1–2): 24–45.

- Vorsätzliche Verzerrungen haben die grundlegenden Institutionen und Praktiken der biomedizinischen Forschungsgemeinschaft infiziert.
- Forscher der Biomedizin und ihre Sponsoren veröffentlichen verzerrte und irreführende Forschungsergebnisse.
- Gegen Arzneimittelhersteller wurden mehr als 65.000 Produkthaftungsklagen eingereicht, was darauf hindeutet, dass für sie und die Food and Drug Administration (FDA) die Patientensicherheit nur geringe Priorität hat.
- In diesem Artikel wurden die technischen Mittel überprüft, mit denen biomedizinische Forscher Studien erstellen, die eine vorsätzliche Verzerrung enthalten – fingierte Daten sind nur eine extreme Form –, und es werden Empfehlungen gegeben, wie dem entgegengewirkt werden kann.

426.

Glick JL. Scientific data audit – a key management tool. *Accountability in Research* 1992; 2(3): 153–68.

- Datenprüfungen durch die Food and Drug Administration (FDA) ergaben, dass 10 bis 20 % der Studien falsch dargestellte Daten, ungenaue Berichte und gefälschte Ergebnisse aus den Experimenten enthielten.

- Diese Ergebnisse führten dazu, dass 2 % der klinischen Forscher wegen schweren wissenschaftlichen Fehlverhaltens verurteilt wurden.

427.

INTERESSENKONFLIKTE SIND IN DER IMPFSTOFFINDUSTRIE ALLGEGENWÄRTIG UND BEEINTRÄCHTIGEN DIE OBJEKTIVITÄT DER IMPFSTOFFSICHERHEITSFORSCHUNG

„Impfstoffhersteller haben finanzielle Motive und Beamte des öffentlichen Gesundheitswesens verwaltungstechnische, bürokratische Gründe, die sie dazu veranlassen könnten, Forschungen zu fördern, die zu dem Fazit kommen, dass Impfstoffe unbedenklich sind."

DeLong G. Conflicts of interest in vaccine safety research. *Account Res* 2012; 19(2): 65–88.

- Dieser Artikel fasst die Interessenkonflikte in der Impfstoffindustrie zusammen und bietet Vorschläge für mögliche Abhilfemaßnahmen.
- Impfstoffhersteller sponsern die Forschung an ihren eigenen Produkten.
- Viele Autoren veröffentlichter Artikel, die die Gefahrlosigkeit von Impfstoffen bewerten, werden von Impfstoffherstellern als Berater bezahlt oder erhalten Zuschüsse.
- Medizinische Fachzeitschriften sind auf Werbeeinnahmen von Pharmaunternehmen angewiesen.
- Die Impfstoffbranche beschäftigt für jedes US-Kongressmitglied drei Lobbyisten; viele Lobbyisten innerhalb der Pharmaindustrie waren ehemalige Kongressmitglieder.
- Die FDA und die CDC zögern möglicherweise, Forschungsarbeiten zu sponsern, die Sicherheitsprobleme in Zusammenhang mit den von ihnen lizenzierten und geförderten Impfstoffen aufzeigen, weil

dies ihrem Ruf schaden und das Vertrauen der Öffentlichkeit mindern könnte.

- Berichte über Impfschäden werden nicht ausreichend untersucht.
- Behörden, die die Impfstoffsicherheit überwachen, sollte die Förderung von Impfstoffen untersagt werden.
- Daten aus Studien zur Impfstoffsicherheit sollten der Öffentlichkeit zugänglich gemacht werden, damit unabhängige Wissenschaftler die Ergebnisse replizieren können.

428.

AUTOREN WICHTIGER STUDIEN, DIE IN FÜHRENDEN MEDIZINISCHEN FACHZEITSCHRIFTEN VERÖFFENTLICHT WURDEN, HABEN INTERESSENKONFLIKTE, DIE DIE STUDIENERGEBNISSE BEEINFLUSSEN

„Interessenkonflikte sind unter den Autoren der veröffentlichten Manuskripte weitverbreitet, und diese Autoren präsentieren eher positive Ergebnisse."

Friedman LS, Richter ED. Relationship between conflicts of interest and research results. *J Gen Intern Med* 2004 Jan; 19(1): 51–56.

- Forscher analysierten 398 Studien, die in den zwei wichtigsten medizinischen Fachzeitschriften veröffentlicht wurden – *New England Journal of Medicine (NEJM)* und *Journal of the American Medical Association (JAMA)* –, um a) ihre Finanzierungsquellen zu ermitteln und b) festzustellen, ob ein Zusammenhang zwischen Studienergebnissen und Interessenkonflikten besteht.
- Private Unternehmen finanzierten 38 % der im NEJM veröffentlichten Studien und 35 % der Studien im JAMA. Die fünf größten Unternehmen, die diese Studien sponserten, waren alle große Impfstoff-/Arzneimittelhersteller.
- Fast 39 % der Studien, die pharmazeutische Behandlungen untersuchen, stammen von Autoren mit Interessenkonflikten.
- Es bestand ein statistisch bezeichnender Zusammenhang zwischen Studien, die von Autoren mit Interessenkonflikten durchgeführt

wurden, und positiven Forschungsergebnissen (QV = 2,64). Der Zusammenhang war noch stärker, wenn eine weniger einschränkende Definition von Interessenkonflikten gegeben war: (QV = 7,32).

- Die Wahrscheinlichkeit, dass negative Studienergebnisse von Autoren mit Interessenkonflikten veröffentlicht werden, ist extrem gering: (QV = 0,05).
- Autoren mit Interessenkonflikten veröffentlichen mit bis zu 20-mal geringerer Wahrscheinlichkeit Studien mit negativen Ergebnissen als Autoren ohne Interessenkonflikte.
- Diese Studie liefert starke Belege dafür, dass Interessenkonflikte in der biomedizinischen Forschung weitverbreitet sind und dass die derzeitigen Aufsichtseinrichtungen diese ernsthafte Bedrohung der Integrität der Wissenschaft nicht wirksam überwachen können.

429.

METAANALYSEN ZU PHARMAPRODUKTEN BERICHTEN NICHT ÜBER INTERESSENKONFLIKTE

„In einer Gruppe von Metaanalysen pharmakologischer Behandlungen, die in einflussreichen biomedizinischen Zeitschriften veröffentlicht wurden, wurde nur selten über Informationen zur Finanzierung der Primärstudie und über Interessenkonflikte der Autoren für die eingeplanten randomisierten, kontrollierten Studien berichtet.“

Roseman M, Milette K, et al. Reporting of conflicts of interest in meta-analyses of trials of pharmacological treatments. JAMA 2011 Mar 9; 305(10): 1008–17.

- Eine Metaanalyse ist eine große Studie, die statistische Verfahren verwendet, um Daten aus mehreren unabhängigen randomisierten, kontrollierten Studien zu integrieren.
- Hier wurde untersucht, ob Metaanalysen von pharmazeutischen Behandlungen über Interessenkonflikte berichten, die in den ursprünglichen Studien offengelegt wurden.

- Von 29 überprüften Metaanalysen (zu denen 509 randomisierte, kontrollierte Studien gehörten) gaben nur zwei (7 %) an, wer die Studie finanziert hat, und keine berichtete über die finanziellen Beziehungen, die die Autoren zur Pharmaindustrie haben.
- In 7 der 29 überprüften Metaanalysen wurde jede zugrunde liegende Studie von der Pharmaindustrie finanziert, oder die Autoren hatten finanzielle Verbindungen zu dieser Branche. Doch nur in einer dieser sieben Metaanalysen wurde die Finanzierungsquelle genannt und in keiner wurde eine finanzielle Verbindung zwischen den Autoren der Studie und der Industrie angegeben.

430.

Roseman M, Turner EH, et al. Reporting of conflicts of interest from drug trials in Cochrane reviews: cross sectional study. BMJ 2012 Aug 16; 345: e5155.

„Diese Studie ergab, dass die meisten Cochrane-Überprüfungen von Arzneimittelstudien keine Informationen über die Finanzierungsquellen der Untersuchungen oder die finanziellen Beziehungen zwischen Studienautor und Industrie, einschließlich der Beschäftigung, aus den eingeschlossenen Studien enthielten. Als diese Informationen gemeldet wurden, waren die Muster der Berichterstattung inkonsistent."

431.

DIE CDC ERHÄLT GELD VON DER PHARMAINDUSTRIE, DIE DEREN ENTSCHEIDUNGEN ÜBER DAS GEMEINWOHL BEEINFLUSST

„Das Image der CDC als unabhängiger Wächter über die öffentliche Gesundheit hat ihr enormes Ansehen verliehen, und ihre Empfehlungen werden mitunter per Gesetz durchgesetzt. Trotz des Haftungsausschlusses der Behörde erhält die CDC direkt und indirekt Millionen

von Dollar an Geschenken und Geldern von der Branche, und meh-
rere kürzlich durchgeführte Maßnahmen und Empfehlungen der CDC
haben Fragen zu der von ihr angeführten Wissenschaft, zu den medi-
zinischen Leitlinien, die sie fördert, und zu dem entgegengenommenen
Geld aufgeworfen."

Lenzer J. Centers for Disease Control and Prevention: protecting the
private good? BMJ 2015 May 15; 350: h2362.

- Laut Selbstaussage unterhält die CDC keine finanziellen Beziehungen zu den Herstellern kommerzieller Produkte, aber das entspricht
  nicht der Wahrheit.
- 1992 verabschiedete der US-amerikanische Kongress ein Gesetz,
  mit dem die gemeinnützige CDC-Stiftung gegründet wurde, um
  die Beziehungen zwischen der CDC und der Industrie zu fördern;
  Pharmaunternehmen vergeben Spenden an die CDC-Stiftung.
- Die CDC erhält jährlich Millionen Dollar als „vorbehaltliche Finanzierung" von Unternehmen und der CDC-Stiftung. Die CDC verwendet
  diese vorbehaltlichen Mittel, um kontroverse Empfehlungen und
  Studien zu überwachen. Die Unternehmen können der CDC Stra-
  fen auferlegen, wenn sie Forschungen betreibt, die ihre Gewinne
  beeinträchtigen.
- Die Finanzierung durch die Industrie führt zu einer Verzerrung der
  Behandlungsempfehlungen und Studienergebnisse, die für eine
  öffentliche Gesundheitsbehörde nicht akzeptabel ist.
- Der CDC mangelt es systematisch daran, ihr Ethikprogramm beauf-
  sichtigen zu lassen.
- Die hohe Glaubwürdigkeit der CDC unter Ärzten wäre gefahrdet,
  wenn sie erfahren würden, dass sie Geld von den Pharmaunternehmen nimmt.
- Die Tatsache, dass die CDC finanzielle Zuwendungen von der Industrie entgegennimmt, kann nicht dadurch korrigiert werden, dass
  man von der CDC verlangt, moralischer zu handeln und Interessenkonflikte zu vermeiden. Die US-Gesetzgeber waren die Verursacher
  dieses Problems und können nun neue Gesetze erlassen, um das
  Problem zu lösen.

432.

DIE AUTOREN BEKANNTER, HÄUFIG ZITIERTER
RANDOMISIERTER, PLACEBOKONTROLLIERTER
STUDIEN SIND NICHT VERPFLICHTET, DIE ZUSAMMENSETZUNG
DES PLACEBOS OFFENZULEGEN

„Die Verweigerung, Placebo-Zusammensetzungen bekanntzugeben, gefährdet die Grundlage, auf der medizinische Entscheidungen basieren und auf der das Schicksal von Menschenleben beruhen kann."

Golomb BA, Erickson LC, et al. What's in placebos: who knows? Analysis of randomized, controlled trials. *Ann Intern Med* 2010; 153(8): 532–35.

- Wenngleich Placebos die Studienergebnisse beeinflussen können, gibt es keine Vorschriften für die Zusammensetzung von Placebos.
- Mit dieser Studie sollte untersucht werden, wie oft Forscher die Zusammensetzung von Placebos in randomisierten, placebokontrollierten Studien angeben, die in Zeitschriften mit hohem Einflussfaktor veröffentlicht werden. Insgesamt wurden 176 Studien einbezogen, in denen Pillen, Injektionen und andere Behandlungsmethoden zum Einsatz kamen.
- Studien, in denen Pillen verwendet wurden, gaben zu 92 % keine Placebo-Inhaltsstoffe an. In 74 % der Studien, in denen Injektionen verabreicht und 72 % andere Behandlungsmethoden angewendet wurden, wurde die Zusammensetzung des Placebos nicht offengelegt.
- Placebos gelten allgemein als physiologisch inaktiv. Es sind jedoch keine Substanzen bekannt, die physiologisch inaktiv sind.
- Placebos, die nicht neutral sind, können Effekte haben, die die Studienergebnisse beeinflussen.
- Liefern Studien keine ausreichenden Details über Placebo-Interventionen, ist eine Wiederholungsstudie nicht möglich.
- Studien, die die Inhaltsstoffe von Placebos nicht angeben, missachten grundlegende wissenschaftliche Standards.

433.

DIE MEISTEN VERÖFFENTLICHTEN MEDIZINISCHEN
STUDIEN SIND FALSCH

„Bei den meisten Studiendesigns und -ausrichtungen sind Behauptungen seitens der Forschung eher falsch als wahr. Darüber hinaus entsprechen behauptete Forschungsergebnisse in vielen aktuellen Wissenschaftsgebieten bisweilen nur der vorherrschenden Befangenheit."

Ioannidis JP. Why most published research findings are false. *PloS Med* 2005 Aug; 2(8): e124.

- Diese Arbeit zeigt, dass die meisten veröffentlichten Forschungsergebnisse falsch sind.
- Befangenheiten, die zu falschen Ergebnissen führen, können durch eine Kombination verschiedener Faktoren entstehen, darunter die Wahl des Studiendesigns, der Daten, die Manipulation bei der Analyse oder die selektive Berichterstattung über die Ergebnisse durch die Autoren.
- Es ist weniger wahrscheinlich, dass die Ergebnisse wahr sind, wenn die Wirkungen des untersuchten Stoffs gering, das Studiendesign und die Analysemethoden flexibel, finanzielle Interessen vorhanden sind und mehr Teams nach statistischer Relevanz suchen.
- Einige Befunde sind aufgrund der Zufallsvariabilität und trotz optimaler Bedingungen bezüglich des Studiendesigns, der Daten, der Analyse und der Präsentation falsch.
- Selbst bei großen randomisierten Studien und genauen Forschungsdesigns ist die Verzerrung ein großes Problem bei manipulierten Analysen, Ergebnissen und der selektiven Berichterstattung.
- Daten können ineffizient genutzt werden, Forscher übersehen möglicherweise statistisch bedeutsame Zusammenhänge oder es kann zu Interessenkonflikten kommen, die signifikante Ergebnisse ignorieren oder verbergen.
- Interessenkonflikte in der biomedizinischen Forschung sind weitverbreitet und werden selten gemeldet.

- Der Großteil biomedizinischer Forschung liefert mit hoher Wahrscheinlichkeit keine echten Ergebnisse.
- Selbst große epidemiologische Studien können zu falschen Schlussfolgerungen führen.
- Die Supervision durch Kollegen kann dazu benutzt werden, die Veröffentlichung von Ergebnissen zu unterdrücken, die die bestehenden Überzeugungen der Gutachter in Bezug auf eine wissenschaftliche Theorie oder ihre eigenen Ergebnisse widerlegen. Dies kann dazu führen, dass ein ganzes Forschungsgebiet pauschal verurteilt wird.

434.

HÄUFIG ZITIERTE MEDIZINISCHE STUDIEN, SOGAR RANDOMISIERTE, KONTROLLIERTE STUDIEN, WERDEN OFT DURCH NACHFOLGENDE STUDIEN WIDERLEGT

„Widersprüche und anfänglich stärkere Wirkungen sind nicht ungewöhnlich in der viel zitierten Forschung zu klinischen Interventionen und ihren Ergebnissen. Kontroversen treten am häufigsten bei viel zitierten, nichtrandomisierten Studien auf, aber selbst die meistzitierten randomisierten Studien können im Laufe der Zeit infrage gestellt und dementiert werden."

Ioannidis JP. Contradicted and initially stronger effects in highly cited clinical research. JAMA 2005 Jul 13; 294(2): 218–28.

- Veröffentlichte Studien über die Wirksamkeit medizinischer Interventionen werden manchmal durch spätere Studien widerlegt, die entweder gegenteilige Schlussfolgerungen ziehen oder zeigen, dass die ursprünglichen Ergebnisse zu überzeugend waren.
- In diesem Artikel wurden 45 der meistzitierten Studien mit nachfolgenden Untersuchungen vergleichbarer Stichprobengröße und ähnlichen oder besser angelegten Kontrollgruppen verglichen. (Die am häufigsten zitierten Studien ziehen die meiste Aufmerksamkeit auf sich und haben den größten Einfluss auf wissenschaftliche Denkweise und Diskussionen.)

- 31 % der meistzitierten ursprünglichen klinischen Forschungsstudien wurde entweder widersprochen oder nachfolgende Studien haben gezeigt, dass übertriebene Wirkungen des untersuchten Stoffs dargestellt wurden.
- 83 % der am häufigsten zitierten, nichtrandomisierten Studien und 23 % der randomisierten, kontrollierten Studien wurde entweder widersprochen oder nachfolgende Studien wiesen ihnen übertriebene Wirkungen des Stoffs nach.
- Studien, die nicht so oft zitiert wurden, hatten einen ähnlichen Anteil widersprüchlicher Ergebnisse wie die viel zitierten Studien.
- Die Verzerrungen bei der Publikation, bei der die Zeitschriften die schnelle und bedeutende Veröffentlichung von Studien mit statistisch relevanten Ergebnissen (im Vergleich zu solchen ohne wichtige Ergebnisse) bevorzugen, kann zu der hohen Anzahl widerlegter Studien beitragen.
- Ergebnisse aus neueren Studien – selbst solche mit beeindruckenden Beweisen –sollten mit Vorsicht gelesen werden.

435.

WER IMPFSTOFFEN KRITISCH GEGENÜBERSTEHT, KANN AUF UNFAIRE WEISE UNTERDRÜCKT, BEDROHT, ZENSIERT UND IN SEINER EXISTENZ BEDROHT WERDEN

„Nach den höchsten Idealen der Wissenschaft sollten Ideen nach ihren Verdiensten beurteilt und durch das Sammeln von Beweisen und mit logischem Denken angegangen werden. Werden Meinungsverschiedenheiten unterdrückt, so ist das ein Verstoß gegen diese Ideale."

Martin B. On the Suppression of Vaccination Dissent. *Sci Eng Ethics* 2015; 21(1): 143–57.

- Einige Impfbefürworter sind der Ansicht, dass diejenigen, die Impfstoffen kritisch gegenüberstehen, nicht glaubwürdig sein können. Sie können als Impfstoff- oder Wissenschaftsgegner bezeichnet werden, was bedeutet, dass es keine berechtigten wissenschaftlichen Bedenken gegen Impfungen gibt.

- Ärzte oder Wissenschaftler, die Impfstoffe infrage stellen, gelten als Bedrohung für die öffentliche Wahrnehmung, dass alle Experten Impfungen unterstützen.
- Jeder, der die vorherrschenden Ansichten über Impfstoffe anzweifelt, ist Schmähungen ausgesetzt, einschließlich Drohungen, formeller Beschwerden, der Zensur und dem Verlust seiner Lebensgrundlage.
- Die Befürworter von Impfungen unterdrücken Meinungsverschiedenheiten auf unfaire Weise. Zu den Methoden gehören die Verbreitung von Gerüchten, die den beruflichen Ruf bedrohen, sowie Belästigungen und die Verweigerung von Finanzmitteln oder des Zugangs zu Forschungsmaterial.
- In der biomedizinischen und der Impfstoffforschung wird mit zweierlei Maß gemessen. Werden orthodoxe Ansichten propagiert, ignoriert man oft schwerwiegende ethische Verstöße wie nicht erklärte Interessenkonflikte, die Verwendung falscher Placebos und das Zurückhalten von Beweisen.
- Die Unterdrückung unterschiedlicher Ansichten behindert eine offene Debatte und hält Impfbefürworter davon ab, alle verfügbaren Beweise zu berücksichtigen.
- Wissenschaftlicher Fortschritt erfordert die Infragestellung orthodoxer Ideen. Die Ausblendung von Meinungsverschiedenheiten ist eine Warnung an die Wissenschaftler und hat eine abschreckende Wirkung auf die Forschung.
- Freie Meinungsäußerung und die ungehinderte Möglichkeit, unpopuläre Themen zu untersuchen, sind für den wissenschaftlichen Fortschritt unerlässlich.

436.

BEHÖRDEN VERFOLGEN INFORMATIONEN ÜBER DIE IMPFSTOFFBEKÄMPFUNG IM INTERNET

„Informationen über soziale Verbindungen können bei der Überwachung von Meinungen für Zwecke der öffentlichen Gesundheit hilfreich sein."

Zhou X, Coiera E, et al. Using social connection information to improve opinion mining: identifying negative sentiment about HPV vaccines on Twitter. *Stud Health Technol Inform* 2015; 216: 761–765.

- Forscher untersuchten, wie Computerprogramme entwickelt werden könnten, um die Überwachung auf Twitter zu verbessern, und wie sich Meinungen gegen Impfstoffe genauer identifizieren lassen.

437.

Dunn AG, Leask J, et al. Associations between exposure to and expression of negative opinions about human papillomavirus vaccines on social media: an observational study. *J Med Internet Res* 2015 Jun 10; 17(6): e144.

„Diese Forschung kann nützlich sein, um Einzelpersonen und Gruppen ausfindig zu machen, bei denen derzeit das Risiko einer unverhältnismäßigen Exposition gegenüber Fehlinformationen über HPV-Impfstoffe besteht."

- In diesem Artikel wollten die Forscher herausfinden, ob die Exposition gegenüber negativen Meinungen über HPV-Impfstoffe auf Twitter mit anschließenden negativen Meinungen verbunden ist.
- Zwischen Oktober 2013 und April 2014 wurden 83.551 Tweets, die Begriffe im Zusammenhang mit HPV-Impfstoffen enthielten, von einem „Klassifikator für maschinelles Lernen" analysiert und entweder als negativ oder neutral/positiv eingestuft.

- Ungefähr 38 % der Personen, die einer Mehrheit von negativen Tweets über HPV-Impfstoffe ausgesetzt waren, posteten anschließend einen negativen Tweet, verglichen mit 11 % der Personen, die einer Mehrheit von positiven und neutralen Tweets ausgesetzt waren (RR = 3,46).

INDEX

■ ■ ■

■ ■ ■

NEIL Z. MILLER ist Journalist für medizinische Forschung und Direktor des Thinktwice Global Vaccine Institute. Die vergangenen 25 Jahre hat er damit verbracht, Eltern und Mediziner über Impfstoffe, Einwilligungserklärungen und dispositive Rechte aufzuklären. Er ist Autor mehrerer Bücher über Impfstoffe, darunter *Vaccine Safety Manual for Concerned Families and Health Practitioners, Make an Informed Vaccine Decision for the Health of Your Child* (mit Dr. Mayer Eisenstein) und *Vaccines: Are They Really Safe and Effective?* (beide nur englischsprachig). Zu den Organisationen, für die er in der Vergangenheit Vorträge gehalten hat, gehören die International Chiropractic Pediatric Association, das International College of Integrative Medicine, Autism One, Maximized Living und das Culture of Life Institute. Neil Z. Miller hat einen Abschluss in Psychologie und ist Mitglied von Mensa. Er lebt im Norden von New Mexico.

Und das sagen die Kritiken:

„*Der große Impfreport* bestätigt, dass die Wahrheit unnachgiebig ist und sich letztendlich durchsetzt. In der weltweiten und US-amerikanischen Debatte zwischen der faktenbasierten Wissenschaft über Impfstoffe und der pharmazeutischen, politischen und mediengetriebenen Pseudowissenschaft haben wir jetzt ein aussagekräftiges Dokument, das jedem Elternteil oder aufrichtigem Wissenschaftler klarmacht, dass Impfstoffe nicht nur unzureichend und bedenklich sind, sondern auch die normale Entwicklung des Immunsystems, des Nervensystems und des Gehirns stören. Impfstoffe erhöhen die Häufigkeit von akuten und chronischen Krankheiten, Allergien, Asthma, Krampfanfällen, Aufmerksamkeitsdefizitstörungen, Autoimmunerkrankungen, Typ-1-Diabetes, Autismus, Krankenhausaufenthalten, plötzlichem Kindstod und anderen gesundheitlichen Problemen. Angesichts dieser Tatsachen ist es kein Wunder, dass die USA, die den höchsten Impfstoffbedarf haben, auch die meisten kranken und chronisch kranken Kinder in der industrialisierten Welt aufweisen. Darüber hinaus fasst dieses Buch Forschungen zur Ökologie von Mikroorganismen zusammen, die zeigen, dass diese durch Impfstoffe dahingehend verändert werden, dass sie letzten Endes eine größere Gefahr für die Gesundheit darstellen. Das Phänomen des „Stammersatzes" hat virulentere und impfstoffresistentere Krankheitserreger hervorgebracht (ähnlich wie antibiotikaresistente Bakterien und Tuberkulose, die zum Tode führen). Dieses Buch geht so präzise und spannend auf die Impfstoffkontroverse ein, dass ich es komplett an einem Abend gelesen habe. Neil Miller hat außerordentlich gute Arbeit geleistet, indem er die Fakten über Impfstoffe zusammengetragen und die in diesem Kontext aufgeworfenen moralischen und ethischen Fragen hervorgehoben hat. Ich empfehle dieses Buch allen Eltern, die Fragen zu Impfstoffen haben und sachlich aufgeklärt werden wollen, um fundierte Entscheidungen treffen zu können."

—DR. MED. DR. THEO. RABBI GABRIEL COUSENS

„Der Forscher und Autor Neil Miller hat für Sie, den Leser, veröffentlichte Studien über Impfstoffe durchgesehen und zusammengefasst.
Nirgendwo sonst findet man eine so geordnete und übersichtliche
Zusammenstellung von Forschungsarbeiten über dieses Thema. Miller
verfügt nicht nur über ein tiefes Verständnis der Wissenschaft und der
anstehenden Probleme, er hat dieses Buch auch leicht nachschlagbar
und zitierfähig gemacht. Es gibt tatsächlich keinen anderen Ratgeber,
der so gut ist wie dieses Buch. Ich werde jedem, der sich in Zukunft an
mich wendet und wissenschaftliche Befunde über Impfstoffe sucht, *Der
große Impfreport* empfehlen."
　　　　　—DR. MED. TONI BARK, *ehemaliger Direktor der pädiatrischen*
　　　　　　　　　　　Notaufnahme des Michael Reese Hospital

„Wenn Sie darauf vertrauen, dass Impfstoffe Sie schadlos schützen,
dann sollten Sie unbedingt dieses Buch lesen. Miller präsentiert etliche wissenschaftliche Artikel, die von Fachleuten begutachtet wurden
und die klaffende Risse in dem vermeintlichen Dogma ‚Impfstoffe sind
unbedenklich und wirksam' aufzeigen. Wenn Sie nach der Lektüre dieser Informationen immer noch meinen, dass Impfstoffe allen Kindern
nachdrücklich verabreicht werden oder dass Sie allen für Erwachsene
empfohlenen Impfstoffen blind zustimmen sollten, wird mir Ihre Entscheidung für immer ein Rätsel bleiben."
　　　—DR. MED. ROBERT JAY ROWEN, *Gründer von Medical Freedom in den USA,*
　　　　　　　　ehemaliges Mitglied des Alaska State Medical Board

„In der medizinischen Fakultät wird uns gelehrt, dass Impfstoffe unbedenklich und wirksam sind und dass wir die Nebenwirkungen, die in den
Impfstoffbeilagen der Hersteller aufgeführt sind, ignorieren müssen, da
es sich nur um Juristenjargon handelt. Dann erhalten wir den Impfplan,
der in die Tat umgesetzt werden soll. Wir lassen unsere Patienten ein
einseitiges Formular lesen, das jedes Risiko minimiert, sodass wir dies
als Einwilligungserklärung betrachten. Neil Millers Buch gibt einen
guten Überblick über Studien, die die Kehrseite der Medaille zeigen.
Um eine Einverständniserklärung zu geben, müssen wir die Vorteile

und Risiken kennen. Ich hoffe, dass wir im Bewusstsein der Risiken, bei denen wir dank kognitiver Dissonanz nur die Spitze des Eisbergs sind, zumindest eine bessere Risikostratifikation unserer am meisten gefährdeten Patienten erreichen, um Kollateralschäden zu verringern und gleichzeitig den Wunsch zu erfüllen, das Allgemeingut zu schützen."

—DR. MED. CAMMY BENTON, *Amerikanischer Ausschuss für integrative ganzheitliche Medizin*

„Obwohl alle veröffentlichten Studien sorgfältig auf ihre Verlässlichkeit hin untersucht werden müssen, bietet *Der große Impfreport* eine bedeutende Stichprobe (n = 400) von Untersuchungen, die geeignet sind, den seligen Konsens der Regierungsbehörden über die vermeintlichen Vorteile der ‚Immunisierung' als Ganzes zu sprengen (und nicht als eine Reihe verschiedener Pharmaprodukte, die komplexe Einzelbewertungen erfordern, um ihren Nutzen, ihre Gefahren und ihre Kosten objektiv zu bestimmen). Impfstoffe werden als eine kompromisslose Offensive gefördert, hauptsächlich zum größten Nutzen der Hersteller und ihrer Gefolgsleute: der Mehrheit der Amtsexperten, Akademiker und Berufstätigen im Gesundheitswesen."

—DR. MED. MARC GIRARD, *MSc, unabhängiger Berater für die Pharmaindustrie*

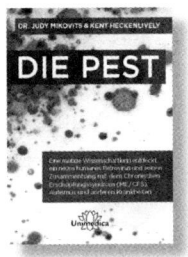

Dr. Judy Mikovits / Kent Heckenlively

Die Pest

Eine mutige Wissenschaftlerin entdeckt ein neues humanes Retrovirus und seinen Zusammenhang mit dem Chronischen Erschöpfungssyndrom (ME/CFS), Autismus und anderen Krankheiten

500 Seiten, geb., € 24,80

Die Verbindung eines Retrovirus mit chronischem Erschöpfungssyndrom, Krebs und neurologischen Entwicklungsstörungen bei Kindern. Ein mutiger Insiderbericht für alle, die sich für die Wahrheitssuche in der wissenschaftlichen Forschung interessieren

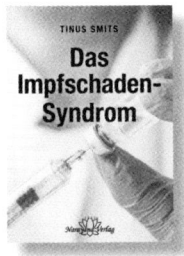

Tinus Smits

Das Impfschaden-Syndrom

Wie die Wissenschaft unser Vertrauen zurückgewinnen kann.

Mit einem Vorwort von Robert F. Kennedy, Jr.

88 Seiten, kart., € 9,80

Wenn sich ein Patient von Symptomen, die nach einer bestimmten Impfung aufgetreten sind, durch die Gabe einer homöopathischen Verdünnung dieses Impfstoffes wieder erholt, ist damit der Beweis erbracht, dass die Impfung für die Symptome verantwortlich war.

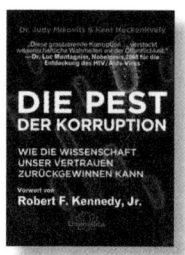

Dr. Judy Mikovits / Kent Heckenlively

Die Pest der Korruption

Wie die Wissenschaft unser Vertrauen zurückgewinnen kann.

Mit einem Vorwort von Robert F. Kennedy, Jr.

282 Seiten, geb., € 19,80

Die Pest der Korruption ist ein einzigartiger Blick hinter die Kulissen der wissenschaftlichen Fachwelt. Bereits kurz nach Veröffentlichung war das Buch ausverkauft und wurde zum Amazon-Bestseller. Folgen auch Sie der atemberaubenden Geschichte einer außergewöhnlichen Wissenschaftlerin über die Grundsatzfragen, aber auch über die Egos, die in Zukunft über Krankheit und Gesundheit der Menschheit entscheiden werden.

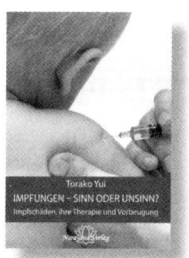

Torako Yui

Impfungen - Sinn oder Unsinn?

Impfschäden, ihre Therapie und Vorbeugung

180 Seiten, geb., € 29,00

Anhand von eindrücklichen Fallbeispielen aus ihrer Praxis zeigt sie, wie Impfschäden erfolgreich behandelt werden können. Die Erkrankungen reichen von Ekzemen über Allergien bis zu Hyperaktivität und Entwicklungsstörungen. Detailliert erläutert Torako Yui die einzelnen Infektionskrankheiten und deren Impfungen wie z. B. Masern, Röteln, Polio. Sie erklärt die Impfstoffe und deren Wirkung und hilft, eine bewusste Entscheidung für oder gegen die jeweilige Impfung zu fällen.

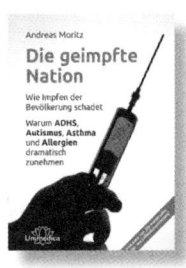

Andreas Moritz

Die geimpfte Nation

Wie Impfen der Bevölkerung schadet

Warum ADHS, Autismus, Asthma und Allergien dramatisch zunehmen

400 Seiten, geb., € 24,80

Der Autor lässt keinen Aspekt außer Acht: die Impf-Zeitbombe, die Turbo-Impfstoffe, das Gesetz der Zwangsimpfung und warum ständig aufgefrischt werden muss, der Polio-Streit und der HPV-Schwindel, die Hepatitis-B-Impfung als Babykiller, die Verbindung zwischen Quecksilber und Autismus, die Schweinegrippe oder eine Pandemie, die nie ausbrach, die Lüge um die Grippeimpfungen, die versteckten Motive der Impfforschung und vieles mehr.

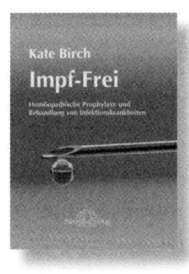

Kate Birch

Impf-Frei

Homöopathische Prophylaxe und Behandlung von Infektionskrankheiten -

Ein Ratgeber für Therapeuten und Laien

416 Seiten, geb., € 35,00

Ein praktischer Leitfaden für die homöopathische Behandlung und Vorbeugung von Infektionskrankheiten. Kate Birch, selbst Mutter zweier Kinder, erlebte bei ihrem Sohn, wie er nach Impfungen an Asthma erkrankte. Nach der erfolgreichen homöopathischen Therapie entschloss sie sich, selbst Homöopathin zu werden und Alternativen zur Impfung zu finden.

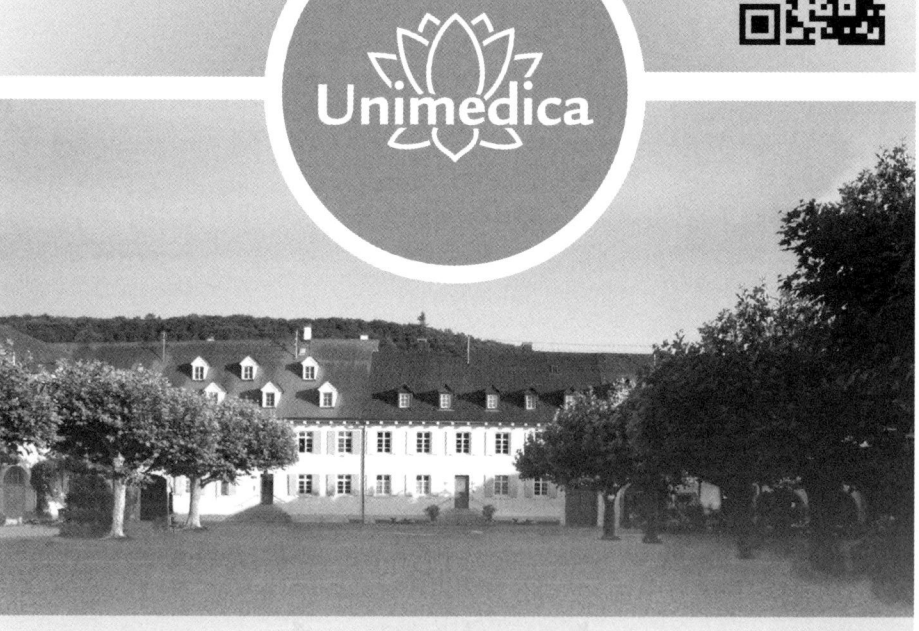